入选人力资源和社会保障部第四批技工教育和职业培训"十四五"规划教材

浙江省精品在线开放立项课程配套教材

供家政服务相关专业使用

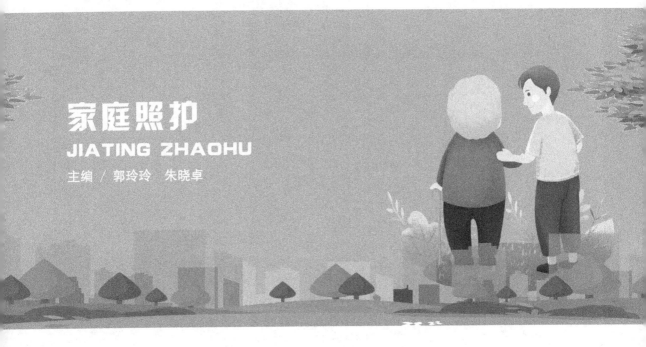

家庭照护
JIATING ZHAOHU

主编／郭玲玲　朱晓卓

U0380155

东南大学出版社
SOUTHEAST UNIVERSITY PRESS
·南京·

图书在版编目(CIP)数据

家庭照护 / 郭玲玲，朱晓卓主编. — 南京 ：东南
大学出版社，2022.6(2025.1重印)
ISBN 978 - 7 - 5766 - 0128 - 2

Ⅰ. ①家… Ⅱ. ①郭… ②朱… Ⅲ. ①家庭-护理
Ⅳ. ①R473.2

中国版本图书馆 CIP 数据核字(2022)第 088694 号

责任编辑:陈潇潇 责任校对:子雪莲 封面设计:王玥 责任印制:周荣虎

家庭照护
JIATING ZHAOHU

主 编	郭玲玲 朱晓卓
出版发行	东南大学出版社
社 址	南京四牌楼 2 号 邮编:210096
网 址	http://www.seupress.com
电子邮件	press@seupress.com
经 销	全国各地新华书店
印 刷	广东虎彩云印刷有限公司
开 本	787 mm×1 092 mm 1/16
印 张	19.75
字 数	500 千字
版 次	2022 年 6 月第 1 版
印 次	2025 年 1 月第 3 次印刷
书 号	ISBN 978 - 7 - 5766 - 0128 - 2
定 价	58.00 元

﹡ 本社图书若有印装质量问题,请直接与营销部调换。电话(传真):025 - 83791830。

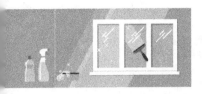

编委会名单

主　编／郭玲玲　朱晓卓

副主编／王　凤　应　瑛

编写秘书／赵　静

编　委／（按姓氏笔画为序）

丁菲凡（宁波卫生职业技术学院）

王　凤（宁波卫生职业技术学院）

王培红（宁波市安健家政服务有限公司）

宁香香（宁波卫生职业技术学院）

朱晓卓（宁波卫生职业技术学院）

应　瑛（宁波市第六医院）

余锡芬（宁波市第六医院）

李志红（宁波大学附属李惠利医院）

何　萍（宁波卫生职业技术学院）

陈　静（复旦大学附属肿瘤医院闵行分院）

陈井芳（宁波卫生职业技术学院）

周　芸（宁波市第六医院）

赵　静（浙江建设技师学院）

袁　葵（宁波卫生职业技术学院）

郭玲玲（江苏医药职业学院、宁波卫生职业技术学院）

麻海亚（宁波市第六医院）

曹　莹（复旦大学附属肿瘤医院闵行分院）

《家庭照护》视频拍摄人员名单

（按姓氏笔画为序）

丁菲凡（宁波卫生职业技术学院）

朱晓卓（宁波卫生职业技术学院）

许逸伦（宁波卫生职业技术学院）

孙慧芳（宁波卫生职业技术学院）

孙燕娟（宁波卫生职业技术学院）

吴丽群（宁波卫生职业技术学院）

张　洁（宁波卫生职业技术学院）

赵　静（浙江建设技师学院）

奚婷婷（宁波卫生职业技术学院）

郭玲玲（江苏医药职业学院、宁波卫生职业技术学院）

扫一扫，查看配套视频、习题

前言

家庭 照护
JIATING ZHAOHU

　　家政服务是以劳动者为主体提供的服务,其凝聚和创造的劳动价值是美好生活必不可少的,其蕴含和释放的人情味也是科学技术和人工智能难以替代的。随着经济社会发展、群众收入水平的提升,社会老龄化程度不断加深,社会对养老看护、健康护理等方面的家政服务从业人员的需求日益增长。但家政服务从业人员存在数量明显不足、素质普遍不高、专业化水平参差不齐等问题。

　　家庭照护是家政服务相关专业及社会从业者必须掌握的核心知识与技能。本教材的编写以市场需求为导向,以家庭环境为工作场景,以学生能力提高为本位,教材内容与实际岗位需求紧密对接,为学生学习后续课程,参加养老护理员、健康管理师等职业资格证书考试并从事健康照护工作奠定必要的基础。本教材打破传统的课程学科体系,以实际工作过程为导向,以模块为单元组织教学内容,在每个单元中融合理论知识和实践技能,为模块化教学的实施提供借鉴。在编写的过程中,理论和技能并重,能力与素质共提,采用任务驱动模式,通过具体的健康照护案例导入,帮助学生围绕任务展开学习,以任务的完成结果检验和总结学习过程。每个任务均包括任务训练内容及任务操作评分标准,体现"教、学、训、做、评"一体化编写思路。本课程可以作为家政服务等相关专业、健康照护从业者等培训教材使用,建议学时为90个学时。

　　全书共六个项目,包括家政服务概述、家政服务员从业礼仪、家庭健康相关知识、家庭生活照护技术、家庭特殊照护技术、家庭常见慢性非传染性疾病的照护。

1

家庭 照护
JIATING ZHAOHU

Preface

涵盖健康和生活照料复合技能,学生毕业后可在家庭、医院、社区、养老机构等场所,承担照护对象健康照护与生活照料双重职能。理论联系实际,内容通俗易懂,有较强的针对性、可操作性。本书在编写过程中参考引用了相关书籍和文献,在此一并向原作者表示诚挚谢意。

由于编者水平有限、全书篇幅较大,虽已竭尽全力,书中难免有疏漏和不妥之处,敬请广大读者批评指正。

编者

2022 年 2 月

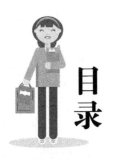

目录

Contents

项目六　家庭常见慢性非传染性疾病的照护

参考文献

项目一
家政服务概述

学习目标

◎ **知识目标**

了解家政服务业的现状和发展前景。

熟悉家政服务员应具备的法律知识。

掌握家政服务员的从业要求。

◎ **态度目标**

具备从事家政服务业的信心。

具备从事家政服务工作的基本法律知识。

具备从事家政服务工作的职业素养。

任务一　家政服务业的现状与发展

相关链接

西方的家政理念产生于近代。1899 年在美国平湖召开的第一次家政会议,把家政学定义为 Home Economics(家庭经济学),家政主要为家庭经济管理活动。直到现代,东西方家政理念才渐渐趋于一致,涉及家庭生活的方方面面。在今天的家政学中,"家政"一词包括以下含义:

1. 家政是指家庭事务的管理。"政"是指行政与管理,它包含三个内容:一是规划与决策;二是领导、指挥、协调和控制;三是参考、监督与评议。

2. 家政是指在家庭这个小群体中,与全体或部分家庭成员生活有关的事情,它带有一种"公事"的意味,另外还含有"要事"的意思。在实践中,它要求我们把家政主要的注意力放在大事和要事上面,也就是首先抓好事关全局的重要事情。当然,大事和小事是互相联系的,对小事也不可忽视。

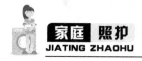

3. 家政还指家庭生活办事的规则或行为准则。家庭生活中需要有一些关于行为和关系的规定,或写成条文,或经协商形成口头协定,有的在长期共同生活中成为不成文的习惯规则。这些规则有综合的,也有单项的,如对学习和娱乐,常常需要做特别的规定。

4. 家政是指家庭生活中实用知识与技能、技巧。家庭事务是很具体、很实际的,人们的修养、认识都要与日常行为结合起来才能表明其意图,实现其愿望。

总之,家政是家庭对有关各家庭成员的各项事务进行科学认识、管理与实际操作,以利于家庭生活的安宁、舒适,确保家庭关系的和谐、亲密,以及家庭成员的全面发展。

问题讨论

1. 家政服务业的发展现状如何?
2. 我国在促进家政服务业发展方面有哪些保障措施?

知识学习

近年来,随着社会经济快速发展,人口老龄化程度加剧,二孩、三孩政策实施,截止2023年底,我国60岁及以上人口达约2.97亿,0~6岁学龄前儿童约1.8亿,老少抚养比不断提高,我国家政服务相关行业快速发展,家政服务业市场规模增长至2023年的11 641亿元,进入万亿级市场行列。根据人力资源社会保障部的统计:我国家政服务业从业人员超过3 000万人,家政服务业企业100多万家,行业规模超过1.1万亿元。家政服务已经成为社会的刚性需求,是满足人民群众对美好生活需要的重要行业,其促就业、惠民生、扩内需的作用日益凸显。但是,当前家政服务有效供给不足、行业发展不规范、群众满意度不高、负面事件时有发生。党和国家高度重视家政服务业发展,习近平总书记、李克强总理多次就家政服务业发展做出重要指示,要求加快家政服务业规范化、职业化发展进程,提高社会民众的满意度。2024年3月8日,国家发展改革委办公厅联合商务部办公厅印发《促进家政服务业提质扩容2024年工作要点》;2024年6月12日,商务部等9部门印发《2024年家政兴农行动工作方案》;2024年6月17日,人力资源社会保障部联合国家发展改革委、商务部、教育部等部门联合发布《关于加强家政服务业职业化建设意见》,随后各省市、自治区配套方案逐步出台,进一步优化家政服务业从业环境,促进供需对接,推动家政服务业高质量发展,更好满足人民群众家政服务消费需求的良好局面。

一、家政服务业的概念

家政服务业是指将部分家庭事务社会化、职业化,由社会专业机构、社区机构、非营利组织、家政服务公司和专业家政服务人员来承担,帮助家庭与社会互动,构建家庭规范,提高家庭生活质量,以此促进整个社会的发展。随着人们对生活质量的追求,母婴照护、养老照护、家庭服务等需求日益增多,2019年中国家政服务人员数量为3 271万人,同比增长6.5%。对全国就业带动的贡献率高达4.228%。随着城市居民生活节奏的不断加快,人口老龄化、家庭小型化的程度日益加剧,家政服务市场的前景将十分广阔。

二、家政服务业的现状分析

家政服务是改革开放以来,城市经济的繁荣、城市社区的兴起以及居民生活需求内容不断扩大而产生的一个新生行业,是家务劳动社会化的产物,家庭环境保洁,照料老人、婴儿、病人、孕产妇,营养调配,家庭财务管理,家庭教育等都属于家政服务的内容。截止 2024 年 6 月,全国家政公司约有 480 万家,从业人员达 3 000 万,然而根据商务部的初步统计,家政从业人员的需求量超过 5 000 万。据统计,从消费场景来看,对家庭保洁、家居服务(收纳、搬家、家电安装等)及日常劳务的需求最为强烈,占比分别为 43.1%、33.6%、31.9%。

(一)家政服务业的现状特点

1. 家政服务提供者来源较为复杂,管理水平参差不齐 目前,家政服务提供者主要有家政服务企业和家政个体工商户,此外,还存在大量未经工商注册的其他自由家政服务从业人员。从管理的规范性而言,家政服务企业有相对稳定的家政服务从业人员队伍,有比较完整的内部组织体系和规章制度,对于人员的培训、管理和组织相对规范;相当多的家政个体工商户更多属于家政服务中介,一般只负责推荐家政服务用工,从业人员的稳定性较差,人员岗前培训不规范;至于其他自由家政服务从业人员属于家政服务行业的零散务工者,准确数据难以统计,多是通过中介或熟人介绍,人员来源比较分散,数量也相对较多,工作不固定,基本属于自我管理,从业者基本上来去自由,自主议价。

2. 家政服务需求旺盛,服务项目拓展迅速 随着社会经济的快速发展,家政服务消费能力明显提高,家政服务消费市场的潜力巨大,家政服务需求旺盛。目前,家政服务涉及 20 多个门类 200 多个服务项目。适应市场需求的多样性特点,家政服务也呈现出多样化发展态势。传统的保洁、搬家、保姆等项目不断细分,月嫂、陪护、聊天、理财、保健等服务不断成为家政服务的主要内容。近年来,专业化程度高的家教、理财、保健等新兴服务进入家政服务范畴,在传统服务的基础上,家政服务不断拓展服务项目,延伸服务内涵,尤其是针对特殊人群如老人、孕妇、婴儿、高端家庭以及涉外家庭等的家政服务,对于家政服务人员的要求越来越高,月子护理、婴幼儿教育、居家养老等服务的专业性越来越强,对从业人员的专业水平要求不断提高,越来越多的家庭也开始重视家政服务人员的学历和培训水平。

3. 以宁波市为例,宁波市家政服务业的发展起步于 20 世纪 90 年代,第一批从事家政服务工作的主要以下岗工人为主,选择家政行业的主要原因是对于职业技能要求不高、创业就业门槛低。在市场经济的推动下,市场主体也从"散兵游勇"逐步发展为公司化运作,家政服务从传统的保姆、钟点工、水电维修、搬家发展到母婴照护、养老照护、病患护理、物业服务、高级管家、产后康复、小儿推拿,服务项目不断增加,包括了 20 大类 190 小项,基本覆盖市民生活所需,并呈现向高端化、专业化和个性化发展的趋势。总体看来,宁波市家政服务业发展经历了三个时期:第一个时期是 1995—2004 年,这是家政服务业的起步阶段,这 10 年,家政服务市场主体总共只有 31 家。目前,宁波最早成立的家政服务市场主体是慈溪市美开乐家政服务有限公司(1995 年)。第二个时期是 2005—2014 年,这是家政服务业的发展阶段,这 10 年,宁波家政服务市场主体数量扩大,共产生了417家,但每年成立的市场主体不超过100家。第三个时期是2015—2024年,这是家政服务业的爆发阶段,这10年,宁波家政服务市场主体快速增长,有2777家主体进入市场,服务供给增加,竞争激烈。

4. 家政服务企业管理模式和用工方式多样　目前,家政服务企业的管理方式主要分为三类,包括员工制、会员制和中介制。员工制是家政服务企业招聘家政服务员作为其员工,由企业对员工进行培训并派遣到客户家工作,员工与企业签订劳动合同,企业为员工缴纳"三金"或"五金";会员制是家政服务企业招聘家政服务员作为其会员,由企业对会员进行培训后介绍到客户家工作,客户将工资直接支付给家政服务员,实体不介入其中,但会员每年要向实体交纳一次会费;中介制是由从事家政服务的企业作为中间人,为前来找工作的家政服务员联系客户,由客户与家政服务员签订家政服务合同,按次收取介绍费,不承担其他任何责任。用工形式主要包括全日工、半日工、小时工或劳务协商形式。全日制工作的家政服务员主要来自农村,小时工和其他类型家政服务人员多来自城市企业下岗职工、失业人员、退休人员,也有部分农村富余劳动力。

(二)家政服务业对于推进区域社会经济发展具有重要作用

随着市场经济的不断发展、成熟,产业结构的调整问题摆在了面前。缩小第一、二产业的比重,加大第三产业——服务业的比重,既是实行市场经济的必然结果(市场经济在某种程度上就是服务经济),又顺应了家庭服务消费需求上升的现实状况。由于家政服务的需求是产生于家庭的消费,因此,它可以在经济增长所容纳的就业岗位之外,再增加新的就业机会;同时,它的发展,还具有拉动有效需求、刺激消费的作用。因此,家政服务可以看作是当前及今后一个时期我国城市开发就业岗位的主要增长点。

(三)家政服务业存在的问题分析

1. 家政服务项目专业技能性和人员素质有待提升　传统的家政服务提供者多以搬运工、保洁员和保姆等为主,专业技术含量低,规模较小的家政服务提供者愈加拥挤在低端服务项目的提供上,家政服务行业进入门槛较低则更强化了这一趋势。随着我国人均可支配收入的逐年递增,居民对家政服务需求的内容都提出了更高的要求,比如母婴护理、养老护理以及高素质的居家保姆等,但家政服务企业却难以满足,尤其是在当前家政服务企业的普遍规模较小、经营能力不强的情况下,存在用人难、留人更难的现象,高素质、高技能的专业人才不愿意从事家政服务工作,这都决定了拓展新的家政服务项目势在必行;而高校在培养高素质、技术技能型家政服务专业人才方面,也存在"社会有需求、政府有要求、学校有条件、考生不认可"的情况,职业认可度低已成为人才培养的主要障碍。

2. 家政服务行业的规范性有待提高　家政服务行业欠缺规范性主要体现在以下几个方面:第一,家政服务行业从业人员入职门槛较低,培训不规范。存在一定数量的人员未经过岗前培训,即使有岗前培训,但职业培训欠缺规范,普遍时间较短,形式也以"传、帮、带"为主,培训质量普遍不高,职业资格证书也未能实现全行业覆盖,而未经工商注册的其他自由家政服务从业人员因其自由身份缺少行业约束,很少会考虑到培训或者持证上岗。第二,劳动用工不规范。一些家政服务企业和员工未签订劳动合同,员工报酬是企业规定、员工认可,或双方口头约定,员工不享受相关的社会保险,尤其是小型家政服务企业中,劳动用工不规范现象更为严重。第三,家政服务市场不规范。由于存在熟人介绍、推荐的用工途径,相当数量的自由家政服务从业人员有了市场,但缺乏行业监管,服务价格乱,用工纠纷难处理,不仅扰乱家政服务行业的市场,也严重影响了正规家政服务企业的业务拓展空间。

3. 家政服务行业的法律地位有待明确　劳动部《关于贯彻执行〈中华人民共和国劳动法〉若干问题的意见》第四条明确规定:农村劳动者(乡镇企业职工和进城务工、经商的农民除外)、现役军人和家庭保姆等不适用《劳动法》。而根据《最高人民法院关于审理劳动争议案件适用法律若干问题的解释》第四条的规定,家庭或者个人与家政服务人员之间的纠纷,不符合《劳动法》第二条规定的用工主体因服务或者提供劳务发生的纠纷,应当按照雇佣关系处理,该条规定是针对家政服务员与客户之间的关系而言的,客户无论是家庭还是个人,都不属于用人单位,因而不属于《劳动法》的调整范围。由此可见,家政服务行业的法律地位不明确,家政服务企业、从业人员和家庭雇主三方的法律关系模糊,发生纠纷时缺少明确的法律依据。针对庞大的家政服务市场,争议处理机制不够健全,由此难以避免造成家政服务行业中的企业、员工、家庭消费者在维权方面都是弱势群体,无法获得法律救济,涉及家庭生活的服务极有可能造成不可逆的损害。

三、家政服务行业的发展目标和政策保障

2023 年 2 月,市场监管总局(标准委)、民政部、商务部联合发布《养老和家政服务标准化专项行动方案》,全面落实党中央关于养老和家政服务业发展的决策部署,对近 3 年养老和家政服务标准化工作提出了明确要求。5 月,商务部、国家发展改革委发布《促进家政服务业提质扩容 2023 年工作要点》,要求提高从业人员职业素养及保障水平,强化政府监督和行业自律,搭建供需对接平台,积极推动家政进社区,促进家政服务业提质扩容。7 月,商务部、国家发改委等部门发布《2023 年家政兴农行动工作方案》,鼓励运作规范、信誉良好的家政企业、家政培训机构开展校园招聘,为年轻人才提供更多就业选择。控股拓展家政扶贫成果,更好发挥家政服务业促消费、惠民生、稳就业作用。2024 年 3 月,商务部、国家发改委等部门发布《促进家政服务业提质扩容 2024 年工作要点》,聚焦家政服务"提质",开展家政产教融合专项行动和从业人员职业化水平提升行动,重点推进"十项行动",扩大优质家政服务供给。6 月,商务部等 9 部门印发《2024 年家政兴农行动工作方案》,要求深入开展 2024 年家政兴农行动,提振家政服务消费,助力推进乡村全面振兴。同时,人力资源社会保障部联合国家发展改革委、商务部、教育部等部门联合发布《关于加强家政服务业职业化建设意见》,提出 10 项具体任务举措,旨在打出家政服务扩容提质的"组合拳",进一步促进家政服务领域高质量充分就业,扩大家政服务有效供给,更好满足人民群众高品质的家政服务消费需求。

(一)鼓励各类人员到家庭服务业就业和创业

把发展家庭服务业与落实各项就业扶持政策紧密结合起来,完善促进就业政策体系,鼓励农村富余劳动力、就业困难人员和高校毕业生到家庭服务业就业、创业。对各类家庭服务机构招用就业困难人员,签订劳动合同并缴纳社会保险费的,按规定给予社会保险补贴。对在家庭服务业灵活就业的就业困难人员,按规定给予社会保险补贴。对自

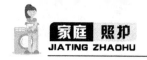

主创业从事家庭服务业的农民工、高校毕业生和就业困难人员,按规定提供开业指导、创业培训、小额担保贷款、人事劳动档案保管和跟踪服务等"一条龙"服务。高校毕业生从事家庭服务业的,在报考公务员、应聘事业单位工作岗位时可按有关规定视同基层工作经历。鼓励开发家庭服务业公益性岗位,安排就业困难人员。落实促进残疾人就业的有关政策,鼓励和扶持具备劳动能力的残疾人从事家庭服务业。

(二)加强家庭服务业的就业服务

强化覆盖城乡的公共就业服务体系,特别是加强街道、乡镇、社区就业服务平台建设,为家庭服务从业人员免费提供政策咨询、就业信息、职业指导和职业介绍服务,为家庭服务机构招聘人员和家庭雇用家庭服务员提供推荐服务。在全国劳动力主要输出地区,整合并提升现有劳务基地资源,培育和扶持具有本地特色的家庭服务劳务品牌,强化输出地与输入地的对接,促进有组织的劳务输出。

(三)积极发展中小型家庭服务企业

充分发挥中小型家庭服务企业在行业发展中的骨干作用。地方各级人民政府和有关部门要将国家关于促进中小企业发展的政策措施落实到家庭服务企业,为企业设立、经营等提供便捷服务,将符合条件的企业纳入中小企业发展专项资金、小企业创业基地和中小企业信息服务网络。加大对中小型家庭服务业的多元化融资支持,拓宽融资渠道,扩大信贷抵押担保物范围,建立健全信用风险分散转移机制,推进金融产品和服务方式创新。鼓励兴办从事家庭服务的个体经济组织,为家庭提供灵活多样的服务,在行业发展中起到重要补充作用。切实减轻企业负担,严肃查处乱收费、乱罚款及各种摊派行为。

(四)支持一批有发展潜力的家庭服务企业做大做强

积极引导有条件的家庭服务企业规模化、网络化、品牌化经营,在行业发展中发挥带动作用。支持企业通过连锁经营、加盟经营、特许经营等方式,整合服务资源、扩大服务规模、增加服务网点、建立服务网络,除有特别规定外,企业设立连锁经营门店可持规定的文件和材料,直接到所在地工商行政管理机关申请办理登记手续。支持符合条件的企业按照相关规定进入境内外资本市场融资。支持企业建立和完善现代企业制度,积极开展技术、管理和服务创新,加强品牌开发、宣传和推广,形成有竞争力的知名品牌。

(五)加大对家庭服务业的财税扶持力度

充分利用服务业发展专项资金和引导资金,将家庭服务业作为促进服务业发展的支持重点,进一步加大支持力度。中央和地方用于社会事业和民生工程的资金,要将发展家庭服务业纳入扶持范围。落实扶持中小企业发展的税收优惠政策,按有关税收政策规定,对符合条件的小型微利企业给予税收优惠。中小型家庭服务企业缴纳城镇土地使用税确有困难的,可按有关规定向省级财税部门或省级人民政府提出减免税申请;中小型家庭服务企业因有特殊困难不能按期纳税的,可依法申请在3个月内延期缴纳;对符合条件的员工制家庭服务企业给予一定期限(3年)免征营业税的支持政策。从事家庭服务的个体经济组织符合条件的,可以按照现行有关规定享受免收行政事业性收费优惠政策。

（六）实施促进家庭服务业发展的其他政策措施

支持商业保险机构开发家庭服务保险产品,推行家庭服务机构职业责任险、人身意外伤害保险等险种,防范和化解风险。制订土地使用总体规划、城市总体规划要充分考虑家庭服务业发展需要,搬迁关闭不适应城市功能定位的工业企业而退出的土地,要在供地安排上适当向养老服务等家庭服务机构倾斜,城市新建居住小区要预留规划面积,优先考虑家庭服务业站点发展的需要。完善价格政策,使养老服务机构与居民家庭用电、用水、用气、用热同价,其他家庭服务机构逐步实现不高于工业用电、用水、用气、用热价格。

案例讨论

小陈是一名 90 后的某高校家政服务专业的学生,在参加的市首届家政服务技能比赛的母婴照护项目中获得了第一名,小陈表示:"在学校里,管家、保洁、母婴照护、老人护理等都学过。我觉得家政服务行业大有可为,能锻炼与人沟通的能力。"小陈打算,毕业后就在家政服务行业工作了,但是小陈的父母认为家政服务就是做保姆,堂堂一个大学生做保姆实在不能接受。如果你是小陈的话,你该如何说服父母?

任务二　家政服务员的从业要求

相关链接

2015 年 6 月 1 日,宁波市家庭服务业协会发布了具有宁波市本地特色的家政服务合同"宁波范本"。这一范本是在国家商务部发布的家政服务合同范本的总体框架上,进一步细化了《宁波市家政服务行业消费争议处理暂行办法》中对消费者和家政服务员的权利义务规定最终形成的。根据合同范本,雇主有权要求家政服务员如实告知健康状况,提供一年内正规医疗机构出具的与工作相关的健康体检合格证明,如有异议可要求重新体检。若体检合格,体检费用由雇主承担;若体检不合格,体检费用则由家政服务员承担。同时,家政服务员患有疾病(如法定传染病、严重精神疾病等)不能工作或可能影响到雇主健康的,雇主有权要求终止合同,情节严重的可追究相应的法律责任。而为了维护雇主的合法权益,合同设定了家政服务员不得向他人泄露雇主隐私,以及未经雇主同意不得带任何人进入服务场所的条款。同时,合同范本中也强调家政服务员要尊重雇主的生活习俗和宗教信仰。

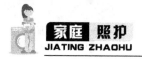
问题讨论

1. 家政服务员的从业要求有哪些？
2. 家政服务员的权利和义务有哪些？

知识学习

　　家政服务员是根据要求为所服务的家庭操持家务，照顾儿童、老人、病人，管理家庭有关事务的人员。家政服务员是一个新兴的职业，政府对家政行业的重视，社会对家庭服务人员需求越来越大，使得家政服务行业成为市场上比重相对大的职业工种。城镇家庭聘请家政服务员对家里的小孩和老人进行照顾和护理，家政服务员逐渐成为一个热门职业。家政服务员主要就业方向包括了家政服务公司、母婴护理机构、社区服务中心、老人活动中心和物业公司等。

一、家政服务员的从业要求

（一）职业守则

1. 遵纪守法，讲文明、讲礼貌，维护社会公德。
2. 自尊、自爱、自信、自立、自强。
3. 守时守信，尊老爱幼，勤奋好学，精益求精。
4. 尊重用户，热情和蔼，忠诚本分。

（二）基础知识

1. 法律知识　主要包括了公民的权利与义务、劳动法常识、妇女权益保障法常识、未成年人保护法常识、消费者权益保护法常识和食品安全法常识等。
2. 安全知识　主要包括了家庭防火、防盗及防意外事故知识，出行安全知识，个人安全及自我保护常识，呼救常识，安全用电和用气常识等。
3. 卫生知识　主要包括了个人卫生常识、环境卫生常识和饮食卫生知识。

二、家政服务员的权利

（一）概念

　　家政服务员的权利是指家政服务员在执业过程中所应享有的权利，是家政服务员根据自己的意愿实现某种利益的可能性。家政服务员的权利包含三层含义：

1. 家政服务员有权在法律规定范围内，根据自己意愿为一定行为或者不为一定行为。
2. 家政服务员有权在法律规定的范围内，要求义务主体为一定行为或者不为一定行为，以便实现自己的某种利益。
3. 家政服务员有权在自己的权利遭受侵害或者义务主体不履行义务时，请求人民法院给予法律保护。

（二）具体权利

1. 职业自主权　家政服务员有权从服务对象利益出发，对其个体情况制定照护方案，采取合理的照护措施；有权根据服务对象生活照护的需要调整照护等级；有权向服务对象收集相关生活资料，了解其身体状况。由此可见家政服务员在执业工作中具有自主性。

2. 获得照护设备基本条件权　家政服务员在执业活动中，有权按照民政部门规定的标准，获得与本人执业活动相当的照护设备基本条件。

3. 从事养老护理研究、学术交流、参加专业学术团体的权利　家政服务员在完成其本职工作的前提下，有权进行科学研究、技术开发、撰写学术论文、著作，参加学术机构举办的学术交流活动，有权参加专业学术团体，进行学术研究并公开自己的学术观点。

4. 参加专业培训，接受继续教育的权利　现代家政服务技术的快速发展，要求家政服务员及时更新知识，调整知识结构，不断提高自己的业务水平。因此，商务、民政、人社和卫生等部门应当有计划、有步骤地采取各种方式、开辟多种渠道，为家政服务员参加培训、进修和各种形式的继续教育创造条件、提供机会，切实保障家政服务员的此项权利。

5. 人格尊严、人身安全不受非法侵犯权　家政服务员的人格尊严是指作为一个家政服务员所应有的最起码的社会地位，并且应受到社会和服务对象最起码的尊重。家政服务员的人身安全是指其身体不受攻击、不受侵犯。家政服务员的人身权利是家政服务员权利的基础，是家政服务员履行其职责的基础和前提。

6. 获得工资、报酬、津贴、福利待遇权　获得工资报酬、津贴和享受国家规定的福利待遇是家政服务员的基本物质保障权利。家政服务员的这项权利是维持其个人及家庭生活，保持良好工作体能与状态，安心于本职工作的基本保障。

7. 参与所在机构民主管理权　家政服务员有权对所在养老服务机构的工作提出意见和建议，有权依法参加所在机构的民主管理，共同推进养老护理工作的进步。

三、家政服务员的义务

（一）概念

家政服务员的义务是指家政服务员对服务对象及社会应尽的义务，是为了满足服务对象的某种利益而为一定行为或者不为一定行为的必要性。一般说来，服务对象的权利即为家政服务员应尽的义务。家政服务员的义务包含三层含义：

1. 家政服务员应当依据法律的规定，为一定行为或者不为一定行为，以便实现权利主体的某种利益。

2. 家政服务员负有的义务是在法律规定的范围内为一定行为或者不为一定行为，对于权利主体超出法定范围的要求，义务主体不承担义务。

3. 家政服务员的义务是一种法定义务，受到国家强制力的约束，如果义务主体不履行或者不适当履行，就要承担相应的法律责任。

（二）具体义务

1. 遵守法律、法规和技术操作规范的义务　家政服务员应当遵守国家有关部门颁布

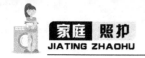
的法律法规。技术性操作规范是指人社、民政、卫生等相关行政部门以及有关行业协会针对本行业特点所制定的有关技术操作方面的规定。这些规范从内容上具有技术性,但经一定的机关或机构制定和发布后,便具有了规范家政服务员执业行为的法律性,家政服务员在执业活动中必须遵守,否则构成违法。

2. 树立敬业精神,遵守职业道德,履行工作职责　家政服务员必须具有崇高的职业献身精神,树立牢固的事业心,刻苦钻研,不断提高自己的家政服务技术水平,遵守各项职业道德,全心全意为客户服务,这是家政服务员执业最基本、最重要的义务。

3. 关心、爱护、尊重服务对象,保护客户隐私的义务　在某些护理活动中,家政服务员可以获知服务对象的病情资料、生活习惯、家庭状况等个人隐私。家政服务员应当为客户保守秘密,不得泄露客户的隐私和秘密,更不得对服务对象进行侮辱、诽谤,不得侵犯服务对象的人身自由。

4. 努力钻研业务,更新知识,提高专业技术水平的义务　家政服务工作是一项专业性、技术性很强的工作,家政服务员除具有良好的职业道德外,还必须具备扎实的业务知识和熟练的技术技能。家政服务员只有努力进取、不断学习、刻苦钻研,不断更新自己的知识结构,提高专业技术水平,才能适应家政服务工作的需要。

5. 倡导正确的生活方式,对老人进行健康教育的义务　家政服务员应当倡导健康文明的生活方式,普及健康保健知识,教育和引导服务对象养成良好的卫生习惯,提高健康意识和自我保健能力。

6. 对服务行为进行指导解释说明的义务　家政服务员在为服务对象提供照护活动时,应向服务对象说明采取照护措施的意义、方法、步骤,鼓励服务对象参与和配合照护活动,经服务对象同意后执行。如果服务对象对家政服务员就其提供的服务提出询问,应当做出真实、明确的答复。同时,家政服务员应当听取服务对象对其提供服务的意见,接受服务对象的监督。

案例讨论

王先生年近四十,前不久儿子小宝出生,母子平安,这让王先生喜笑颜开,他请了月嫂张阿姨照顾妻子和孩子。没两天,岳母拿出来一瓶明矾,说是要给孩子搽一搽,这是老家的习俗,还说涂在宝宝容易出汗的地方,这样出汗的地方就不会发红,不会疼了。于是王先生就让张阿姨帮忙搽一下。

如果你是张阿姨,你会不会和王先生提出自己的意见? 如果提,应如何提?

任务三　家政服务员应具备的法律知识

相关链接

家政服务行业提供服务的对象很多都是老人、病患、儿童等特殊人群,还有不少提供服务的员工本身就是年龄相对较高的群体,服务过程中难免会发生一些纠纷或矛盾。从这个角度来看,从事家政服务业也应当具备一定的法律思维或视野。现在的家政服务行业通常有"一低两小三不规范"的问题:"一低"指的是从业者学历低;"两小"指的是规模小、知名度小;"三不规范"包括了同行之间易出现恶性竞争、对外服务缺乏质量跟踪制度、家政企业内部管理制度不规范等。

为了满足家庭服务消费需求,维护家庭服务消费者、家庭服务人员和家庭服务机构的合法权益,规范家庭服务经营行为,促进家庭服务业发展,商务部颁布的《家庭服务业管理暂行办法》中明确规定了家庭服务机构应在经营场所醒目位置悬挂有关证照,公开服务项目和收费标准;家庭服务机构须建立家庭服务员工作档案,接受并协调消费者和家庭服务员投诉,建立家庭服务员服务质量跟踪管理制度;同时家庭服务机构在家庭服务活动中不得有下列行为,包括:以明显低于成本价格或抬高价格等手段进行不正当竞争;不按服务合同约定提供服务;唆使家庭服务员哄抬价格或有意违约骗取服务费用;发布虚假广告或隐瞒真实信息误导消费者;利用家庭服务之便强行向消费者推销商品等。

问题讨论

1. 家政服务员如何签订劳动合同?
2. 家政服务员在遇到消费争议时如何处理?

知识学习

家政服务员应具备的法律知识包括了两个方面,一方面是涉及自身合法利益的法律规定,例如劳动法等,在照护服务对象中的权利、义务等;另一方面是涉及服务对象的合法权益,例如食品安全的要求等。

一、劳动保护的法律知识

为保障劳动者的合法权益,《中华人民共和国劳动法》于 1995 年 1 月 1 日起施行,随

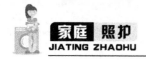

后又出台了《中华人民共和国劳动合同法》(以下简称《劳动合同法》)《关于贯彻执行〈中华人民共和国劳动法〉若干问题的意见》《中华人民共和国企业劳动争议处理条例》等一系列配套法律法规。目前只有员工制家政服务企业的家政服务员能根据劳动法相关规定签订劳动合同,而家庭自行聘用或者通过中介聘请的家政服务员一般无法签订劳动合同。

(一)劳动合同的种类

劳动合同分为固定期限劳动合同、无固定期限劳动合同和以完成一定工作任务为期限的劳动合同。

固定期限劳动合同,是指用人单位与劳动者约定合同终止时间的劳动合同。无固定期限劳动合同,是指用人单位与劳动者约定无确定终止时间的劳动合同。有下列情形之一,劳动者提出或者同意续订、订立劳动合同的,除劳动者提出订立固定期限劳动合同外,应当订立无固定期限劳动合同:

1. 劳动者在该用人单位连续工作满十年的。

2. 用人单位初次实行劳动合同制度或者国有企业改制重新订立劳动合同时,劳动者在该用人单位连续工作满十年且距法定退休年龄不足十年的。

3. 连续订立二次固定期限劳动合同,且劳动者没有《劳动合同法》第 39 条和第 40 条第 1 项、第 2 项规定的情形,续订劳动合同的。用人单位自用工之日起满一年不与劳动者订立书面劳动合同的,视为用人单位与劳动者已订立无固定期限劳动合同。

(二)合同订立前的告知说明义务

用人单位招用劳动者时,应当如实告知劳动者工作内容、工作条件、工作地点、职业危害、安全生产状况、劳动报酬,以及劳动者要求了解的其他情况;用人单位有权了解劳动者与劳动合同直接相关的基本情况,劳动者应当如实说明。

(三)试用期

试用期为约定条款,如果双方没有事先约定,用人单位就不能以试用期为由解除劳动合同。劳动合同期限在三个月以上不满一年的,试用期不得超过一个月;劳动合同期限在一年以上不满三年的,试用期不得超过两个月;三年以上固定期限和无固定期限的劳动合同,试用期不得超过六个月。同一用人单位与同一劳动者只能约定一次试用期。以完成一定工作任务为期限的劳动合同或者劳动合同期限不满三个月的,不得约定试用期。试用期包含在劳动合同期限内。劳动合同仅约定试用期的,试用期不成立,该期限为劳动合同期限。

(四)劳动合同的终止

劳动合同期满或者当事人约定的劳动合同终止条件出现,劳动合同即行终止。具体有下列情形:

1. 劳动合同期满的;

2. 劳动者开始依法享受基本养老保险待遇的;

3. 劳动者死亡,或者被人民法院宣告死亡或者宣告失踪的;

4. 用人单位被依法宣告破产的;

5. 用人单位被吊销营业执照、责令关闭、撤销或者用人单位决定提前解散的；

6. 法律、行政法规规定的其他情形。

劳动者有下列情形之一的，用人单位不得终止劳动合同：

1. 从事接触职业病危害作业的劳动者未进行离岗前职业健康检查，或者疑似职业病病人在诊断或者医学观察期间的；

2. 在本单位患职业病或者因工负伤并被确认丧失或者部分丧失劳动能力的；

3. 患病或者非因工负伤，在规定的医疗期内的；

4. 女职工在孕期、产期、哺乳期的；

5. 在本单位连续工作满十五年，且距法定退休年龄不足五年的；

6. 法律、行政法规规定的其他情形。

劳动合同期满，有以上规定情形之一的，劳动合同应当续延至相应的情形消失时终止。但是，其中上述情形第 2 项规定丧失或者部分丧失劳动能力劳动者的劳动合同的终止，按照国家有关工伤保险的规定执行。

（五）劳动合同的解除

1. **双方合意解除**　根据规定，经劳动合同当事人协商一致，劳动合同可以解除。

2. **用人单位单方面解除**　劳动者有下列情形之一的，用人单位可以解除劳动合同：

（1）在试用期间被证明不符合录用条件的；

（2）严重违反劳动纪律或者用人单位规章制度的；

（3）严重失职，营私舞弊，对用人单位利益造成重大损害的；

（4）被依法追究刑事责任的。

3. 有下列情形之一的，用人单位可以解除劳动合同，但是应当提前三十日以书面形式通知劳动者本人：

（1）劳动者患病或者非因工负伤，医疗期满后，不能从事原工作也不能从事由用人单位另行安排的工作的；

（2）劳动者不能胜任工作，经过培训或者调整工作岗位，仍不能胜任工作的；

（3）劳动合同订立时所依据的客观情况发生重大变化，致使原劳动合同无法履行，经当事人协商不能就变更劳动合同达成协议的。

关于用人单位经济性裁员的规定，《劳动法》第 27 条指出，用人单位濒临破产进行法定整顿期间或者生产经营状况发生严重困难，确需裁减人员的，应当提前三十日向工会或者全体职工说明情况，听取工会或者职工的意见，经向劳动行政部门报告后，可以裁减人员。用人单位依据规定裁减人员，在六个月内录用人员的，应当优先录用被裁减的人员。

4. **劳动者单方解除**　劳动者解除劳动合同，应当提前三十日以书面形式通知用人单位。有下列情形之一的，劳动者可以随时通知用人单位解除劳动合同：

（1）在试用期内的；

（2）用人单位以暴力、威胁或者非法限制人身自由的手段强迫劳动的；

（3）用人单位未按照劳动合同约定支付劳动报酬或者提供劳动条件的。

（六）职业培训

用人单位应建立职业培训制度，按照国家规定提取和使用职业培训经费，根据本单

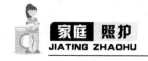

位实际,有计划地对劳动者进行职业培训。从事技术工种的劳动者,上岗前必须经过培训。

国家确定职业分类,对规定的职业制定职业技能标准,实行职业资格证书制度,由经过政府批准的考核鉴定机构负责对劳动者实施职业技能考核鉴定。

(七)劳动争议处理

劳动争议发生后,当事人可以向本单位劳动争议调解委员会申请调解;调解不成,当事人一方要求仲裁的,可以向劳动争议仲裁委员会申请仲裁。当事人一方也可以直接向劳动争议仲裁委员会申请仲裁。对仲裁裁决不服的,可以向人民法院提起诉讼。

二、医疗服务活动相关法律知识

(一)传染病防治的法律知识

为了预防、控制和清除传染病的发生与流行,第七届全国人民代表大会常务委员会第六次会议于 1989 年 2 月 21 日通过《中华人民共和国传染病防治法》,自 1989 年 9 月 1 日起施行,2020 年 10 月 2 日,国家卫健委发布《传染病防治法》修订征求意见稿,明确提出甲、乙、丙三类传染病的特征。

1. 法定传染病的分类　全国发病率较高、流行面较大、危害严重的 40 种急性和慢性传染病被列为法定管理传染病,并分为甲、乙、丙类,实行分类管理。

(1)甲类传染病:指鼠疫、霍乱。对此类传染病发生后,报告疫情的时限,对病人、病源携带者的隔离、防治方式以及疫情、疫区的处理,均强制执行。

(2)乙类传染病:指传染性非典型肺炎、艾滋病、病毒性肝炎、脊髓灰质炎、人感染高致病性禽流感、麻疹、流行性出血热、狂犬病、流行性乙型脑炎、登革热、炭疽、细菌性和阿米巴性痢疾、肺结核、伤寒和副伤寒、流行性脑脊髓膜炎、百日咳、白喉、新生儿破伤风、猩红热、布鲁氏菌病、淋病、梅毒、钩端螺旋体病、血吸虫病、疟疾。对此类传染病,要严格按照有关规定和防治方案,进行预防和控制。对此类传染病中传染性非典型肺炎、炭疽中的肺炭疽和人感染高致病性禽流感,采取甲类传染病的预防、控制措施。

(3)丙类传染病:指流行性感冒、流行性腮腺炎、风疹、急性出血性结膜炎、麻风病、流行性和地方性斑疹伤寒、黑热病、包虫病、丝虫病,除霍乱、细菌性和阿米巴性痢疾、伤寒和副伤寒以外的感染性腹泻病。此类传染病为监测管理传染病,应按国务院卫生行政部门规定的监测管理方法进行管理。

2. 健康检查制度　从事饮水、饮食、整容、体育等易使传染病扩散工作的从业人员,必须按照国家有关规定取得健康合格证后方可上岗,每年必须接受至少一次的健康检查。传染病病人、病源携带者和疑似传染病病人在治愈或者排除传染病嫌疑前,不得从事:饮用水的生产、管理、供应等工作;饮食服务行业的经营、服务等工作;托幼机构的体育、教育等工作;食品行业的生产、加工、销售、运输及保管等工作;美容、整容等工作;其他与人群接触密切的工作。

3. 传染病疫情的报告　家政服务员发现传染病病人或者疑似传染病病人时,应当及时向附近的疾病预防控制机构或者医疗机构报告。

（二）医疗服务的法律知识

家政服务员在工作中也可能对患病的人进行生活照料和护理,因此应该对医疗服务与管理的相关法律规定有所了解。具体包括《医疗机构管理条例》《执业医师法》《护士条例》《医疗事故处理条例》以及《侵权责任法》等。

1. 家政服务员的工作要求

（1）照护要求:在医院须在护士指导下从事生活护理工作,不能从事医疗护理工作;要对所有照护对象一视同仁,不歧视照护对象。家政服务员在告知照护对象相关护理信息时,既要实事求是,也要充分考虑到照护对象的病情和心理承受能力,要尊重照护对象所做出的同意或拒绝生活护理方案的选择权利。由于护理的需要,家政服务员会获得照护对象的隐私,家政服务员有义务为其保密。在照护对象遇到生命危险的紧急情况下,家政服务员要及时通知相关机构和人员(如拨打"120"),同时也要采取力所能及的救助或急救措施。

（2）用药要求:家政服务员要遵循医生医嘱给服务对象服药。家政服务员要学会区分处方药、非处方药和保健品。处方药指经过医生处方才能从药房或药店获取并要在医生监控或指导下使用的药物;非处方药是指那些不需要医生处方,消费者根据对自身病情的判断及借助药品说明书就可直接从药房或药店购取的药物,一般非处方药都有"OTC"标志;保健品是食品的一个种类,具有一般食品的共性,能调节人体的机能,适用于特定人群,但不以治疗疾病为目的,所以在产品的宣传上,也不能出现有效率、成功率等相关的词语。在照护对象选用药品或保健品时,家政服务员可以予以指导,但不能随意给服务对象选用药品和保健品。

（3）医疗废物的处理:医疗废物是指医疗卫生机构在医疗、预防、保健和其他相关活动中产生的具有直接或者间接感染性、毒性以及其他危害性的废物。对于医疗废物须由医疗机构或医疗废物集中处理机构统一处理,家政服务员不能自行或随意处置。

2. 病患照护纠纷的处理

（1）处理途径:处理途径包括与家政服务员(或其所属经营企业)协商和解、请求消费者协会或者依法成立的其他调解组织调解、向有关行政部门投诉、根据与经营者达成的仲裁协议提请仲裁机构仲裁和向人民法院提起诉讼等。如果涉及犯罪的,将由公安机关予以处理。

（2）责任承担方式:对于民事侵权,承担侵权责任的方式主要有停止侵害、排除妨碍、消除危险、返还财产、恢复原状、赔偿损失、赔礼道歉、消除影响和恢复名誉。以上承担侵权责任的方式,可以单独适用,也可以合并适用。

（3）赔偿内容:侵害他人造成人身损害的,应当赔偿医疗费、护理费、交通费等为治疗和康复支出的合理费用,以及因误工减少的收入。造成残疾的,还应当赔偿残疾生活辅助具费和残疾赔偿金。造成死亡的,还应当赔偿丧葬费和死亡赔偿金。侵害他人财产的,财产损失按照损失发生时的市场价格或者其他方式计算。侵害他人人身权益,造成他人严重精神损害的,被侵权人可以请求精神损害赔偿。

（4）赔偿支付:损害发生后,当事人可以协商赔偿费用的支付方式。协商不一致的,赔偿费用应当一次性支付;一次性支付确有困难的,可分期支付,但应提供相应的担保。

（5）免责条款：因正当防卫造成损害的，不承担责任。正当防卫超过必要的限度，造成不应有的损害的，正当防卫人应当承担适当的责任；因紧急避险造成损害的，由引起险情发生的人承担责任。如果危险是由自然原因引起的，紧急避险人不承担责任或者给予适当补偿。紧急避险采取措施不当或者超过必要的限度，造成不应有的损害的，紧急避险人应当承担适当的责任；因不可抗力造成他人损害的，不承担责任。法律另有规定的，依照其规定。损害是因受害人故意造成的，行为人不承担责任；损害是因第三人造成的，第三人应当承担侵权责任。

（6）减轻责任的情形：被侵权人对损害的发生也有过错的，可以减轻侵权人的责任。

三、消费者权益保护的法律规定

为了加强保护消费者的合法权益，2013 年 10 月 25 日，第十二届全国人大常委会第五次会议通过了《全国人民代表大会常务委员会关于修改〈中华人民共和国消费者权益保护法〉的决定》，该修改决定自 2014 年 3 月 15 日起实施。

（一）消费者的权益

经营者在为消费者提供服务时，应保障消费者的下列权益：

1. 人身财产安全权　消费者有权要求经营者提供的商品和服务，符合保障人身、财产安全的要求。

2. 知情权　消费者有权根据商品或者服务的不同情况，要求经营者提供商品的价格、产地、生产者、用途、性能、规格、等级、主要成分、生产日期、有效期限、检验合格证明、使用方法说明书、售后服务，或者服务的内容、规格、费用等有关情况。

3. 选择权　消费者有权自主选择提供商品或者服务的经营者，自主选择商品品种或者服务方式，自主决定购买或者不购买任何一种商品、接受或者不接受任何一项服务，有权进行比较、鉴别和挑选。

4. 公平交易权　消费者在购买商品或者接受服务时，有权获得质量保障、价格合理、计量正确等公平交易条件，有权拒绝经营者的强制交易行为。

5. 求偿权　消费者因购买、使用商品或者接受服务受到人身、财产损害的，享有依法获得赔偿的权利。

（二）经营者的义务

1. 保障消费者安全的义务　对可能危及人身、财产安全的商品和服务，经营者应当向消费者做出真实的说明和明确的警示，并说明和标明正确使用商品或者接受服务的方法以及防止危害发生的方法。

2. 如实告知的义务　经营者向消费者提供有关商品或者服务的质量、性能、用途、有效期限等信息，应当真实、全面，不得做虚假或者引人误解的宣传。经营者对消费者就其提供的商品或者服务的质量和使用方法等问题提出的询问，应当做出真实、明确的答复。经营者提供商品或者服务应当明码标价。

3. 出具交易单据的义务　经营者提供商品或者服务，应当按照国家有关规定或者商业惯例向消费者出具发票等购货凭证或者服务单据；消费者索要发票等购货凭证或者服务单据的，经营者必须出具。

4. 保护消费者人身权、个人信息安全义务　经营者不得对消费者进行侮辱、诽谤，不得搜查消费者的身体及其携带的物品，不得侵犯消费者的人身自由。

（三）争议解决途径

消费者和经营者发生消费者权益争议的，可以通过下列途径解决：

1. 与经营者协商和解。
2. 请求消费者协会或者依法成立的其他调解组织调解。
3. 向有关行政部门投诉。
4. 根据与经营者达成的仲裁协议提请仲裁机构仲裁。
5. 向人民法院提起诉讼。

四、食品安全相关的法律知识

2014 年 12 月 25 日，《食品安全法（修订草案）》二审稿提请全国人大常委会审议。2015 年 4 月 24 日，新修订的《中华人民共和国食品安全法》经第十二届全国人大常委会第十四次会议审议通过。新版《食品安全法》共 10 章，154 条，于 2015 年 10 月 1 日起正式施行。

（一）家政服务员要关注保健食品标签

保健食品声称的保健功能，应当具有科学依据，不得对人体产生急性、亚急性或者慢性危害。保健食品的标签、说明书不得涉及疾病预防、治疗功能，内容应当真实，与注册或者备案的内容相一致，载明适宜人群、不适宜人群、功效成分或者标志性成分及其含量等，并声明"本品不能代替药物"。

（二）家政服务员禁止制作的食品

1. 用非食品原料生产的食品或者添加食品添加剂以外的化学物质和其他可能危害人体健康物质的食品，或者用回收食品作为原料生产的食品。
2. 致病性微生物、农药残留、兽药残留、重金属、污染物质以及其他危害人体健康的物质含量超过食品安全标准限量的食品。
3. 营养成分不符合食品安全标准的专供婴幼儿和其他特定人群的主辅食品。
4. 腐败变质、油脂酸败、霉变生虫、污秽不洁、混有异物、掺假掺杂或者感官性状异常的食品。
5. 病死、毒死或者死因不明的禽、畜、兽、水产动物、肉类及其制品。
6. 未经动物卫生监督机构检疫或者检疫不合格的肉类，或者未经检验或者检验不合格的肉类制品。
7. 被包装材料、容器、运输工具等污染的食品。
8. 超过保质期的食品。
9. 无标签的预包装食品。
10. 国家为防病等特殊需要明令禁止生产经营的食品。
11. 其他不符合食品安全标准或者要求的食品。

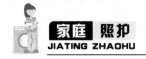
（三）家政服务员的卫生要求

如果患有痢疾、伤寒、病毒性肝炎等消化道传染病的人员，以及患有活动性肺结核、化脓性或者渗出性皮肤病等有碍食品安全的疾病的家政服务员，不得从事接触直接入口食品的工作。在家庭从事食品生产制作的家政服务员每年应当进行健康检查，取得健康证明后方可参加工作。

案例讨论

上海妇女学会、复旦大学妇女研究中心和交通大学医学院妇女研究中心的一份护工抽样调查报告显示，30.9％的护工每天工作 9～12 h，其余近七成的护工每天工作时间在 12 h 以上。他们干一天算一天钱，没有周末，更没有"双薪"或补休等福利。

受访的多位护工反映，他们也是近几年才知道有"劳动合同"一说，但至今没跟公司签过。"没有合同，自然不会有医保、社保，护工的劳动权益保障根本就无从谈起。"一位长期从事医院管理的专家分析说，公司之所以不愿和护工签订合同，除了出于成本的考虑之外，更重要的是规避风险。"近年来医患纠纷日益加剧，患者及其家属与护工之间的冲突也越来越频繁。护理公司觉得不签订正规的劳动合同，才是对公司的最好保护。"

一位护工管理公司的负责人反映，就算公司提出给护工签合同、买社保，但其实很多护工一听到买社保自己也要出一部分钱，马上就不干了。"他们大多是从农村出来的，总觉得钱要拿在自己手上才放心。"请谈谈你对此类事件的看法。

（朱晓卓）

项目二
家政服务员从业礼仪

学习目标

◎ **知识目标**

能说出礼仪的起源、发展及在家政服务工作中的意义。

能正确说出仪容服饰礼仪的基本原则及在家政工作中的运用。

能正确说出言谈举止礼仪的基本原则及在家政工作中的运用。

能正确运用人际关系相处原则处理家庭矛盾。

◎ **技能目标**

会正确穿着得体的工作服。

会在工作期间进行正确的面部化妆。

在不同的场合能有得体的言谈与举止。

能及时发现家庭问题并合理处理。

◎ **态度目标**

能充分认识着装与化妆对家政服务工作的重要性,能根据不同场合选择合适的着装、妆容、言谈、举止。

在家政服务工作中能耐心、有爱心,运用技巧化解家庭危机与纠纷。

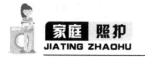
任务一　礼仪概述

相关链接

　　我国是历史悠久的文明古国,几千年来创造了灿烂的文化,形成了高尚的道德准则、完整的礼仪规范,被世人称为"文明古国,礼仪之邦"。这从《礼记》中就可得出这样的结论。整个东亚及东南亚的文化精华均是传承自华夏文明。中国古代"礼"是制度、规则和一种社会意识观念;"仪"是"礼"的具体表现形式,它是依据"礼"的规定和内容,形成的一套系统而完整的程序。在中国古代,礼仪是为了适应当时社会需要,从宗族制度、贵贱等级关系中衍生出来,因而带有产生它的那个时代的特点及局限性。时至今日,现代的礼仪与古代的礼仪已有很大差别,我们必须舍弃那些为剥削阶级服务的礼仪规范,着重选取对今天仍有积极、普遍意义的传统文明礼仪,如尊老敬贤、礼貌待人、容仪有整等,加以改造与承传。个人素质的修养良好,人际关系的协调和谐,以及社会风气的塑造,对于社会主义精神文明建设都具有现代价值意义。

问题讨论

　　1. 作为家政服务员,应具备什么样的礼仪素质?
　　2. 家政服务员应如何更好地获得职业能力与素养?

知识学习

　　礼仪是人类为维系社会正常生活而要求人们共同遵守的最起码的道德规范,它是人们在长期共同生活和相互交往中逐渐形成的,并且以风俗、习惯和传统等方式固定下来,是文明社会人们彼此交往的基本修养,是人类文明的表现形式之一,是人类不断摆脱愚昧、野蛮,逐渐走向开化、文明的标志。礼仪不是抽象的概念,不是深奥的理论知识,礼仪体现在每个人的语言和行为中。即使是很简单的一句话,很细小的一个动作,也能反映一个人的礼仪修养。就个人而言,礼仪是一个人的思想道德水平、文化修养、交际能力的外在表现;就整个社会来说,礼仪是一个国家社会文明程度、道德风尚和生活习惯的反映。

一、礼仪的基本概念

　　根据礼仪产生的缘由、内容及其发展变化,礼仪的含义可以表述如下:礼仪是一定社会上层建筑中政治制度的一部分;礼仪是社会统治集团维护社会秩序、协调人际关系的准则;礼仪是介于道德规范和法律规范之间,由社会全体成员约定俗成、共同遵守的行为规范;礼仪是顺利进行人际交往与社会交流的工具;礼仪是一定社会的一种文化现象。

关于礼仪的理解,不同的专家站在不同角度,对礼仪的概念可以做出相应的界定:

1. 从个人修养的角度来看　礼仪是一个人的内在修养和素质的外在表现,也就是说,礼仪即教养、素质在一个人行为举止中的体现。

2. 从交际的角度来看　礼仪是人际交往中实用的一种艺术,也可以说是一种交际方式或交际方法。

3. 从道德的角度来看　礼仪可被界定为为人处世的行为规范或行为准则、目标准则。

4. 从传播的角度来看　礼仪是在人际交往中进行互相沟通的一种技巧。

5. 从民俗的角度来看　礼仪既可以是人际交往中必须遵守的律己敬人习惯行事,也可以说是约定俗成的对人尊重、友好的习惯做法。简而言之,礼仪是待人接物的一种惯例。

6. 从审美的角度来看　礼仪是一种形式美,它是人们心灵美的必然外化。

礼仪是一个人、一个组织乃至一个国家或民族内在精神文化素养的显示,也是协调人际关系的约定俗成的行为规范。礼仪具有丰富的内涵,尽管其含义随着社会的发展越来越宽泛,表述形式多样,但含义的核心是统一的,即礼仪是交往艺术、是沟通技巧、是行为规范,是待人接物的标准化做法。

二、礼仪的内容

礼仪是人们在各种社会的具体交往中,为了相互尊重,在仪表、仪态、仪式、仪容、言谈举止等方面约定俗成的、共同认可的规范和程序。从广义的角度讲,礼仪是人们在社会活动中的言行规范和待人接物的标志,是指人们在社会交往活动中形成的行为规范和准则,是礼貌、礼节、仪表、仪式等的总称。从狭义的角度讲,礼仪指的是国家、政府机构或人民团体在一种正式活动和一定环境中采取的行为语言等规范,是指在较大或较隆重的正式场合,为表示敬重、尊重、重视等所举行的合乎社会规范和道德规范的仪式,是社会交往中的礼遇规格、礼宾次序等方面应遵循的礼貌、礼节要求,一般通过集体的规范仪式和程序行为来表示。随着时代的变迁、社会的进步和人类文明程度的不断提高,礼仪的内涵也不断地与时俱进、推陈出新。

三、礼仪的分类

礼仪根据其适用对象及应用范围的不同,大致上可以分成行业礼仪和非行业礼仪。

1. 行业礼仪　包括政务礼仪、商务礼仪、服务礼仪。

(1) 政务礼仪:也称国家公务员礼仪,是国家公务员在行使国家权力和管理职能时所应当遵守的行为规范。

(2) 商务礼仪:是在商务活动中体现相互尊重的行为准则。商务礼仪的核心是一种行为准则,用来约束日常商务活动的方方面面。它体现人与人之间的相互尊重、相互

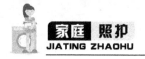
信任。

（3）服务礼仪：是各类服务行业的从业人员应具备的基本素质和应遵守的行为规范。适用于服务行业的从业人员、商界人士、经营管理人员、企业白领、职场人士等从事服务工作的人士。

2. 非行业礼仪　非行业礼仪包括涉外礼仪和社交礼仪。

（1）涉外礼仪：也称国际礼仪，是指在长期的国际往来中，逐步形成的外事礼仪规范，也就是人们参与国际交往所要遵守的惯例。它强调交往中的技巧性、对象性和规范性。

（2）社交礼仪：也称交际礼仪，是指人们在人际交往过程中所具备的基本素质、交际能力等。在当今社会，人际交往越来越频繁，社交礼仪所发挥的作用也越发显著。

四、礼仪的作用

1. 礼仪是个人美好形象的标志　从个人修养的角度来看，礼仪可以说是一个人内在修养和素质的外在表现。礼仪的核心即尊重交往对象、以礼相待。在人际交往中运用礼仪时，务必诚实无欺、言行一致、表里如一。礼仪不仅有助于提高自身修养，还有助于外塑形象、美化自身。

2. 礼仪是人际关系和谐的基础　礼仪是人们在社会交往中受历史传统、风俗习惯、宗教信仰、时代潮流等因素影响而形成的，既为人们所认同，又为人们所遵守，是以建立和谐关系为目的的各种符合交往要求的行为准则和规范的总和。社会是不同群体的集合，礼仪则是社会交往过程中良好的润滑剂和黏合剂，人与人之间相互尊重、相互理解、求同存异、和谐相处。它使家庭中夫妻关系更加和睦，工作中同事关系更加融洽，学习中师生关系更加和谐。

3. 礼仪是社会文明进步的载体　礼仪是中华民族的传统美德，从古至今，源远流长。而且随着社会交往的日益扩大，真诚、文明、富有魅力的交往礼仪已成为扩大交流、增进友谊、加强合作、促进发展的重要手段。遵守礼仪规范，不仅有效弘扬了我国优秀的文化传统，而且加强了社会主义精神文明建设，是文明礼仪宣传教育中重要的一项内容。

案例讨论

　　家政服务员小刘，对自己所从事的职业非常热爱，近期刚刚获得家政服务公司的认可而得到就职机会。小刘为了表示对该职业的重视，在第一天去雇主家时浓妆艳抹，穿着正装，雇主立马给公司打电话要求换人。小刘一头雾水，什么都还没做就被辞退了。回公司后，负责人看到小刘的一身行头，马上明白了雇主的顾虑，当即对小刘进行了批评。小刘初始深感委屈，一腔工作热情瞬间熄灭，在负责人的一番解释及开导后，慢慢明白了自身问题。

　　请问：作为家政服务员该遵循什么样的从业礼仪？

任务二 家政服务员的形象礼仪

实际案例

家政服务员小张,23岁,平时喜欢浓妆艳抹。一日在家政公司介绍下到吴女士家从事家政服务工作,因其穿着暴露、妆容过重被吴女士误解为不良工作从业者,从而拒绝小张入室,后经家政公司调节虽然误会解除,但吴女士仍认为小张这样的女孩子业务能力不强,要求换人。

问题讨论

1. 吴女士为何对小张产生误解?
2. 在家政服务工作中小张应如何穿着?
3. 在家政服务工作中小张应如何设计自身形象?

知识学习

一、家政服务员的仪容礼仪

(一)仪容修饰的基本原则

仪容修饰一般应遵循以下原则:

1. 协调性 要求仪容修饰应与自身的性别、年龄、容貌、肤色、身材、体型、个性、气质、季节、气候及职业身份等相适宜和协调。

2. 整体性 要求仪容修饰要先着眼于人的整体修饰,再考虑各个局部的修饰,使之浑然一体,营造出整体风采。

3. 适度性 要求仪容修饰无论是在修饰程度,还是在饰品数量和修饰技巧上,都应把握分寸,自然、适度。

(二)仪容修饰礼仪

规范的仪容修饰,是留给大众的"第一印象",是在人际交往中充满自信、尊重他人的基本表现。天生丽质毕竟是少数,我们可以依靠仪容修饰来弥补自身的一些不足,增强自信。作为一名家政服务员,具有良好的仪容修饰是塑造良好职业形象的基础,更是应该具备的一项基本素质。良好的仪容修饰,会使照护对象产生亲切感和依赖感。因此,家政服务员具有良好的仪容,是维护自身职业形象的关键。

家政服务员的仪容修饰包括头发修饰、面容修饰和身体修饰。

1. 头发的保养与修饰 头发的主要功能除了保护头脑之外,还能使人增加美感。一般人的头发有 10 万根左右,但由于某些化学药物的刺激,可能会造成头发的损伤,因此,作为一名家政服务员更应该注意头发的保养与修饰。

洗发有助于消除异味、养发护发、头皮按摩等。家政服务员应注意定期清洗头发,每周 2~3 次。头屑多者及特殊工种人群,应增加洗发的次数。

2. 面部的保养与修饰 人们对于仪容的第一印象指的是人的面容,面部修饰在仪容修饰中有着举足轻重的地位。由于家政服务员工作的特殊性,会导致生活、工作无规律,加上年龄等不可抗拒的自然因素,使家政服务员的容貌逐渐变得比同龄人的暗淡、憔悴、松弛,因此需要进行必要的修饰。家政服务员面部修饰以给人洁净、大方的视觉享受为主要原则。

3. 身体修饰 主要包括手臂部的修饰和腿脚部的修饰。

在家政服务工作中,家政服务员用手操作和为服务对象服务的机会也很多,因此,家政服务员有必要关注自己手臂部的修饰。应做到勤洗手,时刻保持手的清洁,在外人面前不可显露腋毛,当穿着暴露腋窝的衣服时,需剃去腋毛。在接触服务对象前后或者接触不同服务对象之间都要洗手,必要时还必须进行消毒。指甲应定期修剪,长度以不超过手指指尖为宜。作为一名家政服务员,更不能留长指甲,长指甲藏有污垢,工作中会增加服务对象感染的可能性。手臂部可做适当修饰,但不得涂抹彩色指甲油,不得戴手镯、戒指等饰品,这些会使服务对象产生不舒适的感觉,会影响家政服务员的形象。同时也要注意手臂部保养,洗手时选择品质好的洗手用品,并涂抹护手霜,避免接触刺激性较强的物品,如需接触则要戴手套。

家政服务员要保持腿脚部的清洁卫生,选择舒适、透气性好、与服饰颜色相配的鞋;鞋袜都要勤洗勤换。

(三)表情仪容礼仪

面部表情,简称表情,是人类无声的语言,能直观、形象、真实可信地反映人们的内心情感,人们通常称之为"身体语言"或者"肢体语言"。有研究指出,人的感情全部表达＝7％语言＋38％声音＋55％表情,可见表情在人与人的沟通中占有重要位置。在家政服务员与服务对象的沟通过程中,家政服务员内心美好的情感、对服务对象和蔼的态度往往都是通过面部表情传达给对方的。可见,家政服务员的面部表情在塑造家政服务员形象美的过程中也是至关重要的。

1. 眼神 眼睛是心灵的窗口,双方眼睛相互注视时,能最明显真实地反映出个体的内心活动,好似一面镜子完整地映射出自己的心理波动。眼神呆滞、表情木讷的人说明他的内心也是发呆麻木的;相反,眼神灵动、顾盼自如的人也是说明他内心的灵敏和活力。而且不同的眼神、眼神视线方向的不同、相互注视时间的长短能更详细地识别出对方内心的信息。眼神的构成要素一般包括时间、部位、角度、方式等。

(1)时间:注视对方时间的长短十分重要,当注视对方的时间不到全部相处时间的 1/3 时,则表示轻视;注视时间在 1/3 左右,一般表示友好;注视时间在 2/3 左右,则表示重视、有兴趣;注视时间超过 2/3 时,则表示敌意,有挑衅之意。

(2)部位:一般情况下,与服务对象沟通交流时,常规的注视部位是双眼,表示聚精会神、重视对方,它又称"关注型注视"。在公共场合一般注视的部位有额头、眼及口部,头顶、胸部、大腿及脚部为不宜注视的部位。

（3）角度：常规角度有平视、斜视、仰视、俯视。一般平视表示友好；如果是晚辈和长辈之间交流可采用仰视，以表示尊重、敬畏之意；俯视和斜视则表示对他人的轻蔑和歧视，这都是失礼的表现，应避免使用。

（4）方式：注视他人的方式有很多种，常规的有直视、凝视、扫视、窥视、环视等。一般采用的注视方式是直观和凝视，表示认真、专注、尊重对方，不宜采用或忌用其他方式。

家政服务员在工作中应学会准确运用眼神，把握好眼神交流的方式和途径往往会起到事半功倍的服务效果。要注意，当服务对象心情沉重时，表现出焦虑、恐惧的时候，家政服务员给予温和、镇定的目光，会使服务对象感到安慰；当倾听服务对象谈话的时候，多给予正视关注的目光，以表示对他的重视和爱护；注视服务对象的时间应不少于谈话时间的 30％，也不要超过 60％，如果是异性，时间不要超过 10 s；注视时应将目光停留在对方的凝视区域（两眼到唇心的一个倒三角区域）等。这些目光对服务对象来讲就好比冬天的阳光汇成一股暖流，倾入服务对象的心田。服务对象透过家政服务员的目光看到的是家政服务员的善解人意和豁达宽广的胸怀，也愿意把所有的烦恼向家政服务员倾诉，以得到家政服务员的指引和帮助。

2. 笑容 笑容即人们在笑的时候所呈现出的面部表情，它通常表现为脸上露出喜悦的表情，有时还会伴以口中发出的欢喜的声音。笑有多种，包括含笑、微笑、轻笑、浅笑、大笑、狂笑等，不同的笑表达着不同的情感。其中微笑是最自然大方的，最有吸引力和最有价值的面部表情。发自内心的微笑应具备真诚、自然、适度、适宜这四个特点。

真诚的微笑是世界上最美好的语言，它无须翻译，世人皆知，很容易使双方产生心灵的共鸣。真正的微笑应发自内心，渗透着自己的内心情感，表里如一，具有感染力，被视为"参与社交的通行证"。大方的微笑，即使与服务对象是初次见面，也好像见到老朋友一样，能创造一个温馨、和谐的环境，有助于家政服务员工作的顺利进行。不管是在工作岗位还是在平时的社交场合，微笑都是礼貌待人的基本要求。

二、家政服务员的服饰礼仪

作为一名家政服务员，工作和非工作时的服饰，如同一面镜子，既反映了家政服务员的职业形象、内在素质，又映射出家政服务员所在单位的规范化管理水平。因此，了解一般的服饰礼仪和学习职业服饰的礼仪规范是职业的需要。

（一）着装的基本原则

1. TPO 原则 TPO 是 time，place，object 三个单词的首字母。T 代表时间、季节、时令、时代；P 代表地点、场合、职位；O 代表目的、对象。着装的 TPO 原则是世界通行的着装打扮得最基本的原则，它要求人们的服饰应力求和谐，以和谐为美。着装要与时间、季节相吻合，符合时令；要与所处场合环境，与不同国家、区域、民族的不同习俗相吻合，符合着装人的身份；要根据不同的交往目的、交往对象选择服饰，给人留下良好的印象。

着装最基本的原则是体现和谐美，上、下装呼应和谐，饰物与服装色彩和谐，与身份、年龄、职业、肤色、体型和谐，与时令、季节环境和谐等。

2. 色彩搭配原则 服饰的美是款式美、质料美和色彩美三者完美统一的体现，形、质、色三者相互衬托、相互依存,构成了服饰美统一的整体。

服装的色彩搭配应遵循以下原则:

(1)同类色搭配原则。

(2)相似色搭配原则。

(3)主色搭配原则。

(二)饰品与搭配

戴首饰时,数量上的规则是以少为佳。在必要时,可以一件首饰也不戴。佩戴时争取同质、力求同色,且要符合其身份。

操作步骤

家政服务员仪容仪表修饰:

1. 环境准备　室内温度、湿度适宜,光线适合,化妆台面干净整洁。

2. 家政服务员准备

(1)着装:与工作环境、工作性质相符合。

(2)头发:干净整洁。

(3)面容:洁面后用乳液和爽肤水从下往上轻轻拍至皮肤完全吸收,并使用妆前产品为后续上妆做好准备。

3. 物品准备

(1)化妆用品:底妆产品、定妆产品、眉妆产品、眼影、睫毛膏、腮红、修容、高光、唇膏等。

(2)化妆用具:棉签、海绵蛋、定妆粉扑、面部刷具、眼部刷具、唇刷等。

4. 底妆　取适量底妆产品,点涂于双颊、额头、鼻子和下巴等位置。使用上妆海绵产品,从上往下,以内及外轻轻拍开。稍后,再使用蜜粉扑或散粉刷蘸取足量定妆产品进行定妆,依然以少量多次,轻拍轻按为原则。

5. 眼妆　选取浅色眼影涂满眼窝,再选取同色系深色眼影涂抹于眼皮褶皱处;将眼线产品使用于睫毛根部,再取深色眼影覆盖,可达到晕染、柔化的妆效。

6. 腮红　以腮红刷蘸取适量产品,在黑眼珠下方,鼻翼水平线交叉处,斜向涂抹腮红,利用残留的粉末,轻轻横刷额骨突出的部位,最后再轻轻横向扫刷下巴尖。

7. 唇妆　先用滋润度高的润唇膏将唇部彻底滋润,用棉签去除死皮,用遮瑕膏盖住原本唇色,用同色系唇线笔描绘出唇峰,勾勒出精致的唇部轮廓,用唇膏涂抹整个唇部,唇刷均匀蘸取唇膏后勾勒上下唇线。

8. 整理　化妆完毕后,整理化妆品,洗手。

实战演练

家政服务员小李在雇主家照护不满1岁的宝宝,几天后宝宝将满周岁,小李将随雇主一家去酒店参加宝宝百日宴,请问小李应该如何着装,搭配着装应该有怎样的妆容?

方法指导：针对小李的身份和将要出席的场合，小李在着装方面需要注意颜色并尽量穿活动方便的相对正式的着装，在妆容方面既要端庄、正式，又要注意不能浓妆艳抹，抢了雇主的风头。在着装与妆容方面，需参照下面拓展学习中的方法。

拓展学习

本案例介绍的是小李出席雇主家宝宝的百日宴，因此在着装与妆容方面应正式、得体、低调，并且又要方便活动，便于照顾宝宝。

教学测评

对于本任务，可根据学生听课及根据不同身份、场合进行着装与妆容的搭配对学生进行考核。可从知识、技能、态度及拓展学习几个方面进行考核。

项目	考核标准	得分
知识 （10分）	是否认真听老师讲课（3分）	
	听课过程中有无提出问题（3分）	
	能否回答老师提出的问题（4分）	
技能 （50分）	根据家政服务员身份与场合搭配着装与妆容（4分）	
	环境、家政服务员自身及物品准备（6分）	
	底妆妆容（6分）	
	眼部妆容（8分）	
	面部综合修饰妆容（4分）	
	唇部妆容（6分）	
	头发发型（6分）	
	表情得当（5分）	
	化妆后清洁、整理（5分）	
态度 （20分）	着装符合家政服务员的身份与当时的场合（5分）	
	妆容符合家政服务员的身份与当时的场合（5分）	
	发型符合家政服务员的身份与当时的场合（5分）	
	面部表情符合家政服务员的身份与当时的场合（5分）	
拓展 （20分）	能根据之前学习的知识、技能整合拓展学习的知识、技能（3分）	
	整合的知识、技能思路正确，内容准确（6分）	
	能正确表达并示教拓展内容（4分）	
	示教中准备充分、思路清晰、内容丰满，与同学有互动（6分）	
总分		

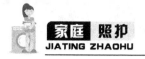

任务三　家政服务员的言谈举止礼仪

实际案例

　　家政服务员张大妈,47岁,在王先生家做小时工,每天为王先生打扫房间,准备晚餐。一日,王先生请好友李先生一家在家用餐,王先生事先跟张大妈交代李先生一家为回族,不能吃猪肉,做晚饭时家中不要有猪肉食物,雇主王先生还为此特意将家中新餐具拿出使用。张大妈虽然做菜中未使用猪肉,但却在做汤时用了高汤。雇主王先生当即生气要求家政公司换人。

问题讨论

　　1. 张大妈在家政服务工作中犯了何种禁忌?
　　2. 在家政服务工作中应如何避免此种错误的发生?

知识学习

一、家政服务员的言谈礼仪

(一)说话文明

　　1. **称谓得体**　在人们交流的过程中,称谓十分重要,它表示对人的尊敬。称谓能够反映人们之间的相互关系和个人修养,也表达了社会风尚。称谓使用得当,能使相互交流各方产生心理上的相容,交往就会顺利、愉悦。

　　2. **称谓要符合自己的身份**　见到熟人、客人或与人讲话前要先有称谓。家政服务员到了雇主家里,在称谓上可以按年龄、辈分称呼雇主家的成员,对年轻的夫妇可称谓大哥、大姐,对年长些的可称叔叔、伯伯、姑姑、阿姨,并按辈分随雇主称呼他们的长辈和亲友。(表2-3-1)

　　一般来讲,表2-3-1中后四种即非正式场合称呼标志着双方关系密切,毫无拘束;A类称呼意味着两者之间较为拘谨或公务性关系;B类称呼表达一种介于亲密和拘谨之间的关系;C、D或E类称呼常用在公共场合或工作场合。

表 2-3-1　常用称谓方式表

场合	称谓表达方式	举例
正式场合	A. 姓＋职称/职务等	×教授、×厂长
	B. 姓名	张强、王敏芝、约翰逊·克林顿
	C. 泛尊称	同志、先生、小姐、女士
	D. 职业名称＋泛尊称	司机同志、秘书小姐
	E. 姓＋泛尊称	×同志、×先生、×女士、×小姐
非正式场合	F. 老/小＋姓	老张、小田
	G. 姓＋辈分称呼	黄伯伯、周阿姨
	H. 辈分称呼	叔叔、姑姑、爷爷、奶奶、舅舅
	I. 名或名＋同志	紫薇、紫薇同志

3. 语言要准确、明了　在与他人交流过程中,语言表达要简洁、明了,所说出的话要能够明确表达自己的意思,与此同时要尽可能使用普通话交流。

4. 诚实、稳重,富有感情　在与人交流过程中,语言所表达内容与感情、表情要一致,不能口是心非,不能虚假、浮夸、随意乱发表言论,更不能说谎话欺骗他人。

5. 能自觉运用日常礼貌用语　在与人交往过程中,语言文明、礼貌非常重要,任何不文明、不礼貌的言行均会导致伤人害己。

（二）文明礼貌用语

在与人交往过程中,说话用词是否文明礼貌,直接关系到人际交往的成功与否。日常交往过程中礼貌用语相当丰富,要想运用自如,就需要多读书、读好书。所谓知书明理,读书多,说话时才能妙趣横生。日常生活常用的礼貌用语有如下八大类:

1. 问候语　用于见面时的问候,如"您好""早上好""欢迎您"等。这种问候语简洁、明了,不受场合约束,听起来亲切自然。问候时表情应自然、亲切,脸上要带有温和的微笑。

2. 告别语　用于分别时的告辞或送别。如"再见""晚安""欢迎再来""一路平安"等。每次会面结束,都应以"希望再次见面"的心情和告别语来向对方告辞或恭送对方离去,要以恭敬、真诚的态度,笑容可掬地说出告别语。

3. 答谢语　答谢语应用的范围很广,有些表示向对方的感谢,如当别人帮助了你,应该说"非常感谢""谢谢您的好意"等;有些表示回应对方的致谢,如"不必客气""这是我应该做的"等;有时还能用在拒绝时,如对不想吃的菜拒绝时可以说"不,谢谢"。答谢时应以真诚的目光注视对方。

4. 请托语　请托语常用于向他人请求,如"请问""拜托您,请帮个忙""麻烦您关照一下""请让一下"等,说请托语时要尊重对方,语气要委婉谦恭,不要用强求或命令的态度和语气。

5. 道歉语　做了不当或不对的事时,应该立即向对方道歉,如"对不起,实在抱歉""请原谅""失礼了""真是过意不去"等。如果不经意打扰了别人或是打断了别人的话,应该说"对不起,打扰了""请不要介意""对不起,打断一下"等。在他人面前说道歉语不但不会有损面子,反而会让人觉得你很有教养。

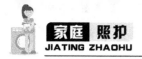

6. 征询语　当向别人询问是否需要为其服务时常用征询语,如"需要我帮忙吗?""我能为您做些什么吗?""您有什么事吗?""您还有别的事情吗?"等。说话时态度要真诚,语气要温柔,让对方能感受到体贴和关心。

7. 慰问语　在人际交往中,表示对他人的关切是非常重要的,如他人劳累后,可说"您辛苦了""让您受累了"等;如他人身体欠佳,可以说"请好好休息""需要陪您看医生吗?""希望您早日康复"等。一两句温暖的话语能立即换来对方的好感。

8. 祝贺语　当他人取得成果或有喜事、好事时,常用祝贺语,如"恭喜""祝您节日快乐""祝您生日快乐""祝您成功"等。通过祝贺语为他人送上真诚的祝福,加深友谊。

(三)家政服务员言谈礼仪的注意事项

1. 忌无称谓语,如"那个穿红大衣的过来""那个背包的别走"等。
2. 忌用不文明称谓,如用"嗨""喂"等字称谓他人,如"嗨!靠边点"等。
3. 忌不用尊称叫人,如称老大爷为"老头"、称某人为"秃头"等。
4. 杜绝蔑视语、烦躁语、斗气语,如"你这一生将一事无成""我忙着呢,找别人去""我就这样,你能奈我何"等。

二、家政服务员的行为举止礼仪

通常姿态是指行为举止,包括站姿、坐姿、蹲姿、行姿等(图2-3-1～图2-3-4),只有文明的行为举止才能树立良好的自我形象。考虑到目前阶段从事家政服务人员中女性居多,因此,相关内容更多以女性行为举止为重点进行介绍。

(一)站姿

1. 行为要点

(1)双腿并拢或分开不过肩宽。

(2)挺胸收腹,腰背挺直,使头、颈、腰成一直线。

(3)两肩要放松,稍向下压,双臂自然下垂,抬头平视,微收下颌。

(4)可以双手相握,放在身前或双手自然下垂。

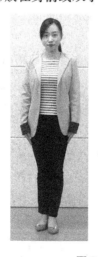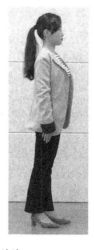

图2-3-1　站姿

2. 注意事项

(1) 忌探头斜肩,缩脖耸肩。

(2) 忌东倒西歪,驼背凸肚,左右晃动。

(3) 忌双手抱在胸前或叉腰。

(4) 与人谈话时,不要扭动身子,东张西望,也不要斜靠门框和墙边。

(二) 坐姿

1. 行为要点

(1) 从容地走到座位前,再转身落座,落座要轻、稳。

(2) 穿裙装时要用手拢一下裙子,双膝要收紧。

(3) 坐下后要上身挺直,两肩自然垂下,双腿成90°自然下垂,双手叠放于大腿上。

(4) 与人交谈时要抬起头,面向对方,神态自然。

(5) 坐的时间较长时,可以更换一下坐姿,如两脚交叉,前后小腿分开或侧身坐等。

2. 注意事项

(1) 忌跷二郎腿、东倒西歪、前倾后仰,不能抖动双腿、单腿或做一些不雅的动作。

(2) 忌双膝大开。

(3) 忌在异性面前躺于沙发上,以免让对方感到不舒服。

(4) 即使坐了很长时间,也不能表现出懒散状态,以免让对方感受到不被尊重。

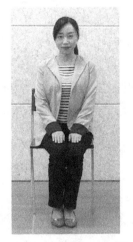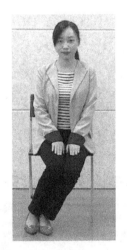

图 2-3-2 坐姿

(三) 蹲姿

1. 行为要点

(1) 下蹲时一脚在前,一脚在后,两腿向下蹲,前脚全着地,小腿基本垂于地面,后脚脚跟提起,脚尖着地。

(2) 女性应靠紧双腿,男性可适度将腿分开。

(3) 臀部向下,基本上以后腿支撑身体。

2. 注意事项

(1) 不要突然下蹲、不要距人过近、不要方位失当、不要毫无遮掩、不要蹲着休息、不随意滥用。

（2）弯腰拾物时，忌两腿叉开，臀部向后撅起。

（3）不宜两腿展开平衡下蹲。

（4）蹲时内衣不要露出来。

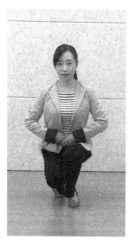

图2-3-3　蹲姿

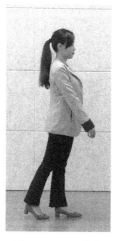

图2-3-4　走姿

（四）走姿

1. 行为要点

（1）眼看前方，头正颈直，挺胸收腹，重心稍靠前。

（2）脚的移动应彼此平行，脚跟要尽量落在一条直线上。

（3）行走时脚步要轻快有节奏，落地时动作要轻。

（4）两臂自然前后摆动，双手掌心向内，以身体为中心适度前后摇摆。

2. 注意事项

（1）行走时跨步不宜太大，不要拖拖拉拉或外撇内拐。

（2）手腕不要离开身体做大幅度的摇摆动作。

（3）行走时不要弯腰驼背、晃肩摇头。

三、家政服务员的其他礼仪姿势

1. 致意　致意是用语言或行为向别人问好，表示自己的慰问。例如：见面时问声好、点个头、举下手、抬抬身、脱下帽等都是致意。致意通常以问好的形式表现，最普遍流行的致意是"您好"，当别人打招呼的时候，应立即回应"您好"或者"谢谢，您好"。每日早上的礼节性问候是非常重要的，每天早晨起床后见人要先打招呼，问声"早上好"或"您好"，可以体现基本礼貌。致意时，年轻人应先向年长者致意，下级应先向上级致意。

2. 握手　握手是表示友好的举止，是常用礼节。当两个陌生人初识时需要握手，朋友见面时需要握手，告别时也需要握手。握手还是一种表示祝贺、感谢、慰问、相互鼓励的善意行为。行握手礼时，要距离受礼者约一步，上身稍前倾，两足立正，伸出右手，四指并齐，拇指张开向受礼者伸出，在齐腰的高度握住对方的手，并与对方恰到好处地上下轻轻晃动，一般 3～4 秒，礼毕即松开。如为初次见面，握手时间不宜过长；如老朋友意外相见，握手时间可适当长些，以示不期而遇的喜悦。男士与女士握手时，时间应稍短，拉住女士的手不放是很不礼貌的。

握手时心意要真诚，上身要略前倾，头要微低，两眼注视对方，面带微笑，表达出温和友善的心意。握手时，如戴有手套应先摘掉，不能戴着手套与他人握手（女士如身着晚装则不必脱掉晚装手套）；如果他人要与你握手，而此时你的手恰好腾不出来，应立即说声对不起，并向对方加以说明。

两人相见是否需要握手，应由受尊重的一方或在介绍中占优先地位的人来决定，如把年轻人介绍给年长者，那么年长者应先伸出手来。通常认为双方相见握手时年长者、职位高者、女士应先伸手；客人、年轻者、身份低者、男士可先问候，待对方伸手后立即随应再握手。一个人与多人握手时应遵守先高后低、先长后幼、先主后宾、先女后男的原则。

3. 介绍　介绍是社交场合中互相了解的基本方式，无论是自我介绍或是为他人介绍，正确地运用介绍礼节，会使对方对你产生良好的"第一印象"。其中，自我介绍是在没有其他介绍人的情况下，树立自己的形象，与他人结识的方法。

自我介绍时，要镇定、充满信心，还要注意微笑要亲切自然，眼神要友善，先向对方点头致意，得到回应后，向对方介绍自己的姓名、身份等。自我介绍要根据交往目的来决定介绍内容的繁简，以及运用何种介绍语言和方法。如聚会等社交活动中，你想多结识些周围的朋友，最好的办法就是做自我介绍，找到合适的机会，向对方点头致意，并介绍自己说："我叫××，很高兴认识您。"有时，不了解对方是否愿意结识时，便可马上介绍自己，以使交往顺利进行下去。如去陌生的地方，自我介绍的内容就要丰富些，使对方对此行有较清楚的了解。面对不同的交往对象，自我介绍的语气和方式也有所不同，在长者和尊者面前，语气应谦恭；在平辈面前，可以明快、简洁。

为他人介绍是以中间介绍人的身份介绍两个原本陌生的人相识。他人介绍时，要先了解双方是否有结识的愿望，不要贸然行事。如双方同意后，方可正式介绍。介绍时，中间介绍人应有礼貌地以手示意，四指并拢，拇指自然张开，指向被介绍的一方，还要注意不能背对另一方，同时眼睛要看着要告知的人。介绍用语通常可用："请允许我向您介绍一下"，接着再介绍双方，如说："这位是××女士，是××公司经理"；"这位是××先生，是我的雇主，在××公司工作"。介绍时要面带微笑，口齿伶俐、清楚、完整地说出介绍语，有时还可以用些定语与形容词，或介绍些兴趣爱好等，为双方提供说话的由头。

为他人介绍时，应掌握受到尊重的一方应优先了解对方的原则。因此，为他人介绍时，介绍顺序为先把年轻人介绍给年长者，先把职位低的介绍给职位高的，先把宾客介绍给主人，先把男士介绍给女士。在双方的地位和年龄差不多时，应该先把与自己关系密切的人引见给另一方。如果想把一个人介绍给众多的人时，首先应该向大家介绍这个人，然后再把众人逐个介绍给这个人，可以按照座位次序或职务次序一一介绍。

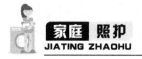

任务四　家庭人际关系的处理技巧与方法

实际案例

　　于某,男,47岁,私营企业主;程某,女,46岁,外企高管。两人事业繁忙,无暇顾及独生女儿小于,雇家政服务员吴阿姨照顾其生活起居。吴阿姨45岁,从小于上小学开始照顾,已在雇主家近8年。近期吴阿姨发现小于情绪反常,放学后回家时间越来越晚,并开始化妆,吴阿姨几次在小于身上闻见香烟气味,问她说是因别人抽烟染上。吴阿姨曾不止一次跟雇主夫妇反映小于的反常,均未得到重视。直至今晨,吴阿姨叫小于上学发现其一夜未归,报告雇主夫妇;而雇主夫妇收到小于离家出走的短信才开始惊慌,并责怪吴大妈。

问题讨论

　　1. 家政服务员在工作过程中除了照顾家庭成员的生活起居外,有必要关注并帮助解决家庭成员的关系与心理改变吗?

　　2. 您认为雇主夫妇在小于离家出走后责怪吴阿姨是否合适?

　　3. 您认为在整个事件过程中,吴阿姨的各种处理方法是否合适?

　　4. 如果您是吴阿姨,您会如何处理上述情况?

知识学习

　　人际关系是社会关系中的一种,指的是人与人之间心理上的关系。这里所说的人不是简单地指"认识的人",而是指和自己有实质关系的人。人不能孤立存在,不能离开他人而独自生活,人们在物质交往和精神交往过程中发生、发展和建立起来的人与人之间的关系,就是人际关系。

一、家庭人际关系的基本特点

　　家庭是以婚姻关系为基础,以血缘关系(包括领养关系)为纽带,有共同经济、生活的社会基本组织单位。

(一)家庭的特点

　　1. 家庭是社会的基本组织单位　人类生活是社会生活,以群体为特征。社会生活中有各种群体,家庭是人类群体的一种特殊形式。家庭作为社会基本组织单位承担着保护老、幼、病、残,遵纪守法等责任。家庭作为社会群体,在家庭中,人与人之间应该是亲密的,是面对面的结合与合作。家庭对于个人和社会都具有稳定性、持久性和连续性的作用。

2. 家庭是普遍的社会制度　人类的社会生活是规范化的,为实现这些规范而制定的各种行为规则就是社会制度。家庭也有一定的规定性、程序性和相对稳定性。因此,进入家庭服务的家政服务员,必须了解这个家庭的家规、家法、家风,以适应这个家庭的服务需求。

3. 家庭是特殊的社会关系　家庭是由婚姻关系、血缘纽带紧密联系起来的内团体,既是感情集团又是责任集团。了解、认识家庭关系及其特殊性是搞好家庭关系、建立美好幸福家庭的前提。

4. 家庭是一个社会历史范畴　在人类历史中,家庭有一个历史发展过程。《中华人民共和国宪法》和《中华人民共和国婚姻法》中都对我国婚姻家庭关系的基本准则做了明确规定:我国"实行婚姻自由、一夫一妻、男女平等的婚姻制度""夫妻在家庭中地位平等"。

(二)家庭的功能

家庭的功能是指家庭对于人类的功能和效能,即家庭对于人类生存和社会发展所起的作用。家庭自从以稳定的形式出现以后,在整个人类社会结构中就一直发挥着重要的作用。家庭的功能不是单一的,它是生物的、社会的、经济的。

1. 生物的功能有两方面　一方面是延续种族,也就是性欲的满足和生育传种;另一方面是保育子女、照顾老年人。

2. 社会的功能有两方面　一方面是养成个人群性,即人的社会化;另一方面是传递社会遗产。

3. 经济的功能则包括生产、分配、消费及解决个人衣、食、住等。

总之,家庭的功能是多方面的,从生产到消费,从经济到政治,从文化到宗教,从教育到娱乐以及人类的生育繁衍,无不与家庭功能相联系。家庭作为一个动态的因素,其功能是随着社会生产方式的发展变化而逐渐变化着的。家庭功能受家庭性质、结构、角色胜任程度等因素的制约。家庭功能是否得到正常发挥,影响着社会的安定与发展。

(三)家庭人际关系的特点

家庭人际关系的基本特点是:平等、互爱、民主、共生。家庭有两种基本关系,即由姻缘为纽带形成的夫妻关系和由血缘关系形成的亲子关系,这两种关系密切相连,互为前提和条件,构成整个家庭的结构,产生所谓全家的群体行为及人际关系。处理好家庭人际关系,对于发挥家庭职能,保障家庭成员心理健康,维护社会安定,都具有重要意义。

1. 夫妻关系　即婚姻关系。婚姻是家庭的起点、基础和根据。由婚姻而结成的夫妻关系是家庭中最主要、最基本的关系。婚姻与家庭是两个有着紧密联系,但又有本质区别的不同概念。婚姻主要是指配偶关系即夫妻关系,家庭则是人们又组织的社会结合,是社会基本组织单位,它不仅包括夫妻关系,还包括亲子关系和其他血缘性亲属关系。婚姻具有自然属性和社会属性两方面的特征,其本质特征则是其社会属性。夫妻关系既有爱情关系,也有经济关系和法律关系。

2. 血缘关系　家庭中另一个重要关系是血缘关系。血缘关系是家庭的纽带,婚姻可以破裂,血缘关系无法割断。血缘关系主要是亲子关系、代际关系和兄弟姐妹关系。不同的时代和不同的民族,亲子关系有不同的特征,中国的亲子关系历来为"反馈"模式,即父母养育子女长大成人,子女孝敬父母养老送终。

3. 家庭网络关系　由婚姻和血缘关系而形成的家庭关系是很庞杂的,但随着家庭结构的小型化、核心化,三代及以上人共同生活的家庭越来越少。原来的多子女家庭,子女结婚后分家独立门户,形成了新的家庭结构。许多家庭原来的内部关系,如婆媳关系、姑嫂关系、叔伯关系、祖孙关系,甚至兄弟姐妹关系都由家庭内部转入家庭网络之间。家庭网络包括母子家庭、姻亲家庭及各种亲属家庭。而来往最密切的是母子家庭,虽然不居住在一起,但仍然尽养育和赡养的责任和义务,这也是当前中国家庭的特色之一。

家政服务员了解这种家庭网络关系,对了解一个家庭十分重要,它可以帮助进入家庭的家政服务员处理好与这个家庭及其各成员之间的关系。

二、建立良好人际关系的基本原则与方法

在人的一生中,以什么方式生活来实现人生最终理想,都与建立各种人际关系有着重要的,密不可分的关联。一个人能否与他人建立良好的人际关系,对自己的工作和生活均有着深刻的影响。人际关系好,人与人之间感情融洽,相互谅解、体贴,工作上相互配合、协调,有利于发挥积极性,提高工作绩效。相反,人际关系紧张,人与人之间相互猜疑、提防,必然影响人的心理和健康、影响工作情绪、降低工作效率。

(一)建立良好人际关系的重要性

家政服务员每日都要面对雇主家庭成员,其劳动过程也就是和他人相处的过程,作为家政服务员若不能与雇主家庭成员之间建立良好的人际关系,即使在工作中付出了艰辛的劳动,也很难获得雇主的肯定。

家政服务员工作的好坏,受雇主的直接监督,雇主是主要的、直接的评价者。雇主评价家政服务员的劳动除了看工作质量、积极性、服务态度等客观表现外,还会从其自身修养、爱好等角度,用主观标准进行衡量。人是高级的、理性的、情感丰富的高等级动物,人与人之间的相处感情是基础,如果家政服务员与雇主的感情基础好,雇主就会在信任、爱护的基础上评价其劳动,会更多地看到家政服务员的成绩与长处。因此,家政服务员与雇主形成良好的人际关系是至关重要的。

从事家政服务工作的同时,家政服务员与雇主家庭成员朝夕相处,事实上已成为该家庭的一定时期内共同生活的准成员,这一特定的身份决定了家政服务员不仅要忠于职守地工作,而且在许多场合应该丢掉"外来者"的心理负担,像在自己家里一样尊重、顺应雇主家庭的生活习惯,理解他们的脾气、爱好,关心他们的工作、生活、学习、利益、情感,以自己的爱心、耐心、责任心、自信心和宽容心来感动雇主,这样对家政服务员的工作、生活、学习和未来发展均具有积极的促进作用。

(二)建立良好人际关系的基本原则

1. 积极主动,讲究信用　家政服务员参加工作后应积极关心集体事务,维护集体荣

誉。领导及雇主布置的工作任务,要积极主动地去完成,并尽自己最大的力量把它办好。对周围同志的困难要多些关心,主动热情地给予帮助。凡是承诺别人的事情要争取办好,不能言而无信。

2. 热情待人,坦诚相见　这是与人交往时最重要的基本准则。为人处世切忌口是心非、傲慢无礼、虚情假意,甚至专门以看别人笑话为乐。家政服务员要养成乐观爽朗、热情、善良、坦诚的良好性格。

3. 尊重他人、礼貌待人　要虚心倾听别人的意见,尤其是对长辈和领导的意见要特别尊重,不要自以为是。在社交场合,要多使用亲切和富有人情味的礼貌语言,如"请""您好""谢谢""对不起""劳驾"等。说话时要面带微笑,语调要亲切友好。

4. 虚心学习,努力提高服务技能和自身修养　在与人交往过程中对自己不懂的问题或不会做的事,应做到不懂多问,不会就学,掌握后再做。应经常主动与雇主的家庭成员聊聊你家乡的事,如风俗人情、生产生活、奇闻趣事、礼仪习俗等,这样可以加强相互了解,展示自我魅力。

5. 严于律己,宽以待人　家政服务员要具有:健康的身体,良好的道德品质,强烈的服务意识,高度的责任感,熟练的服务技能,良好的生活习惯,较灵活的处世方法,较强的适应性和忍耐性。为人要热情、真诚、开朗、自信。切忌冷淡、孤僻、虚伪、自傲、自卑。不要因为区区小事非要与人比个高低、争个输赢。对别人的缺点应拥有宽容之心,不要在背后议论他人。要严格要求自己,努力提高服务技能。

6. 加强交往,使关系密切　人与人之间要加强交往,才能增进友谊。老死不相往来,见面形同路人,是无法搞好人际关系的。当有朋友病了,应主动去探望;平时碰到什么问题,应互相多谈心;遇到共同感兴趣的问题,大家一起讨论,逢年过节串串门等,以增进相互之间的感情。

（三）建立良好人际关系的基本方法

1. 知己知彼　家政服务员要想出色地完成家政服务工作,在掌握自己的优缺点的同时,还要了解雇主基本情况、家庭成员的关系,每个人的脾气、爱好以及生活习俗。例如,雇主的职业性质、工作特点,是教师、公务员、企业家、还是商人;是定时上班,还是在家办公;日常饮食、起居时间;饮食习惯与嗜好,咸、淡、酸、辣、甜口味中偏重什么;特别喜爱哪些菜肴;雇主对家庭卫生、家居物品整洁方面有什么具体要求;对哪些物品器件清洁要求最严格,又有哪些物品不允许动;家庭成员有什么爱好、常参加哪类活动,是晨练散步、唱歌跳舞、游泳打球,还是弹奏乐器、书法绘画、看书读报。还要了解雇主家庭成员中在饮食、起居方面有无特殊要求,如病人在饮食上有什么特别限制,常上夜班白天要休息,孩子正准备参加高考等。家政服务员在日常工作中如果能够很好地掌握雇主的上述情况,也就取得了工作的主动权。

2. 要了解雇主和城镇居民的生活特点

（1）讲卫生、爱整洁:家政服务员在工作中应充分掌握雇主的卫生标准和习惯。工作要细致、耐心,不能马虎从事,尤其在日常购物、烹饪、清扫、洗衣和个人卫生等方面。

（2）饮食少而精,注重营养的合理搭配:合理搭配营养是比较科学的饮食方式,但是,在实际生活中,这些科学的饮食方式对大部分上班族来说则很难实现。一般上班族家庭的早餐是少而精,中餐吃饱就可以,晚餐正式而丰富,但每样食物的量都不大。此种饮食方法虽有违饮食科学原则,但是,对于上班族,尤其是年轻人已形成规律。受时间等实际因素干扰,要想让他们恢复科学、合理的饮食方式是比较困难的,作为家政服务员应顺应雇主已形成的生活习惯。

（3）起居作息时间严格　除了节假日,城里人的工作、生活、学习、饮食、起居的时间都比较严格且固定。所以服务人员在做家务及个人时间安排上,都应该与雇主的作息时间表相吻合。

（4）勤俭节约,计划性较强　家庭开支计划性较强,所以家政服务员应注意节俭,尤其注意节约用水、电和燃气,避免给雇主留下爱浪费、不勤俭的印象。

（5）情感生活细腻、丰富,言谈举止稳重、含蓄　城镇居民一般社会活动、应酬较多,注重社交礼仪和别人的评价。家庭成员中一般女性地位高,独生子女受宠,长幼之间重礼节。一般不轻易向他人暴露深层的感情世界。言谈举止较稳重、委婉而含蓄,言语表达暗示性强。亲朋之间经济来往较少,住楼房的雇主邻里之间封闭性强,思想警惕性高。

3. 顺应雇主的生活习俗　由于我国地域辽阔,虽然都生活在中国的疆土上,但是不同地区不同民族的人有不同的方言,爱好不同的食物,有不同的生活习惯和习俗。这也说明生活习惯是受环境影响而自然形成的,也可以根据环境的改变而变化。尊重、顺应雇主的家庭生活习惯和生活习俗,努力缩小与雇主之间的差距是家政服务员必须逐步做到的事情。刚到雇主家中,如自己的生活习惯、习俗与雇主有不一致的地方,应主动与雇主沟通说明情况,并逐步克服个人习惯,努力顺应雇主的习惯,使自己的生活与雇主协调起来,这也是尊重雇主的具体表现。

三、建立良好人际关系的技巧

（一）与不同类型的人相处

1. 与异性成年人相处

（1）言行要落落大方,应保持一定距离感。即使与对方很熟悉,也不要嬉笑打闹,更不要改变对对方的称呼。

（2）不要越出常情去回报对方对你的关心照顾。可以把这一回报转至家庭其他成员,如关心、爱护其孩子或其年迈的父母。

（3）尽量避免与异性成年人单独相处一室。

（4）不要衣着过于暴露,更不能身着内衣在雇主家行走。

（5）不要与其共同讨论其配偶、恋人等事。

（6）若对方向你表现出亲热举动,你应明确拒绝。

（7）若对方没有工作,却送你贵重礼物,你必须予以拒绝。

（8）如非必须,不要与其单独外出,更不要与其一起去影剧院或娱乐场所。

2. 与同性成年人相处

（1）不要在生活上过多地照顾其配偶或恋人。

（2）雇主夫妻吵架时,即使异性一方有理,你也不能流露出支持他（她）的倾向。

（3）工作中要多遵从同性成年人的意见。在分配你工作时,若遇其与配偶有矛盾时,你应按同性成年人的要求和标准去做。

（4）日常饭菜的准备应充分考虑迎合其口味。

（5）洗涤保管其衣物、用品时要特别小心，应尽力将其洗涤、熨烫、保管好。

（6）不要轻易否定其着装、化妆美容、发型设计、容貌、持家技能等。

（7）对其兴趣、爱好等应多表示支持与赞赏。

3. 与孩子相处

（1）必须要有爱心、耐心和责任心，充分善待、保护好孩子。

（2）多对其给予鼓励和表扬。

（3）对他们的过分言行，要善于说"不"，必要时要表情严肃，婉言予以说服。

（4）可以仿照其父母态度对他们批评、教育、夸奖，但态度要缓和些。

（5）忌吓唬、打骂、训斥孩子。

（6）对他们的错误行为，不要替他们保密，但也不能不教育就先告诉家长，更不能采用打骂手段，而应教育鼓励他们勇敢地向父母反映、承认。

（7）当他们过生日时，可送件小礼物以示祝贺。

（8）谦虚地向其父母请教教育方法。

4. 与老年人相处

（1）尊重他们多年养成的生活规律和习惯，不要试图改变他们的生活习惯与性格。

（2）饭菜风味要尽量迎合他们的口味。

（3）应经常对他们嘘寒问暖，关心他们的健康状况。

（4）他们往往过多地关心生活琐事，你必须习惯，无论如何也不能当场顶撞。

（5）与其发生矛盾、误会时可通过其子女、亲友来协助解决。

（6）为其创造良好的生活环境，使其能够笑口常开，心情愉快。

5. 与雇主亲友的相处

（1）要彬彬有礼。

（2）不要卷入雇主与邻居的矛盾。

（3）因私事要找雇主邻居，要先告知雇主。

（4）不要擅自将雇主的物品出借给邻居。

（5）邻居对你的雇主说三道四时，千万不可介入议论。

（6）不要向邻居论及雇主的家事，也不要向其谈及自己在雇主家的情况。

（二）与不同性格的人相处

1. 与爱唠叨、较挑剔的人相处

（1）应具有高度的忍耐性。

（2）当对方唠叨时，你不要生硬打断，也不要露出不耐烦的表情，更不能转身就走，可以巧妙地把话题转移，或借口要去购物、去卫生间等以中断谈话内容。

（3）对于爱挑剔的雇主，要尽量把事情做到无可挑剔的程度。

（4）对于爱挑剔的事，你可以在做之前耐心地向其请求指导，做完后向其汇报。

（5）即使对方唠叨、挑剔过分时，你也不要急于反驳，可以说些"很抱歉""对不起"的客气话，待其心情平静了，再给予必要的解释。

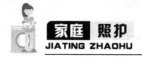
2. 与脾气暴躁的人相处

（1）应具有较高的耐心、宽容心。

（2）若是因为你的错误而引起对方发脾气，你应该迅速承认错误，表示改正，不要计较对方的态度。

（3）对方无故发脾气时，不妨采取"惹不起、躲得起"的办法予以解决。

（4）当对方意识到自己态度过火了，你应及时表示理解。

3. 与爱猜疑的人相处

（1）首先应做到光明磊落，让对方清楚、了解你的所作所为。

（2）要一丝不苟地完成他（她）指派的工作。

（3）对方易疑心的事，更要做得周到。

（4）在做某些事情的时候最好有其本人或第三人在场。

（5）你所经手的银钱收支要清楚无误，收入支出均要认真记账。

（6）若条件允许，可回避做一些易遭猜疑的事。

（三）正确处理雇主家庭内部问题

1. 应保持清醒的头脑。

2. 保证不介入，一定不能因你的言行引发、扩大、激化原有的矛盾。

3. 其家庭内部发生争吵时，要进行劝解，若不奏效时，也不要勉强。

4. 不论矛盾双方在家中是何地位，矛盾是何种性质，都应一视同仁，不要厚此薄彼。

5. 不为双方的过激言行作旁证。

6. 雇主夫妻吵架时要予以积极劝解，但不要发表意见或观点，尤其不要流露出偏袒异性一方的倾向。

7. 当男方要使用暴力时，你一定要坚决劝阻，否则，矛盾双方事后都会否定你的能力和素养。

8. 当你劝解无效时，可动员其他家庭成员去劝解。同时要更好地照顾好家中的儿童、老年人或病人。

9. 当雇主家中有不幸发生时，你应对不幸事件表示同情，力所能及地为之分忧。认真地做好家务工作，言行要与当时的环境气氛协调，并应主动为雇主做些清淡可口的饭菜。

10. 雇主的家庭隐私，如家庭经济、商业往来、生活隐私等均不宜外扬。但雇主家庭成员有违法行为，无论对方如何请求乃至威胁，都不应包庇，要依法办事。

（四）工作注意事项

1. 不能对雇主隐瞒个人身份，如住址、婚姻、健康等情况。

2. 工作中出现的差错、事故，如损坏了雇主家的物品，给小孩或病人服错了药物，婴幼儿误吞异物等，都应及时汇报，共同商议解决办法。

3. 若遇有异性追求、陌生人纠缠及相关的外界纠纷，都应及时、如实地向雇主及家政公司反映，以获得及时的帮助。

4. 若遇家中有事或其他原因要求辞职，一定要提前一周以上通知雇主和家政公司，便于雇主和家政公司有时间做后续安排。

（郭玲玲　丁菲凡）

项目三
家庭健康相关知识

学习目标

◎ **知识目标**

了解健康基础医学知识；家庭常见健康问题；不同年龄阶段人群的心理特点；常见问题及健康维护。

熟悉健康和心理健康的衡量标准，以及健康促进行动，区别健康教育与健康促进。

掌握健康、心理健康的概念，以及健康四大基石的内容。

◎ **态度目标**

具备对"人"树立整体意识，具有全面看待和认识健康的能力，具有积极维护健康的意识，并掌握相关基本理论。

任务一　健康基础医学知识

相关链接

复旦大学公共卫生安全教育部重点实验室与复旦大学公共卫生学院的青年研究人员，通过采集江浙沪地区儿童尿样，经过3年多的研究发现，儿童时期抗生素暴露可能是儿童肥胖的危险因素之一。

科学界一直关注人群（尤其是学龄儿童）抗生素暴露问题，并注意到婴幼儿时期抗生素的使用与儿童时期肥胖风险有关，但其间的关系一直未找到直接的证据。为此，复旦大学课题研究组从2010年起就着手设计该研究相关方法。2012年起每年收集江浙沪三地学龄儿童尿样约1 500人份，该采集工作持续至2014年。其间，课题组研究人员经过长期的实验室工作，探索并建立了尿样中多种抗生素的高通量检测方法。

为研究儿童时期抗生素或来自食品抗生素暴露对儿童脂肪生成的影响，课题组在国

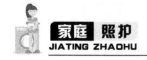
际上首次采用抗生素生物监测方式,对 2013 年采集到的上海地区的 586 名 8～11 岁学龄儿童尿样进行研究,结果测定出尿中含有 21 种抗生素,包括 5 种大环内酯类抗生素、2 种 β-内酰胺类抗生素、3 种四环素类抗生素、4 种喹诺酮类抗生素、4 种磺胺类抗生素和 3 种氯霉素类抗生素,其中 79.6% 的学龄儿童尿液中检出上述 21 种抗生素中的一种或几种。

为搞抗生素与肥胖的关系,研究人员按照尿中兽用抗生素浓度将儿童分为由低到高 3 个组。在校正了性别、年龄、家长的教育程度、收入水平、膨化食品摄入、亲友吸烟状况等因素后发现:与低浓度组的儿童相比,中、高浓度组的儿童肥胖风险是低浓度组的 1.99～3 倍。同时,课题组采用体质指数和腰围判断儿童超重或肥胖,进一步分析尿液后发现,兽用抗生素或主要用于动物的抗生素暴露与儿童超重或肥胖有明显的联系。

这也表明,主要来自食品的抗生素暴露与儿童肥胖发生风险之间正向关联。研究人员认为,兽用抗生素主要通过污染水及食物进入人体。课题组认为,医用抗生素使用实质上是短期高剂量暴露,而来自食品或环境中的抗生素暴露是长期低剂量暴露,该结果提示抗生素的暴露模式可能是影响其促进脂肪生成的重要因素之一。

课题组表示,2013 年中国抗生素使用一年达 16.2 万吨,约占世界用量的一半,其中 52% 为兽用,48% 为人用,超过 5 万吨抗生素被排放进入水土环境中。鉴于人群抗生素暴露的普遍性和当前肥胖给个人健康和社会发展带来的巨大压力,他们将扩大检测样本量,并采用纵向研究结合动物模型研究,进一步探讨儿童暴露低剂量抗生素对儿童生长发育与健康的影响。目前,课题组正在对所采集的饮用水样及食物样本加以检测、分析,以进一步明确上述抗生素的主要来源。

问题讨论

1. 新生儿容易出现哪个系统的健康问题?
2. 青壮年容易出现哪个系统的健康问题?
3. 老年人容易出现哪个系统的健康问题?

知识学习

一、人体的基本结构

人体最基本的形态功能单位是细胞。有许多形态相似的细胞和细胞间质,按一定方式组成具有一定机能的结构称为组织。人体有四种基本组织,即上皮组织、结缔组织、肌肉组织和神经组织。几种不同的组织结合成具有一定形态和机能的结构称为器官,如心、肺、肾和胃等。若干器官联合在一起完成一个共同性的生理机能,构成系统。各系统在神经、体液的调节下,彼此联系、互相影响,构成一个完整的机体。

二、人体各系统及其功能

（一）运动系统组成及功能

运动系统由骨、骨连接和骨骼肌三部分组成。骨互相连接在一起组成骨骼,构成人体的支架。骨骼肌是动力部分,附着于骨,收缩时牵动骨引起各种运动。

肌肉是运动系统的动力部分,在神经系统的支配下,肌肉收缩,牵引骨骼产生运动。运动系统中的肌肉均属骨骼肌,可分为长肌、短肌、阔肌、轮匝肌。根据部位不同,肌肉又分为头肌、颈肌、躯干肌和四肢肌。

（二）消化系统组成及功能

消化系统由消化管和消化腺两部分组成。消化管包括口腔、咽、食管、胃、小肠(十二指肠、空肠和回肠)、大肠(盲肠、结肠和直肠)。其中口腔到十二指肠为上消化道,十二指肠以下为下消化道。消化腺包括分布于消化管壁内的许多小消化腺(如口腔黏膜小唾液腺、胃腺、肠腺等)和构成器官的大消化腺(唾液腺、胰腺和肝)。大消化腺是实质性器官,它的分泌物经导管排入消化管,对食物起化学消化作用。此外,有的消化腺还有内分泌或其他重要功能。

（三）呼吸系统组成及功能

呼吸系统包括鼻、咽、喉、气管、支气管和肺。肺由主支气管在肺内的各级分支和大量的肺泡以及血管、淋巴管、神经等组成。

呼吸系统的主要功能是进行气体交换,即吸入氧气,排出二氧化碳。在这一功能活动中,从鼻至主支气管的各级分支为传送气体的通道,称为呼吸道。肺泡是进行气体交换的场所。通常把呼吸道分为上、下呼吸道。上呼吸道包括鼻、咽、喉,下呼吸道包括气管、支气管及其在肺内的分支。肺泡是极薄的囊泡,均与呼吸道相通,其壁的周围布有极丰富的毛细血管网,对保护血液与外界的气体交换具有重要的作用。

（四）循环系统组成及功能

循环系统是进行血液循环的动力和管道系统,由心血管系统和淋巴系统组成。心血管系统包括心脏、动脉、毛细血管和静脉;淋巴系统包括淋巴管道和淋巴器官,是血液循环的分流。根据血液在心血管系统中的循环途径和功能不同,可将血液循环分为体循环与肺循环两部分。体循环血液由左心室射出,经主动脉及其各级分支流向全身毛细血管网,然后流经小静脉、中静脉、大静脉,然后回流到右心房。通过体循环,把氧气和营养物质运送到身体各部组织,同时又把各部组织在新陈代谢中所产生的二氧化碳和其他代谢产物运送到肺和排泄器官。肺循环,血液由右心室射出,经肺动脉及其各级分支,再经肺泡壁毛细血管网,最后经肺静脉回流到左心房。通过肺循环,把血液中的二氧化碳经肺泡排出体外,而吸入肺内的氧气则经肺泡进入血液。

（五）免疫系统组成及功能

免疫系统由免疫器官、免疫细胞和免疫分子组成,是极其复杂而又十分重要的生理系统。免疫系统的主要功能是对各种"异己"物质的防御,包括外来的(如病毒、细菌等致病微生物,其他带有抗原性的物质)和内生的(如细胞存活过程中的衰老细胞、细胞分化

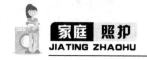

过程中出现的变异细胞)"异己"物质。消灭外来病原微生物及毒素,称为免疫防御功能;清除体内突变的肿瘤细胞,称为免疫监视功能;淘汰自身衰老的死亡细胞,称为免疫自稳功能。

(六)泌尿系统组成及功能

泌尿系统由肾、输尿管、膀胱及尿道四部分组成,是人体代谢产物最主要的排泄器官。其排泄过程是在神经系统的调节下,将代谢过程中所产生的废物(如尿素、尿酸、无机盐)及多余的水分等随血液输到肾而形成尿,再由输尿管将尿输送到膀胱进行储存,当膀胱内的尿液达到一定量时,即经尿道排出体外。在泌尿过程中,肾脏可以随机体的不同状况改变尿的质和量来调节水、电解质物质和酸碱平衡,从而维持内环境的相对稳定。此外,肾脏能分泌多种生物活性物质,这些物质对机体生理活动起重要的调节作用。

(七)生殖系统组成及功能

生殖系统由一系列器官组成。男、女生殖器官虽有差别,但都可分为内、外生殖器两部分。内生殖器包括产生生殖细胞及分泌性激素的生殖腺、排出生殖细胞的输送管道及其附属腺。外生殖器则为保证两性生殖细胞相结合的性交器官。

(八)神经系统的组成及功能

神经系统是人体的重要调节机构,它与内分泌系统和感觉器官一起,完成对人体各系统、器官功能的调节和控制,从而使人体成为完整的统一体并保持内外环境的平衡。

(九)感觉器官的组成及功能

感觉器官由感受器及其辅助装置组成。感受器是机体接受内外环境各种刺激的感受装置。一般而言,不同的感受器接受不同的刺激。当感受器接受刺激后,把刺激转变为神经冲动,经感觉神经传入中枢神经系统,到达大脑皮质等有关感觉中枢而产生知觉。

(十)内分泌系统组成及功能

内分泌系统包括垂体、甲状腺、甲状旁腺、肾上腺、性腺、胰岛、胸腺和松果体等。这些腺体分泌高效能的有机化学物质(激素),经过血液循环而传递化学信息到靶细胞、靶组织或靶器官,发挥兴奋或抑制作用。

案例讨论

李某,女,24岁,2015年3月15日因使用化妆品发生突发过敏症状。全脸红、肿、热、痛、痒,15天不退,眼皮水肿,皮肤手感粗、硬似树皮,皮肤干裂掉皮屑,有较严重的色素沉着。

1. 请分析该女士发生的健康问题的根源是什么?
2. 如果处理不当可能会导致哪些其他系统的健康问题?

任务二　健康概述

相关链接

寿命长的秘诀

专家普遍赞同健康的生活方式会使人们活得更久，并能有更高品质的生活，而小小的调整便会促进这种进步，包括：

1. 定期检测胆固醇，每天 30 min 轻快地步行。
2. 少吃动物油，多吃植物油。
3. 遵守交通规则，开车的时候系安全带。
4. 戒烟，或者至少减少每天的抽烟数。
5. 中午 11 点到下午 2 点之间避免阳光直接照射，因为这段时间里的紫外线辐射最危险。如需外出，请涂防晒霜。
6. 保持心情的轻松与快乐，无谓的担忧会增加心理和身体的压力。

问题讨论

1. 四肢健全是否就意味着健康？
2. 如何衡量一个人是否健康？

知识学习

一、健康

世界卫生组织（WHO）1948 年在其宪章中定义的健康为：健康不仅仅是没有疾病和衰弱状态，而是一种在身体上、精神上和社会上的完好状态。随着社会的发展和环境的改变，1989 年 WHO 又提出"身体健康、心理健康、道德健康、社会适应良好"四个方面的健康标准。将健康的标准延伸为不仅仅是没有疾病或病痛，而且是一种身体上、精神上和社会上的完全良好状态。也就是说，健康的人要有强壮的体魄和乐观向上的精神状态，并能与其所处的社会和自然环境保持协调的关系和良好的心理素质。

躯体—心理—社会健康不是三个孤立的量度，而是相互作用的整体。躯体健康是心理、社会健康的物质基础；心理健康有利于躯体健康和社会角色的成功扮演；而社会适应

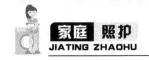

良好是个体身心健康的重要条件。

二、衡量健康的十项标准

1. 精力充沛,态度积极,能从容不迫地应付日常生活和工作。
2. 处事乐观,态度积极,乐于承担责任,不挑剔。
3. 善于休息,睡眠良好。
4. 应变能力强,能适应环境的各种变化。
5. 能够抵抗一般性感冒和传染病。
6. 体重得当,身材均匀,站立时头、肩、臂位置协调。
7. 眼睛明亮,反应敏锐,眼睑不发炎。
8. 牙齿清洁,无空洞,无痛感;齿龈颜色正常,不出血。
9. 头发有光泽,无头屑。
10. 肌肉、皮肤富有弹性,走路轻松有力。

三、健康的四大基石

1992 年 WHO 在《维多利亚宣言》中提出了健康的四大基石,它们是:合理膳食,适当运动,戒烟限酒,心理平衡。这四大基石构成了健康的生活方式,如果能做到这四点,便可解决 70% 的健康行为问题,就能大大降低高血压、脑卒中、冠心病、糖尿病、肿瘤等多种疾病的发病率,使人的平均寿命延长 10 年以上。

基石一 合理膳食 这是四大基石中的第一基石。做到食物要多样,饥饱要适当,油脂要适量,粗细要搭配,食盐要限量(每人每天摄盐量不超过 6 g),甜食要少吃,饮酒要节制,三餐要合理(早餐摄入热量占全天的 30%,中餐占 40%,晚餐占 30%)。

基石二 适量运动 最方便的有氧代谢运动是步行。其他如慢跑、游泳、做健身操、打太极拳、骑自行车、爬山等也可。最重要的是量力而行,循序渐进,持之以恒。

基石三 戒烟限酒 不论是主动吸烟还是被动吸烟,都可以导致癌症、心血管疾病、呼吸系统疾病等多种疾病,所以越早戒烟越好。酒是一把双刃剑,少饮益于健康,多饮有害健康。

基石四 心理平衡健康 在四大基石中,心理平衡最重要。要做到"三个快乐":一心助人为乐;事事知足常乐;常常自得其乐。还要做到"三个正确":正确对待自己;正确对待他人;正确对待社会。

四、社会适应能力

(一)概念

社会适应能力是指人为了在社会更好生存而进行的心理上、生理上以及行为上的各种适应性的改变,与社会达到和谐状态的一种适应能力。社会适应能力是人赖以生存的最基本条件之一。

(二)内容

一般认为社会适应能力包括:个人生活自理能力、基本劳动能力、选择并从事某种职业的能力、社会交往能力、用道德规范约束自己的能力等几个方面。从某种意义上来说就是指社交能力、处事能力、人际关系能力。同时,社会适应能力也是一个人综合素质和能力高低的间接表现,是个体融入社会、接纳社会能力的表现。

(三) 社会适应良好

社会适应良好指能与自然环境、社会环境保持良好接触,并对周围环境有良好的适应能力,有一定的人际交往能力,能有效应对日常生活、工作中的压力,正常地进行工作、学习和生活。以人际关系和谐、情绪乐观稳定、有社会责任心、社会角色扮演尽职、行为合乎社会道德规范等为特点。

(四) 社会不适应

社会不适应与社会适应相反,社会不适应是一种不和谐状态,主体与社会规范出现较大的偏差、偏离。社会不适应的内在原因是自我矛盾,外在原因是自我与社会规范之间的冲突,是由于个体或群体的心理、思想和行为与社会规范、制度、习俗不相符而引起的社会现象。如有的大学生不适应大学生活,出现焦虑、抑郁、逃课、酗酒、沉迷网络,甚至出现自杀倾向等现象。

五、影响健康的因素

健康是多因素的综合,又受多种因素的影响。世界卫生组织认为:人的健康15%取决于遗传因素,10%取决于社会条件,8%取决于医疗条件,7%取决于自然环境,60%取决于个人的生活行为方式。人类60%左右疾病发生的主要原因是由不健康的生活方式引起,而其中70%~80%的人又死于不健康生活方式引起的许多非传染性慢性疾病。

影响健康的因素可分为四大类:生活方式和行为因素、环境因素、生物学因素、卫生保健服务因素。

(一) 生活方式和行为因素

生活方式是指人们受社会经济条件和环境等因素影响,在日常生活中所形成的衣、食、住、行、乐的方式,即对生活资料的消费方式,包括生活习惯和生活态度。行为是指人们在自然与社会环境影响下,所导致的机体内在生理和心理的反应和表现,分为健康行为和危险行为两大类。

(二) 环境因素

健康不仅应立足于个人身体和精神的健康,更应强调人体与自然环境和社会环境的统一,强调健康、环境与人类发展问题不可分割。环境有内部环境和外部环境之分,前者指机体的生理环境,后者指自然环境和社会环境。内部环境与外部环境相互作用,相互影响,推动着人的心理和生理的发展。

(三) 生物学因素

1. 生物性致病因素　是指以病原微生物和寄生虫为主的病原体及有害动植物。病原微生物包括细菌、真菌、螺旋体、立克次体、衣原体和病毒六大类,是人类疾病与死亡的主要原因。

2. 心理因素　伴随医学模式的转变,心理因素的致病作用越来越被人们所认同与重

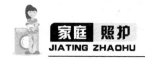
视。现代社会由于科技发展迅速,知识领域不断拓展,市场经济快速推进,竞争与生存压力日益强化,人们的心理失衡现象也越来越多,心理失衡对健康产生直接的不良影响。

3. 遗传因素 现已知人类遗传性疾病(包括先天性缺陷)有3 000多种,约占人类疾病总数的20%,有体质性和精神性、遗传性疾病的患者经过治疗其表现出可治愈或缓解,但不能改变基因,也就是说遗传病到目前为止尚无根治的办法。像高血压、糖尿病、肿瘤等疾病都与遗传有关。

(四)卫生保健服务因素

卫生保健服务因素是指医疗卫生机构及其所隶属的专业人员,为了达到防治疾病、促进健康的目的,应用卫生资源和医疗卫生防疫手段,有计划、有目的地向个体、群体和社会提供必要的服务活动及过程,它关系到人的生、长、老、病、残直至死亡的全部生命过程。卫生保健服务包括卫生方针政策、卫生保健服务设施、卫生保健服务利用程度。

六、疾病的发生原因与转归

(一)疾病的概念

疾病是机体在一定病因的损害性作用下,因自身调节紊乱而发生的异常生命活动过程,并引发一系列代谢、功能、结构的变化,表现为症状、体征和行为的异常。如肺炎是由微生物、理化因素、免疫损伤、过敏及药物所致的终末气道、肺泡和肺间质的炎症,常出现咳嗽、发热等症状。

(二)疾病的转归

1. 完全康复 又称痊愈,是指致病因素已经消除或不起作用;患病时所发生的损伤性变化及各种症状和体征完全消失;机体的自稳调节能力、对外界的适应能力和社会行为包括劳动力也完全恢复正常。有的传染病痊愈后,机体还可能获得免疫力。

2. 不完全康复 指疾病的损伤性变化得到控制,主要的症状、体征或行为异常消失,但体内尚遗留部分病理变化,需通过机体的代偿来维持内环境的相对稳定。如果不适当地增加机体的功能负荷,就可因代偿失调而导致疾病再现。例如,心肌梗死恢复后形成瘢痕,截肢或器官切除后的状态也属于不完全康复。

3. 死亡 是指机体生命活动的终止。死亡可分为生理性死亡和病理性死亡两种。前者是由于机体各器官自然老化所致,又称老死或自然死亡。病理性死亡是由于各种严重疾病或损伤所造成的死亡。近年提出死亡是机体作为一个整体的功能发生了永久性停止,判定标志是脑死亡,是指全脑功能(包括大脑皮层和脑干)的永久性丧失。脑死亡并不意味着身体其他组织器官同时死亡。

七、家庭常见健康问题

(一)不良的生活习惯

常见的不良生活习惯包括:吸烟、酗酒、滥用药物、缺乏锻炼等。

吸烟不仅危害吸烟者本人,还会殃及周围的人。全社会应高度关注控烟、禁烟工作,做到不在公共场所内抽烟,努力积极戒烟。在保护自己健康的同时,维护他人健康,营造良好的健康氛围。

酒精的作用因人而异。少年儿童、孕妇不宜饮酒;消化道溃疡的病人、泌尿系统结石的病人不宜饮啤酒;肝病者不宜饮酒。

许多常见的药物都会对我们的健康状况有直接或间接的影响。因此,我们应该改变不良的用药习惯,谨慎用药,不私自乱用药,不服用过期药品,严禁使用毒品。

(二) 不良的生活环境

室内环境污染包括存在于厨房、浴室或车里的生物污染和有毒污染,谨防油漆、树脂、清洗剂、厨房和浴室清洁剂、空气清新剂和建筑材料中挥发性有机化合物污染。生物污染物包括细菌、真菌、病毒、花粉和尘螨等。

空气微粒是户外空气污染中最严重因素。人类制造的污染最为常见,如吸烟、机动车排放的废气和工业污染等。此外,过量照射紫外线也是户外环境中具有杀伤力的因素之一。

长时间使用手机、电脑引起视力损害、颈肩僵硬、手腕腱鞘炎等。过多的看电视会引起视觉疲劳、脊柱疲劳、肥胖症、消化吸收不良等。

(三) 不良的情绪

愤怒、急躁、抑郁、自卑等情绪均会影响人的健康,导致高血压、糖尿病、溃疡病、皮肤病和抑郁症等多种疾病。

八、运动与健康

运动可以改善心肺功能、增强肌肉和骨骼的功能、改善血压、增强脑的活力、提高机体免疫力、保持体态健美、消除疲劳和促进心理健康。

从医学、保健学的角度看,清晨并不是锻炼身体的最佳时间,一天中运动的最佳时间是傍晚。最佳的运动方式是有氧运动。步行、慢跑、爬山、跳交谊舞、骑自行车、长距离游泳、打太极拳、武术等,都属于有氧运动。对于老年人来说,最好的有氧运动是步行。运动的关键要形成习惯,能持之以恒。

(一) 运动的一般要求

1. 运动量　合理运动量的前提是所做的运动动作必须符合人体生理自然规律。有氧运动时间长短与运动强度成正比,仅强度而言,则有太强或不足之分,其中太强接近无氧运动,易成为耗气之举。有氧运动的时间长短(运动量),决定着肺活量与吸取空气中负离子的多少。根据经验及有氧代谢规律分析,每次运动的时间应在 35～45 min 较为适宜。

2. 运动强度　在运动中经常采用自我监测方法(表 3-2-1),可初步达到科学锻炼、适度刺激、合理运动的目的。自我监测分主观感觉和客观感觉,由运动者参照运动处方专家给自己规定的"运动强度"感觉是否太过或不及,来完成适合自我的量化运动标准。

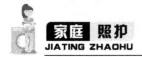

表 3-2-1　运动时自我监测方法

自我监测指标	具体要求
自我感觉	运动后全身舒服、精力充沛、食欲增加、睡眠良好、略有疲劳感,但休息一夜疲劳消失
自测脉搏	运动前:男性60～80次/分,女性70～90次/分 运动后:(4～6周)随着心脏功能增强,心率逐渐下降3～10次/分
自称体重	第一阶段:3～4周内,体重下降1～2 kg,相当于总体重的2%～3% 第二阶段:5～6周期间,体重稳定,经运动减轻的体重在1～2天恢复 第三阶段:7～8周后,体重略变化,瘦者体重上升,胖者体重下降

3. 运动次数　运动次数以自己追求的健康目标为参数。如果盲目地锻炼,没有次数与自身健康状况的量化标准,将很难从中获得应有的保健康复效果。通常的目标分为:健身、保健、祛病、康复和养生。

如果运动目标仅是健身而已,一般每天有一次运动即可。保健是争取不让自身因缺乏锻炼而失去健康的运动方法,每日运动两次足够。祛病与康复则必须经常处于运动状态中,让生物场及空气中的负离子频繁地清除病毒,并不断地强化气血在经络中的运行,以实现"人在气中,气在我中"的自然治愈能力。通常的祛病、康复运动次数每天应达到1～2次,每次根据身体状况控制在30 min左右,直到病愈才可减少次数。

在运动中,还应注意个体的耐受性,尤其是身体有些虚弱的老年人,要循序渐进地逐步增加频次和量。

(二)特殊人群的运动

1. 老年人　老年人运动是以改善心肺功能,防治慢性病,保持肌肉力量,降低跌倒的危险,提高生活自理能力和生活质量为目的。老年人参加运动期间,应定期做医学检查,尤其是患有慢性疾病的老年人,应有医生参与制定运动处方。老年人运动的内容有:

(1)有氧耐力运动:根据年龄、性别和兴趣的差异,选择步行、慢跑、跳舞、骑车、游泳和太极拳等。老年人运动不追求运动强度,而是靠运动的积累作用和长期坚持产生的综合效应。老年人的运动强度可根据个人情况,每周3～5天,每天10～60 min,也可采用间歇运动,分几次完成,每天积累运动的时间应达到30～60 min。

(2)灵活性协调运动:选择能较好地伸展肢体、躯干和各关节的运动,如广播操、关节活动操,各种家务劳动、舞蹈、太极拳等也包含了关节灵活性和动作协调性的成分。灵活性和协调性运动可作为准备运动的一部分,也可在步行中配合四肢和躯干的体操动作。

(3)应注意的问题:老年人的运动方式应多样化,如有氧运动、肌力训练、灵活性和协调性运动,并将这些运动有机地结合起来;老年人的感觉和记忆力下降,在运动中要掌握动作的要领,参加个人熟悉和有兴趣的运动项目;老年人应学会识别过度运动的症状,以保证在运动过程中的安全,避免意外伤害的发生;运动中体位不宜变换太快,以免发生直立性低血压;老年人体能低和适应能力慢,运动进展速度要缓慢,延长准备和整理活动的时间;老年人常合并有骨质疏松和下肢骨关节病,不宜做高强度的运动,如跳绳、跳高和举重等；老年人在服用降血压药、安眠药等药物后，要注意运动强度和时间。

2. 超重或肥胖者　超重和肥胖者运动是为了消耗能量、降低脂肪、保持或增加肌肉重量，避免减体重后反弹，预防和治疗肥胖的合并症，如高血压、糖尿病、高脂血症等。

（1）有氧耐力运动：如步行、慢跑、游泳和自行车等运动项目。严重肥胖者由于下肢负荷过重，多伴有膝关节疾病。可以从水中的运动和自行车运动开始，还可以配合一些上肢的运动。在体重减轻和骨关节症状缓解以后，再选择其他形式的运动。

（2）运动量与热量的消耗：运动量与热量的消耗有关，运动量越大消耗热量越多，越有助于减肥。肥胖者运动量原则上应高于原来的身体活动水平，推荐每天坚持 60 min 以上中等强度的运动。肥胖并伴有高血压、糖尿病、高血脂等心血管疾病者，应在医生的指导下进行运动。

（3）肌力训练：肥胖者可通过肌力训练操和运动器械进行胸腹和四肢等肌肉的抗阻力练习。肌力训练一方面在减肥过程中可以减体重，另一方面可以增加能量消耗、改善心血管功能，还可以丰富运动锻炼的内容。有条件者可以每隔一天进行 1 次肌力训练，时间至少 20 min。因疾病原因需要长期卧床者，由于活动量减少，容易引发其他疾病，对身体造成影响。家政服务员对长期卧床的照护对象，应主动帮助他们在床上进行力所能及的活动，以减少并发症。

3. 长期卧床者　几种床上运动方法：

（1）捏指：食指是大肠经的通路，食指尖端为商阳穴，经常刺激此穴，可提神和延缓衰老。方法：用手指捏弄食指或按摩食指商阳穴，每次 2～3 min，早、中、晚随时可做。

（2）松握拳：手指用力伸开，快速握拳，一松一紧直至手心发热，可以刺激末梢神经，使精神振奋。

（3）揉按内关穴：用拇指指腹揉按该穴 2 min，力度以有酸胀感为佳。按压内关穴可调理气机、安神宁心、和胃降逆、减轻胃病，对防止心悸、心肌梗死、高血压、胸闷不适等有良好效果。

（4）干洗脸：双手自下而上、自内而外反复干洗脸 36 圈，可防止呼吸道感染，防止牙龈萎缩，减少面部皱纹，使面色润泽。

（5）揉眼眶：双手食、中指在两侧眼眶四周（包括太阳穴）按揉 2 min，再用拇指背横擦上眼皮 36 次。眼眶四周穴位很多，经常按摩可疏通眼部经络，延缓老视，防止眼袋出现，防治白内障等眼疾。

（6）推胸部：右手掌放在右乳上方，手指斜向下，适度用力推擦至右下腹，推 36 次。再换左手同法推擦 36 次。此法是调节胸腺素的重要方法，能使休眠的胸腺细胞处于活跃状态，增加胸腺素分泌，提高机体免疫功能，强身健体，抗癌防衰老。

（7）揉腹：两手按在肚脐部，以肚脐为中心，顺时针方向按摩 36 圈，再换手反方向按摩 36 圈。肚脐周围有许多强身要穴，揉腹可强健腹肌，提高消化吸收功能，防治肠胃诸病，对高血压、冠心病、肾病、肝炎等有辅助疗效。

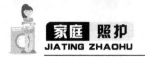
案例讨论

小何,21岁,为高职院校一名在校大学生,因高考失利诊断为中度抑郁症,病史一年,主要表现为情绪低落、自卑、精神面貌差,整日浑浑噩噩,伴有明显的社交恐惧、对视恐惧等。自觉生活很无趣,什么都不想干,偶有轻生想法,跟同宿舍同学之间有矛盾后想法尤为明显,且在一次与宿舍同学发生矛盾后用刀划破手腕,随后由班主任送至医院就诊。经心理干预后,目前病情稳定。

试从健康的定义着手,对此案例进行分析讨论。

任务三 健康促进

相关链接

为了重塑健康,我们应该关注以下可降低健康风险的行为:

1. 不要以任何方式使用烟草。很多研究均证明,吸烟是引起疾病和早死的非常重要的独立因素。

2. 驾车或者操控仪器、孕妇或者有备孕计划的人,以及正在服用某些特定药物的人应避免饮酒。

3. 参加有规律的适度运动。

4. 合理膳食,重点强调控制饮食中油、盐、糖的使用量,增加水果和蔬菜的份额。

5. 提高应对压力影响的有效技能,树立乐观向上的人生观,保持心态平和、情绪稳定。

6. 维持正常的体重,持续进行体重的管理,避免体重间断性地增加或降低。

问题讨论

1. 如何降低个人的健康风险?
2. 通过哪些行动做好健康促进?

知识学习

一、健康促进

1988 年,世界卫生组织(WHO)将健康促进定义为:是促使人们维护和提高自己自身健康的过程,是协调人类与环境的战略,它规定个人与社会对健康各自所负的责任。1995 年 WHO 西太区办事处发表《健康新地平线》提出:健康促进指个人与其家庭、社区和国家一起采取措施,鼓励健康的行为,增强人们改进和处理自身健康问题的能力。

二、健康促进的任务

健康促进的主要任务是提高人们的健康意识和健康水平,主要包括以下几项:

1. 主动争取和有效促进领导和决策层转变观念,对健康需求和有利于健康的活动给予支持,并制定各项促进健康的政策。

2. 强化个人、家庭和社区对预防疾病、促进健康、提高生活质量的责任感。通过为群众提供信息,发展个人自控能力,以帮助人们改变不良生活方式和行为习惯,排除各种影响健康的危险因素,使人们在面临个人或群众健康相关的问题时,能明智、有效地做出抉择。通过提高社区健康能力,实现社区健康资源的合理开发和利用。

3. 创造有益于健康的外部环境。健康教育和健康促进必须以广泛的联盟和支持系统为基础,与相关部门协作、共同努力逐步创造良好的生活环境和工作环境。

4. 积极推动医疗部门观念与职能的转变,使医疗部门的作用向着提供健康服务的方向发展。

5. 在全民中,尤其在广大农民中深入开展健康教育。破除迷信、摒弃陋习、养成良好的卫生习惯,提倡文明、健康、科学的生活方式,培养健康的心理素质,提高全民族的健康素质和科学文化水平。

三、健康促进的三大策略

健康促进策略指的是为达到计划目标所采取的战略措施。《渥太华宣言》中确定了健康促进的三大策略,要运用倡导、赋权、协调的策略,实现其目标。

(一)倡导

倡导是一种有组织的个体及社会的联合行动。为了创造有利于健康的社会、经济、文化和环境条件,要倡导政策支持,开发领导,争取获得政治承诺;倡导社会对各项健康举措的认同,激发社会对健康的关注以及群众的参与意识;倡导卫生及相关部门提供全方位的支持,最大限度地满足群众对健康的愿望和需求。

(二)赋权

赋权与权利和政治密切相连。健康是基本人权,健康促进的重点在于实施健康方面的平等,缩小目前存在的资源分配和健康状况的差异,保障人人都有享受卫生保健的机

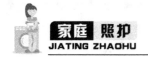

会与资源。为使人们最充分地发挥各自健康的潜能,应授予群众正确的观念、科学的知识和可行的技能,获得控制那些影响自己健康的有关决策和行动的能力。把健康权牢牢地掌握在群众自己手里,这是实现卫生服务、资源分配平等合理的基础。

(三)协调

健康促进涉及卫生部门、社会其他经济部门、政府、非政府组织(NGO)、社会各行各业和社会各界人士、社区、家庭和个人。在改善和保护健康的健康促进活动中,必须使个体、社区及相关部门等各利益相关者之间协调一致,组成强大的联盟和社会支持体系,共同协作实现健康目标。

四、健康促进的五大行动

(一)建立促进健康的公开政策

促进健康的政策多样而互补,包括政策、法规、财政和组织等。由此可将健康问题提到各级政府各部门的议事日程上来,使各级政府部门了解其决策对健康的影响以及所承担的健康责任。

(二)创建健康支持环境

创造安全、舒适、满意、愉悦的工作和生活条件,为人们提供免受疾病威胁的保护,促使人们提高增进健康的能力及自立程度。

(三)加强社区行动

发动社区力量,利用社区资源,形成灵活体制,增加自我帮助和社会支持,提高解决健康问题的能力。

(四)发展个人技能

通过提高健康信息和教育来帮助人们做出健康选择的能力,使人们更有效地维护自身健康和生存环境。

(五)调整卫生服务方向

卫生部门不应仅仅提供临床治疗服务,而应该将预防和健康促进作为服务模式的一部分。卫生服务责任应由个人、社区组织、卫生专业人员、卫生机构、商业部门和政府共同来承担。

围绕健康促进,有学者提出:健康促进具体应包括三个方面:预防性健康保护——以政策、立法等社会措施保护个体免受环境因子伤害的措施;预防性卫生服务——提供预防疾病保护健康的各种支持和服务;健康教育。

五、健康教育与健康促进

(一)健康教育的定义

健康教育是通过信息传播和行为干预、帮助个人和群体掌握卫生保健知识、树立健康观念、自愿采纳有利于健康行为和生活方式的教育活动与过程。其目的是消除或减轻影响健康的危险因素,预防疾病,促进健康和提高生活质量。其核心是教育人们树立健康意识,养成良好的行为和生活方式。其实质是一种干预,它提供人们行为改变所必需的知识、技术和服务(如免疫接种、定期体检)等,使人们在面临促进健康、疾病的预防、治疗、康复等各个层次的健康问题时,有能力做出行为抉择。

1988 年第 13 届世界健康大会提出新的概念:健康教育是一门研究以传播保健知识的技术影响个体和群众行为,消除危险因素,预防疾病,促进健康的科学。通过传播和教育手段,向社会、家庭和个人传授卫生保健知识,提高自我保健能力,养成健康行为,纠正不良习惯,消除危险因素,防止疾病发生,促进人类健康和提高生活质量。

(二)健康教育与健康促进的关系

健康教育在健康促进中起主导作用,这不仅是因为健康教育在促进个体行为改变中起重要作用,而且对于激发领导者拓展健康教育的意愿、促进公众的积极参与,以及寻求社会的全面支持、促成健康促进氛围的形成都起着极其重要的作用,没有健康教育也就没有健康促进。健康促进是在健康教育的基础上发展起来的,两者既有区别,又关系密切。

1. 健康教育是以健康为中心的全民教育。它需要社会人群自觉参与,通过自身认知态度和价值观念的改变而自觉采取有益于健康的行为和生活方式。因此,从原则上讲,健康教育最适于那些有改变自身行为愿望的人群。而健康促进是在组织、政治、经济、法律上提供支持环境,它对行为改变的作用比较持久并带有一定的约束性。

2. 健康促进涉及整个人群和人们社会生活的各个方面,而不仅限于某一部分人群或仅针对某一疾病的危险因素。

3. 社区和群众的参与是巩固健康发展的基础,人们的健康知识和观念是主动参与的关键。通过健康教育激发领导者、社区和个人参与的意愿,营造健康促进的氛围。因此,健康教育是健康促进的基础,健康促进如不以健康教育为先导,则健康促进是无源之水、无本之木;而健康教育如不向健康促进发展,其作用就会受到极大限制。

4. 与健康教育相比,健康促进融客观的支持与主观的参与于一体。前者包括政策和环境的支持,后者则着重于个人与社会的参与意识和参与水平。因而健康促进不仅包括健康教育的行为干预内容,同时还强调行为改变所需的组织支持、政策支持、经济支持等环境改变的各项策略。这就表明健康促进不仅是卫生部门的职责,也是要求全社会参与和多部门合作的社会工程。

案例讨论

王某,男性,48 岁,近期突发右眼充血、视力模糊,经当地县级医院诊治为眼部感染,给予消炎治疗,三天后仍无好转,且患者出现明显头痛,去往三甲医院再次就诊确诊为高血压。请为该患者制定健康教育策略。

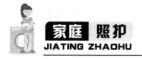
任务四　心理健康及其衡量标准

相关链接

自杀干预中的"该"和"不该"

该做的：

1. 如果可能，和他（她）待在一起，直到他（她）可以得到进一步的帮助；

2. 提供支持和帮助，告诉他（她），他（她）并不孤单；

3. 保持镇定，理解他（她）的伤心和无助；

4. 鼓励其解决问题且采取积极措施；

5. 寻求帮助，可以向他（她）的家人、朋友、老师或心理健康咨询机构求助；

6. 让他（她）承诺不会伤害自己。

不该做的：

1. 避免谈论自杀或不切主题：通常来说，对于想到自杀的人，谈论自杀是一种解脱，应帮助他（她）放弃自杀的想法，而不是深入追究；

2. 避免评判或争论：此刻不是争论自杀道德与否的时候，给予自杀者帮助与关心更重要；

3. 避免假定这个人不是真的想自杀：对自杀者说"你不是认真的"或"你不想这样"，可能会负面地鼓励了自杀者的决定；

4. 避免辩论：告诉一个企图自杀的人，"事情不是那样糟糕"或者"别人更糟糕"，可能使他（她）对自己感觉更糟，对自身的不幸福感觉很愧疚。

问题讨论

1. 心理健康的标准有哪些？

2. 青年期心理特征有哪些？如何做好此期的健康维护？

知识学习

一、心理健康

心理健康是指在充分发挥个人潜能的内部心理协调与外部行为适应相统一的良好

状态。简言之,是指人的心理活动和社会适应良好的一种高效而满意、持续的心理状态。这一定义表明,心理健康既表现在个体与环境互动时的适应行为上,也包含在相对稳定并处于动态发展和完善中的心理特质里。这两者是辩证统一的,表现在个体与环境互动时的适应行为正是基于其内在的良好心理特质,而个体在对环境的良好适应中,以发展并完善自己的心理特质。

二、心理健康的标准和判断原则

(一)心理健康的标准

1. 世界心理卫生联合会提出心理健康的标志有以下 10 个方面:

(1) 有足够的自我安全感。

(2) 充分了解自己,并能对自己的能力做出适度的评价。

(3) 生活理想、切合实际。

(4) 不脱离周围现实环境。

(5) 能保持人格的完整与和谐。

(6) 善于从经验中学习。

(7) 能保持良好的人际关系。

(8) 能适度发泄情绪和控制情绪。

(9) 在符合集体要求的前提下,能有限地发挥个性。

(10) 在不违背社会规范的前提下能恰当地满足个人的需求。

(二)心理健康的判断原则

我们在理解和运用心理健康标准对心理健康判断时,应把握如下几个原则:

1. **差异性原则**　不同的国家、地区,不同文化背景、传统习俗及组织间有着不同的心理测量常模。

2. **动态性原则**　心理健康状态随人的成长、知识经验的积累、环境的变换等发生变化,既可以从不健康转变为健康,也可以从健康转变为不健康。每个人的心理健康水平可处在不同的等级,健康心理与不健康心理之间难以分出明确的界限,有很多人可能处在所谓的非疾病又非健康的"亚健康状态"。

3. **总体性原则**　心理健康与否指的是较长一段时间内持续存在的心理状态和在此状态下发生的较为稳定的习惯性行为,而不是短暂偶然的心理现象。所以,在判断一个人心理是否健康时,应该将其行为与其一贯的行为表现联系起来进行评定,偶尔出现的不健康行为,并不必然意味着心理不健康。

4. **整体性原则**　心理健康是各要素的有机整合,从而构成较完整的心理健康和适应功能。当个体心理在某一方面不健康时不足以构成对健康的严重威胁。

5. **发展性原则**　心理健康标准反映的是社会对个体的一般心理要求。在同一时期,心理健康标准因社会文化标准不同而有所差异,特定的社会文化对心理健康的要求,取决于这种社会文化对心理健康的各种特征的价值观。心理健康不是一个固定不变的状态,而是一个变化和发展的过程。

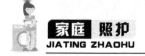

三、各年龄阶段心理发展常见问题及健康维护

（一）儿童时期心理发展与心理健康

儿童时期指胎儿期、婴儿期、幼儿期、童年期。

1. 儿童时期心理发展常见问题

（1）婴幼儿期

① 婴儿期的陌生人焦虑与分离焦虑：陌生人焦虑是指对其不认识的人的警觉，分离焦虑是指熟悉的照料者离开后的痛苦。主要表现在6个月以后的婴儿对陌生人的消极反应，与亲人分离时的大哭等。

② 婴幼儿期的过度依赖：指发生在婴幼儿期在行为、情感、活动上独立性不足，过分依靠父母或他人的行为。

③ 婴幼儿期的语言问题：婴幼儿期是语言发展的关键时期，这一时期语言问题可以有言语发育迟缓、发音不清等。

④ 婴幼儿期的情绪爆发：由于神经系统发育不完善，婴幼儿的情绪反应往往具有不稳定性、容易被诱发、容易外露和不容易自控等特点，表现为易哭闹、难哄劝等。

⑤ 幼儿期的退缩行为：退缩的幼儿在人际交往过程中表现为：过分胆怯，孤独，不愿与小朋友一起玩，躲避人群；不敢去陌生环境，对新环境不适应，极为害怕，自卑胆小，特别在意别人的批评。

（2）童年期

① 入学适应不良：表现害怕、焦虑不安、注意力不集中，对学习无兴趣、不会约束自己等。

② 注意力集中困难：活动过度，任性冲动，情绪不稳、学习困难等。

③ 学校恐惧症：当学习失败、受到批评、受到挫折时常会诱发，主要表现为害怕上学、逃学，有的还会出现头疼、腹痛、恶心、呕吐、腹泻、尿急等症状。

④ 疲劳、厌学：学习过分紧张、学习压力大、学习习惯不好、作业过多都会导致学习疲劳，表现为疲劳、烦躁、记忆力下降、注意力不集中、上课困倦、学习成绩下降等。

2. 儿童时期心理健康维护

（1）胎儿期：主要通过孕妇的心理行为调节来实现，如保持愉快心情，注意营养和饮食卫生，适当运动等。同时，避免烟酒及其他有害物质的影响。

（2）婴儿期

① 口头言语训练：鼓励儿童多说话，父母要创造与儿童口头言语交流的机会。

② 运动技能训练：可选用搭积木、装拆玩具等训练手的抓握技能，训练走、跑、跳等运动动作。

③ 培养良好习惯：培养饮食习惯、睡眠习惯、训练大小便控制和排泄等卫生习惯。这些良好习惯，对其以后的发展和社会适应性有着重要的影响。

（3）幼儿期

① 鼓励幼儿多做游戏：在游戏过程中幼儿的智力得到开发，性格得到塑造。在与同伴游戏的过程中，形成一定的交往能力，情感得以丰富等。

② 注意幼儿性别意识的强化：在幼儿的穿着打扮、行为举止上，要求与其性别一致。

③ 端正幼儿在家庭中的地位：幼儿正处于人格开始形成的时期，家庭成员对其的态度、他在家庭中的地位，都会对他的性格产生重要影响。

④ 为幼儿营造一个温暖和睦的家庭环境：在一个敬老爱幼、互相关心的和睦家庭中，可唤起幼儿愉快的心境，对其以后处理人际关系、婚恋关系、家庭关系产生积极的影响。

⑤ 正确对待幼儿的过失和错误：引导幼儿认识错误、吸取教训，避免挫伤幼儿的积极主动性。

⑥ 不要过分保护幼儿：过分保护指的是包办代替和控制，其直接后果是剥夺了儿童在解决问题中、在克服困难中锻炼成长的机会。长期受到过分保护的幼儿容易形成不良心理。

(4) 童年期

① 帮助学龄儿童尽快适应环境，如熟悉学校的制度、课程安排、任课老师和班级同学。耐心地从品德行为、课堂纪律、学习方法、体育锻炼、劳动卫生等方面引导儿童对自己进行约束和规范。

② 按照儿童的心理发展规律来安排教学内容和教学方法，培养儿童广泛的学习兴趣。

③ 减轻学习负担、实施素质教育是保证儿童心身健康的重要措施。

④ 发现心理问题，尽早干预、及时解决。

⑤ 关心爱护儿童，善于体验他们的情绪反应，疏导不良情绪，鼓励儿童的自信心和独立性，教育儿童用转移注意力、自我暗示、记情绪日记等方法排遣不良情绪。

⑥ 营造良好的家庭氛围。

⑦ 利用有利条件和主导文化培养儿童的价值观、时间观念、竞争意识、自强自立的精神，拒绝不良社会风气和不健康文化的侵蚀。

(二) 青少年期心理发展与心理健康

青少年期，指少年期和青年初期。少年期(11、12～15、16 岁)，指初中阶段。青年初期(15、16～17、18 岁)，指高中阶段。少年期和青年初期又统称青春期。

1. 青少年期心理发展常见问题

(1) 自我意识问题：自我意识是个体对自身的认识和理解，包括自我认识、自我评价、自我控制。当青少年缺乏综合认识自我的能力时，便会过分依赖外界评价，不能对自己形成稳定认识而带来问题，表现为自主性差，依赖成人和其他环境因素的要求和控制，不能独立自主地制定目标、计划和持续实现目标。

(2) 与学习相关的问题：包括学习的动机、兴趣、方法、态度、情感等。缺乏学习兴趣，难以激发学习的热情和积极性，导致学习效率下降。

(3) 不良情绪问题：不良情绪问题是指由于情绪稳定性差，过度的情绪反应和持续的消极情绪导致的心理问题。青少年的情绪稳定差，容易动感情，波动较大。

(4) 人际关系问题：主要包括亲子关系问题、师生关系问题、同伴关系问题。

(5) 行为问题：青少年的行为问题是指在精神状态正常的情况下，表现出的不符合社会期望和规范，且妨碍适应正常社会生活的行为。常见的不良行为有说谎、偷窃、打人、骂人、抽烟、喝酒、考试作弊、离家出走、逃学、赌博、网瘾等。

（6）适应发展问题:青少年面临的适应与发展问题主要为:环境适应,如生活环境适应和学习环境适应(升学和就业);人际适应和自我适应,如对自己身体发育的适应和心理发展适应。

2. 青少年期心理健康维护

（1）尊重青少年独立的愿望,特别要尊重他们的隐私。

（2）科学的性教育,包括性知识的传授和严肃的性道德教育。

（3）引导青少年学会驾驭自己的情绪,引导他们学会用多维的、客观的、发展的观点去看待周围的事物,纠正他们偏激的认识,使他们的情绪趋于成熟。

（4）让青少年认识到不良行为对自己、家庭和社会的危害;教会他们增强自控能力,学会自我控制;给他们提供进行积极健康教育的机会和场所。

（5）适时引导和帮助青少年树立正确的人生观,以乐观向上的态度对待人生。

（三）青年期心理发展与心理健康

青年期又称成年初期,是个体毕生发展中从儿童走向成人的第一个时期,这一时期的年龄界定为18～35岁。从这个阶段开始,个体成为一个有能力承担社会责任和义务的真正意义上的社会人。

1. 青年期心理发展常见问题

（1）社会适应问题:当个人对客观事物的判断与现实相统一时,就能形成自我认同,否则就会产生心理冲突。有的青年不能很好地进行社会交往,甚至形成社交障碍。

（2）情绪情感问题:由于青年在认识上的局限性和尚处于走向成熟阶段,容易在客观现实与想象不符时遭受挫折打击,以致消极悲观,甚至一蹶不振。青年人虽然懂得一些处事道理,但却不善于处理情感与理智之间的关系,有时会陷入情感的漩涡,苦恼不已。

（3）性的困惑问题:如对性的好奇与敏感、性的需求与性压抑、异性交往恐惧等。

2. 青年期心理健康维护

（1）增强社会适应能力

① 正确认识自己,了解长处与不足。学会辩证思维,对现实用客观的标准去衡量。

② 确定切合实际的奋斗目标,避免不必要的心理挫折和失败感的产生,同时正确对待失败和挫折,并从中汲取经验和教训。

③ 增强与他人相互交往的途径和机会。

（2）注意情感调节:对自己、对他人期望值应适当,制定的目标应在自己的能力允许范围之内。多创造愉快的生活体验。在情绪不安和焦虑时,合理宣泄,如多与好友诉说、寻求心理咨询师帮助等,也可以用新的工作、新的行动,转移不良情绪的干扰。

（3）树立正确的性观念:对性有科学的认识,正确理解性意识与性冲动,接受性的自然性和合理性。

（四）中年期心理发展与心理健康

中年期又称为成年中期,一般是指35～60岁这段时期,是处于青年期和老年期之间的漫长发展阶段。

1. 中年期心理发展常见问题

（1）心理疲劳:中年人肩负着巨大的社会责任,面临极大的工作压力,需要处理复杂的人际关系,同时又承担着抚育子女、照顾老人的家庭责任,扮演着多重社会角色,常常出现焦虑、郁闷、担心的状况,易出现心力交瘁、情绪不稳、注意力下降、工作效率降低、睡眠质量不高等心理疲劳现象。

(2)更年期综合征:更年期指的是人类的生殖、生理功能由盛转衰的过渡时期,是一个比较特殊的生命变更时期,男女有所差异。目前国际上公认的更年期年龄是:女性40～60岁,男性45～60岁。在更年期,女性随着雌激素水平的不断下降,由最初单纯的内分泌功能紊乱引发出一组以自主神经功能失调为主的心理和躯体症状。常见心理症状如焦虑、失落、孤独的心理反应,甚至个性行为上出现敏感多疑、嫉妒、急躁等。

(3)家庭与婚姻矛盾:婚姻问题常会成为影响中年人心理健康的重要因素。此外,家庭中父母与子女的关系也是中年人常常遇到的困惑之一,常因此影响家庭的和睦,同样是影响心理健康的因素。

2. 中年期心理健康维护

(1)针对中年人心理疲劳的心理调适

① 扩大关注的范围,除关注工作之外,还要关注家人的感受、朋友的关系、业余爱好以及工作以外的社会活动。

② 留出属于自己的私人时间。

③ 善于抓住工作的重点。

④ 树立正确的成败观。对于成功和失败要泰然处之、坦然接受,既不过分渴求成功,也不过分责难失败。

⑤ 不要求全:中年人多重社会角色集于一身,而这些角色之间又常常发生矛盾冲突,因此要学会分清主次、放弃求全。

⑥ 学会倾诉:有了心理压力,通过向人倾诉的方法可以让自己同问题之间保持距离,确保自己尽可能冷静地分析、客观地处理问题。

(2)针对更年期综合征的心理调适

① 正确认识更年期的身心反应,认识更年期的到来是生命的规律。要树立对自己健康状况的信心,减轻精神负担,以乐观的态度对待这一生理过程。

② 养成有规律的生活习惯:保持日常饮食、睡眠、工作活动等生活作息平静而有规律,避免过度紧张和劳累,要劳逸结合。

③ 提倡家庭与社会的关心:家庭成员、单位同事、领导给予更年期妇女更多的理解和体谅,给予多方面的体贴和照顾。

④ 加强自我调节和控制,学习各种放松方法。

(3)针对家庭与婚姻矛盾

① 增进夫妻间的沟通交流,促进建立"夫妻认同感",夫妻双方在情感和行为上就会表现出较高的同一性。

② 培养良好的子女教育方式:父母是孩子的第一任老师。要培养高质量的后代,父母要有良好的教育与修养,不过度保护,也不放纵姑息,采取一致的态度与处理问题的口径,同时也要调整好期望值。

(五)老年期心理发展与心理健康

老年期也称成年晚期,指 60 岁至死亡这一阶段。

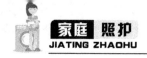
1. 老年期心理发展常见问题

（1）权威心理：退休后社会角色的转变，会使一些老年人尤其是男性产生权威思想，要求小辈们听他们的话、尊重他们，否则就会生气、发牢骚，常常因此造成矛盾和冲突。

（2）孤独心理：老年人从工作岗位上退下来以后，生活、学习一下子从紧张有序转向自由松散状态，子女离家（或称"空巢现象"），亲友来往减少，门庭冷落，信息不灵，因而感到孤独无助，寂寞伤感。

（3）恐惧心理：老年期最大的恐惧是面对死亡。特点是对于某些患有癌症等难以治愈疾病的老年人，有 1/4 以上常表现出惊恐、焦虑、不知所措等。

（4）多疑心理：由于老年人的认识能力下降，常不能正确处理认识外界事物与自己的关系。自我价值感的丧失与较高自尊心的交织影响，常使老人过分关注家庭成员或其他人对自己的看法，常对晚辈的言语和行为起疑。

2. 老年期的心理健康维护

（1）针对权威心理应采取的措施

① 善于急流勇退，看到年轻人的长处，大力扶持年轻人走上领导与关键岗位。

② 找回自己的兴趣与爱好：退休后，应培养自己的享乐能力，找回自己的兴趣爱好，享受人生的美好。

③ 坚持用脑：老年人应遵循"用进废退"的原则，坚持学习，科学用脑，继续为社会发挥余热。

（2）针对孤独心理应采取的措施：老年人要认识到孤独带来的损害，这是克服孤独的第一步。此外，还要尽可能地与社会多联系，量力而行，发挥余热，才能找到人生的意义和乐趣。

（3）针对恐惧心理应采取的措施：老年人要树立正确的死亡观，对死亡应有思想准备，不刻意回避、不幻想。创造温馨和睦的家庭氛围，如子女体贴照顾、与老伴的关系友爱互助等，以缓解恐惧。

（4）针对多疑心理应采取的措施：注重人际和谐，理解他人，关心体谅晚辈，避免猜疑心理的滋生，量力而行，积极参与一定的社会活动，建立老年人的自我价值感。

案例讨论

男青年王某因与女友有感情纠葛，心情郁闷，在百无聊赖之际，故意点燃宾馆内的物品企图发泄一下情绪，造成直接经济损失近 2 000 元。后因宾馆的警报器及时报警，宾馆保安人员及时发现并将火扑灭，才没有造成更大的损失。被告人王某被判处有期徒刑三年，缓刑四年。试从青年心理特点着手，帮助王某做好心理健康维护。

（李志红）

项目四
家庭生活照护技术

学习目标

◎ **知识目标**

掌握居住环境布置与消毒。

掌握隔离的概念、原则和种类。

掌握各种清洁的基本知识及方法。

掌握压疮的概念、发生原因、好发人群与部位、评价工具、预防及分期。

掌握不同饮食要求。

掌握排泄的定义、观察方法、影响因素及各种异常的处理。

掌握睡眠障碍的处理。

熟悉《中国居民膳食指南》的内容以及常见慢性病的饮食指导。

熟悉食品卫生与安全及食物中毒与预防。

熟悉影响睡眠的因素。

了解居住环境中家具的正确摆放。

了解人体所需要的营养素及其作用。

了解正常睡眠的需求与生理特点。

◎ **技能目标**

会协助照护对象创造适宜、舒适、安全的居住环境。

能协助照护对象做好自身清洁,保护皮肤安全。

能正确协助进食并确保安全。

能正确实施各种消毒法,能遵守无菌原则。

能协助照护对象用各种方法排泄。

◎ **态度目标**

在操作过程中,具备爱心、耐心、细心,具备敏锐的判断能力和细致的观察能力,与照护对象沟通语气要温柔,语速缓慢,注意询问照护对象的感受,尽力为其创造清洁、舒适安全的环境,满足照护对象的饮食、排泄等生理需求。

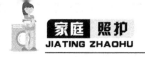

任务一 居室环境的基本要求及相关照护技术

学习单元 1 居室环境的物理要求

实际案例

为照护对象提供舒适的居室环境

李奶奶,76岁,有慢性阻塞性肺部疾病十余年,近期因天气寒冷,旧疾发作住院治疗后出院居家休养。作为家政服务员,请为李奶奶提供舒适、适宜的居室环境。

在本案例中,李奶奶因呼吸系统问题对生活环境的温湿度等方面要求较高。本单元主要介绍如何创造舒适的居住环境的相关知识。

问题讨论

1. 如何为李奶奶创造适宜的居室环境?
2. 李奶奶居室环境的家具该如何正确摆放?
3. 应如何为李奶奶更换床上物品?

知识学习

居室环境是每个人赖以生存的基本载体,几乎每个人都本能地向往一个舒适宜人的居室环境。人可以创造优良的居室环境,而良好的居室环境也能培育、熏陶人的素质与品格。随着现代社会经济和物质生活的发展,人们在寻求解决居住用房的同时,又期望塑造符合生活的物质功能和心理特征的居住环境,应从安全、方便、卫生、舒适、美观等多个角度考虑。家政服务员应考虑不同年龄、背景、宗教信仰等照护对象的要求,为他们设计、提供舒适、安全、美观、整洁、无障碍的居室环境。

一、居室环境的空间组织

随着居民生活水平的提高,业余活动的增多,家庭生活空间的功能分区显得愈发重要。根据室内空间合理组织的要求,可以将整个房屋的厨房、餐厅集中在一区,将卧室、书房、卫生间集中在另一区,形成公共区、私用区、动区、静区的合理功能分区;也可以将房屋的公共活动空间扩大,使起居厅从卧室中分离出来,提高居住功能的合理性。不管采用何种空间组织方式,家政服务员应明确不同区域的功能及进入要求,充分尊重照护对象对居室环境的空间组织要求,如有些照护对象可能会要求家政服务员不要进入私用区。

二、居室环境的房间布置

1. 卧室的布置　家庭居室环境中最好将卧室设置在南面或东南面,可以使房间光线自然、充足,窗帘应具有良好的遮光效果,便于照护对象休息时能遮挡较强的光线,有助于休息。

2. 家具的要求　家具应简单、结实且实用。如家中有儿童、行动不便的病患或老年人时,应避免使用带尖硬棱角及粗糙的材质,以免发生碰撞。桌椅的高度要合适,针对不同身高、不同年龄的照护对象要准备合适高度的桌椅。家具摆放尽可能靠墙,减少行走中的障碍。

3. 卫生间设备　卫生间应靠近卧室,不设门槛,门的宽度最好适合轮椅的进出;卫生间应安装坐式便器,如家庭中有儿童最好给儿童配备专用的便器;有高龄老人的家庭,坐便器旁最好有扶手。一般坐便器的高度要与膝盖的高度一致。卫生洁具应采用白色,以便能及时发现照护对象排泄物有无异常。卫生纸等用品应放置在便于拿取的地方。

三、居室环境的物理要求

(一)光线

1. 自然光线　自然的光线给人们带来视觉上的舒适、欢快和明朗的感觉。紫外线具有杀菌能力,散射时能减弱细菌和病毒的活力,直射时能杀死细菌和病毒。通过阳光中紫外线的照射,人体皮肤中某种物质可以生成维生素D,促进钙的吸收。适量的日光照射还可以改善皮肤和组织器官的营养状态,尤其冬季可以使照射部位血管扩张、血流量增加、温度升高,使人感觉温暖、舒适、愉快。充足的光线,还有利于家政服务员在工作中对照护对象身体及疾病的观察。在采用自然光线时,注意不要让光线直射到照护对象的头面部及眼睛,以免引起不适。

2. 人工光线

(1)要根据照护对象的年龄和疾病情况调节室内灯光的亮度。一般老年人房间光线的亮度要比年轻人高3~4倍,婴幼儿房间光线应暗淡,以免刺激婴幼儿视力。

(2)照护对象经常走动的地方光线要充足,如室内、走廊、厕所、楼梯、阳台等处,均要有照明设备,以保持光线明亮。

(3)重视晚间的照明设施,晚间要有照明设备,不能因为夜间使用时间少而全部关闭。安装在墙壁上的电灯开关,要有灯光显示,便于照护对象夜间找到开关。

(4)床旁要设置可调节的床头灯,开关应放置在易触及的地方。

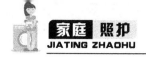
（二）通风

通风可调节室内外的温差,使新鲜的空气进入室内,增加室内氧气含量,降低二氧化碳浓度,减少病原微生物数量,也是消除室内不良气味的重要措施。空气流通与温度的变换,可以刺激人体皮肤的血液循环,增加汗液的蒸发和热量的消散,使被照护对象感觉舒适。居室内通风不良,空气污浊,可以增加呼吸道疾病传播的机会;污浊的空气中的化学成分有所改变,可使人出现头晕、疲倦、食欲减退等症状。冬季每日开窗通风 1～2 次,每次不少于 30 min,开窗时要做好对照护对象的保暖工作。对通风条件差的房间,应安装空气调节装置,使空气流通,以保持空气新鲜。另外在排便后,也要及时开窗通风,以消除室内不良的气味。

（三）温度

冬季房间的温度以 18～22 ℃为宜,夏季以 26～28 ℃为宜。温度过低或过高都会使人感觉不适。室温过高会使人神经系统受到抑制,干扰消化及呼吸功能,并使人产生咽干、舌燥、心情烦躁等症状;室温过低则因冷的刺激使人缺乏动力,肌肉紧张,缩手缩脚,容易受凉。

室内应备有温度计,以便及时了解室温变化而加以调节。随着季节变化会出现气温差,尤其冬季和秋季,除了根据气温变化增减衣服、被子外,还可根据所处的地理位置和经济状况因地制宜,调节室内温度。室内的冷、暖气设备一般是空调和暖气炉,要注意冷暖风不要直接吹到被照护对象的身体上。使用暖气炉或风扇时,应尽可能获得均衡的温度。

（四）湿度

湿度为空气中含水分的程度。湿度一般以相对湿度在 50％～60％为宜。湿度过高时,空气潮湿,有利于细菌的繁殖,同时机体水分蒸发慢,汗水排出缓慢,人会感到憋闷;湿度过低时,室内空气干燥,人体水分蒸发快,散失大量的热量,可致呼吸道黏膜干燥、口干、咽痛、口渴等症状,对患有心脏、肾脏、呼吸道疾病的照护对象不利。

在条件允许的情况下,室内应配有湿度计和空气调节器,以便观察和调节湿度。也可采用一些简单的方法,如当湿度过低时,夏季可在地上洒水,冬季可使用加湿设备等。

（五）声响

凡是与环境不协调的、使人感到厌烦的声响都应视为噪音,长时间接触噪声对身体可产生不良影响。当噪声超过 60 dB 时,一般人会感觉吵闹;若噪声大于 90 dB 且作用时间较长时,可引起头晕、头痛、耳鸣、心悸、失眠、食欲不振、恶心等症状,严重时可使脉搏、血压发生波动。身体不适或年长者,他们对噪声非常敏感,即使听到声音不大的噪声也会感觉到身体不舒服,烦躁不安和情绪不佳,最终影响休息和睡眠。

为了降低噪音,可给桌椅脚安装橡胶垫,对带有轴节的物品,如门轴、轮椅车轴等定时滴注润滑油。家政服务员在工作中应该做到走路轻、说话轻、关门轻、操作轻来降低噪音,为照护对象创造安静的休息环境。

（六）整洁、舒适

1. 清洁房间　每日清扫及擦洗地面,桌椅及其他家具可用清洁的湿抹布擦拭。使用过的地拖、抹布要及时清洗、晾干。物品使用后要放回原处，摆放整齐，垃圾要及时清理。

2. 整理床铺　床铺要整洁、干燥。整理被褥时要将里面向上翻摊开，晾 15 min 左右再折叠，以便被褥内的汗液蒸发。床单扫净、拉平，使其无皱褶。被单要经常更换、清洗，对有大小便失禁的照护对象，被褥污染后应及时更换。

被褥要经常晾晒，晾晒时应放在阳光充足的地方，将被褥摊开，每隔 2 h 翻动一次，每次至少晒 6 h，可起到消毒的作用。

3. 床铺舒适

（1）床的高度、宽度：床垫的硬度要适合照护对象年龄及身体状况。如老年人、肢体偏瘫者的床不能太软，过软的床容易凹陷引起腰痛；太硬的床又易导致身体受压。床的高度是以照护对象坐在床上时，足底能完全着地，膝关节与床呈 90°最为理想。

（2）被褥平整、舒适：被褥要选择柔软、透气性好的棉织品。床单要能紧紧地包裹住床垫，使床单平整、无皱褶。对大小便失禁的照护对象，可在床单上加一个防渗漏的小单，方便随时更换，保持床单的干燥、整洁。

（3）枕头要舒适：干净合适的枕头可给照护对象带来舒适感。枕头以 7～8 cm 高为宜，也可根据个人的习惯而定。枕头过低容易使血液流向头部，刺激大脑导致睡眠障碍，并容易引起眼睑浮肿；过高会造成颈部、肩部肌肉僵硬酸痛和睡眠时打呼噜；但有颈椎病的照护对象不能使用高枕。枕头的硬度也要适宜，合适的枕头可保持身体原有的形状，一般以可下压 1/3～1/2 为宜，这样可支撑身体自然弯曲的颈部和头部，如木棉枕、荞麦皮枕等。枕套应常清洗，枕芯应常晾晒。

（七）房门及把手

房间的门口地面不要有门槛，安装门把手要方便照护对象使用，不要安装旋转式门把手。卫生间、浴室门要向外开，以便照护对象在室内发生意外时，家政服务员以及救护人员能及时、方便地进入。室内光线要明亮，要安装固定扶手，地面保持干净整洁。

（八）色彩

色彩能影响人的心理和情绪，家政服务员可以结合照护对象对颜色的喜爱，在房间的布置中，为照护对象选择喜爱的色彩。情绪压抑、消沉和忧伤，可配合暖色调，如红色、黄色、橙色；若情绪不稳定、烦躁、兴奋不安者，可配以冷色调，如绿色可使人情绪安定，蓝色则使人心胸开阔。家庭中要多放置各种绿色植物，以调配室内色彩，但要注意不要将绿色植物放置在卧室。春夏季要注意绿色植物中是否有蚊虫等。

操作步骤

正确为卧床照护对象更换床上用品

1. 目的

（1）床铺平整、清洁，使照护对象感到舒适。

（2）预防照护对象压疮等皮肤问题的发生。

（3）保持房间的整洁、美观。

2．评估

（1）床上物品的清洁程度。

（2）照护对象的活动受限程度、心理反应及合作程度。

（3）房间环境是否安全、保暖，是否适宜进行床上物品的更换。

3．准备

（1）人员准备：穿工作服，七步洗手，取下手表，如有需要可戴口罩。

（2）环境准备：房间内照护对象有无进行进食或排泄等活动。

（3）物品准备：按需准备清洁床单、被套、枕套、尿垫各一套，床刷一把，如有需要准备清洁衣裤和便器。

4．实施

（1）卧有人床整理法

① 备物解释：将干净的物品拿到床旁，向照护对象解释，询问照护对象何时进食，是否需要排泄，酌情关闭门窗。

② 移桌椅，松被尾：移开床旁桌椅及其他影响操作的物品，将干净的物品放于床旁椅上，如照护对象身体允许，可协助照护对象平躺，以便彻底清扫。松开床尾盖被。

③ 翻身侧卧：协助照护对象翻身侧卧至床对侧，背向家政服务员。（先移枕头，后移被照护对象，如有必要需在床另一侧设置床栏）

④ 近侧清扫整理：松开近侧各层单子，扫净尿垫后搭在照护对象身上，再从床头到床尾扫净床单上的渣屑，注意枕下及照护对象身下各层。最后将床单、尿垫逐层拉平铺好。

⑤ 对侧清扫整理：协助照护对象翻身侧卧于扫净铺平一侧，以上述方法逐层清扫并整理。

⑥ 整理棉被：协助照护对象平卧，整理盖被，把棉被和被套拉平，注意被头充实，叠成被筒，为照护对象盖好，被尾折叠于床尾。

⑦ 拍松枕头：取出枕头拍松后置于病人头下，帮助照护对象取舒适卧位。

⑧ 移回桌椅：移回床旁桌椅。

⑨ 用物处置：清洁床刷，洗净后消毒备用。

⑩ 洗手记录：洗手，防止交叉感染，做好记录工作。

（2）卧有人床更换床单法

① 备物解释：将干净的物品拿到床旁，向照护对象解释，询问照护对象有无其他需要，酌情关闭门窗，协助照护对象使用便器。

② 移桌椅，松被尾：移开床旁桌距离床头 20 cm，移开床旁椅距离床尾 15 cm，将干净的物品放于床旁椅上。

③ 安置体位：松开床尾盖被。根据照护对象身体状况，酌情安置侧卧位或平卧位。

④ 更换各单：协助照护对象翻身侧卧对侧（先移枕头后移照护对象），背向家政服务员，躺卧稳定，防止坠地，松开近侧各单，将污尿垫卷入照护对象身下；污床单向上卷入照护对象身下，从床头到床尾扫净褥垫。将清洁床单中线与床中线对齐，正面向上，靠近侧的半幅床单展开，另一半向内卷塞于照护对象身下，自床头、床尾、中间先后展平拉紧，折成斜角或直角塞入床垫下后，铺清洁尿垫。移枕至近侧，协助照护对象翻身，面向家政服

务员。转至对侧松开各层单,撤出污尿垫,将污床单由床头至床尾撤出与尿垫一起投入污物袋,扫净褥垫,依次将清洁床单,尿垫逐层拉平铺好。

⑤ 更换被套:协助照护对象仰卧,解开被套端扣子,从开口处将棉胎一侧纵行向上折叠1/3,同法折叠对侧棉胎,手持棉胎前端,呈"S"形折叠拉出,身体不接触棉胎,放于椅上。污被套内面向外,清洁被套正面向外铺在污被套上,叠好的棉胎置于被套开口处,底边与被套开口边齐平,棉胎上缘中点拉至被套封口处,棉胎上端与被套封口紧贴,并将竖折的棉胎向两边展开,与被套平齐;盖被的上缘平齐床头,至床尾,逐层拉平盖被,扣好扣子后将盖被的左右侧向内折和床沿平齐铺成被筒,将尾端向内折叠于床尾上。

⑥ 更换枕套:一手托起照护对象头部,另一手迅速取出枕头,取下污枕套,换清洁枕套,拍松枕芯,置于照护对象头下。

⑦ 整理记录:移回床旁桌椅,清理用物,清洗污被单,洗手记录。

5. 评价

(1) 更换时动作轻稳有力,确保照护对象舒适、安全。

(2) 更换后的床整洁美观,与周围环境协调。

(3) 在更换过程中要注意与照护对象沟通,满足照护对象的身心需要。

6. 注意事项

(1) 更换过程中保证照护对象安全舒适,不宜过多地翻动、暴露照护对象,防止照护对象变换体位时坠地,必要时使用床栏。

(2) 更换过程中要不断与照护对象交流,了解照护对象的需要,指导照护对象配合,并注意观察照护对象的病情与皮肤情况。

(3) 更换时要注意运用人体力学原理,省时省力,提高工作效率。

实战演练

刘某,35 岁,因脑中风致左侧肢体偏瘫 3 个月,目前血压控制良好,行动不便,左下肢肌力四级,左上肢及右侧肢体肌力正常。作为家政服务员,请为刘某布置合适的居室环境并正确更换床上物品。

在本案例中,刘某左侧肢体偏瘫,行动不便,生活上需协助,尤其是在帮其更换床上用品时,需要考虑照护对象的患侧。方法指导:针对刘某的情况,可按照上述方法进行操作,但需注意在为偏瘫照护对象更换床单时,不能卧于患侧。如需给刘某正确更换床上物品,需参照下面拓展学习中的方法。

拓展学习

本案例介绍的是一位偏瘫照护对象在家庭环境的需求(室内温度、湿度、光线、通风、声响等的要求),以及为照护对象更换床上物品。

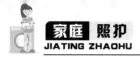

教学测评

对于本任务,可根据学生听课及为刘某床上用品更换情况对学生进行考核。可从知识、技能、态度及拓展学习几个方面进行考核。

项目	考核标准	得分
知识 (10 分)	认真听老师讲课(3 分)	
	听课过程中有无提出问题(3 分)(如除偏瘫人员外,还有哪些特殊照护对象?)	
	能否回答老师提出的问题(4 分)(不能翻身侧卧的照护对象在更换床上物品时应该选取何种体位?)	
技能 (50 分)	更换床上物品前按要求准备环境(口头回答照护对象房间应有的温度、湿度、通风等情况)(6 分)	
	按需物品准备(4 分)	
	移开床旁桌椅(2 分),将物品置于床尾椅子上(2 分)	
	家政服务员站于照护对象一侧(3 分)松开床尾盖被,协助照护对象选择合适的体位(3 分)	
	松开近侧床单,用床刷扫净尿垫和橡胶单,搭在照护对象身上,将床单、尿垫逐层拉平铺好(10 分)	
	照护对象卧于干净的一侧,家政服务员转至对侧,整理对侧(5 分)	
	协助照护对象仰卧,将棉胎呈"S"形折叠拉出,放于椅上。铺清洁被套并将棉胎塞入后撤出脏被套(9 分)	
	更换枕套(2 分)	
	协助照护对象躺卧舒适(2 分),移回床旁桌椅(2 分)	
态度 (20 分)	准备的环境是否适合照护对象喜好(10 分)	
	与照护对象沟通时语气温柔、语速缓慢、吐字清晰(5 分)	
	更换床上物品时动作柔和、关心照护对象(5 分)	
拓展 (20 分)	能根据之前学习的知识、技能整合拓展学习的知识、技能(4 分)	
	整合的知识、技能思路正确,内容准确(6 分)	
	能正确表达拓展内容(4 分)	
	准备充分、思路清晰、内容丰满,与同学有互动(6 分)	
总分		

学习单元 2　居室环境的安全要求

实际案例

为照护对象提供安全的居室环境

家政服务员小吴,照顾雇主家的男宝宝,宝宝 20 个月左右,小吴每天中午都会哄宝宝睡午觉,今天小吴在哄睡宝宝后照例去做其他事,结果宝宝从床上摔下导致额头血肿,小吴立即将宝宝送至医院检查并通知了雇主。虽然雇主最终没有责怪小吴,但小吴自己内心觉得很愧疚,想要在今后的工作中改善安全问题。

问题讨论

1. 家庭中的安全隐患有哪些?
2. 作为家政服务员应如何预防危险的发生?
3. 当照护对象发生意外伤害时,家政服务员应如何做简单的现场处理?

知识学习

根据马斯洛的基本需要理论,安全需求是个体除生理需求外的基本需求。环境安全能使人身心松弛,解除紧张。家庭生活中,不安全因素无处不在,家政服务员在居家照顾照护对象时,应及时发现并解除环境中的不安全因素,确保照护对象居家安全。

一、物理性损伤

(一) 跌倒

跌倒包含两种:一种是从一个平面至另一个平面的跌落(如坠床、坠楼等);另一种是同一平面的跌倒(摔伤)。

1. 好发人群　蹒跚学步的儿童、躯体活动受限者、视力障碍者、高龄老人等。
2. 预防措施
(1) 居家老年人个人预防措施
① 采用跌倒风险评估工具自我评估,了解自己跌倒的风险级别。
② 技能学习:加强防跌倒知识的学习,增强防跌倒的意识。
③ 坚持锻炼:需进行整合了平衡、肌力及步态项目的锻炼,灵活性和耐力的训练也需进行。适合老年人的运动包括太极拳、散步、八段锦、跳舞等。运动要适度。
④ 合理用药:按医嘱服药。所有的药物均需重新评估,尽量减少个人用药的数量和剂量。精神类药物(包括镇静、催眠、抗焦虑、抗抑郁药)应减量乃至停用。

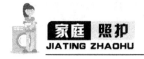
⑤ 加强膳食营养,适当补充维生素 D 和钙剂,防治骨质疏松。

⑥ 衣服要合身宽松,鞋子要低跟和防滑。

⑦ 辅助工具　选择适当的行走、视力、听力辅助工具。

⑧ 熟悉社区及家庭内部的生活环境。

⑨ 调整不良的生活方式,清除跌倒隐患。

⑩ 保持健康、乐观的心理状态。

(2) 居室环境的设计

① 合理安排室内家具高度和位置,家具的摆放位置不要经常变动,日用品固定摆放在方便取放的位置。

② 居家环境应坚持无障碍观念;移走可能影响老人活动的障碍物;将常用物品放在老年人方便取用的高度和地方;尽量设置无障碍空间,不使用有轮子的家具;尽量避免地面的高低不平,去除室内的台阶和门槛;将室内所有小地毯拿走或将小地毯固定;尽量避免东西随处摆放,电线要收好或固定在角落,不要将杂物放在经常行走的通道上。

③ 室内地面设计应防滑,保持地面平整、干燥,过道应安装扶手;选择好地板打蜡和拖地的时间。若是拖地板,则须等干了再行走;地板打蜡最好选择老年人出远门的时候。

(3) 社区预防措施

① 社区卫生服务中心与医护人员:社区卫生服务中心应定期对社区医护人员开展居家养护老年人跌倒干预的知识和技能培训,定期考核。加强对老年人预防跌倒的知识和技能的宣传和培训。加强针对老年人家庭养护者的养护技术培训,对养护环境改造提供指导。做好对居家养护老年人跌倒风险的评估和评级工作,定期上门开展老年人居家环境评估和干预。积极推进家庭医生签约服务,为居家养护老年人提供综合、连续、协同、规范的基本医疗和公共卫生服务。关注社区公共环境的安全,督促物业及相关部门及时消除社区内可能导致老年人跌倒的环境危险因素。

② 居家养老服务机构与家政服务人员:居家养老服务机构与家政服务人员应具有合法的从业资质。对发生虐待老年人行为的家政服务人员应终止其从业资格。对发生虐待老年人事件的居家养老服务机构应予以惩罚,严重者应取消其经营资格。居家养老服务机构应具有合法的经营资质,具有相关资质证书。居家养老服务机构需定期组织管理人员和服务人员进行培训、考核,并接受主管单位的审核与检查。家政服务人员应定期接受居家养老服务机构、社区卫生服务中心组织的老年人养护技术培训与考核,对于考核不合格的家政服务人员应停止工作或吊销从业资格。家政服务人员对老年人进行良好的日常生活护理,老年人如厕、淋浴时应重点看护。给老年人创造和谐快乐的生活状态,尽量减少老年人的不良情绪。熟悉老年人所服药物的作用、副作用和服用方法,严格按医嘱辅助老年人用药。

3. 现场救护　发现老年人跌倒,不要急于扶起,要分情况进行处理。

(1) 意识不清,立即拨打急救电话

① 有外伤、出血,立即止血、包扎。

② 有呕吐,将头偏向一侧,并清理口、鼻腔呕吐物,保证呼吸通畅。

③ 有抽搐,移至平整软地面或身体下垫软物,防止碰、擦伤,必要时牙间垫较硬物,防

止舌咬伤,不要硬掰抽搐肢体,防止肌肉、骨骼损伤。

④ 如呼吸、心跳停止,应立即进行胸外心脏按压、口对口人工呼吸等急救措施。

⑤ 如需搬动,保证平稳,尽量平卧。

(2) 意识清楚

① 询问老年人跌倒情况及对跌倒过程是否有记忆,如不能记起跌倒过程,可能为晕厥或脑血管意外,应立即护送老年人到医院诊治或拨打急救电话。

② 询问是否有剧烈头痛或口角歪斜、言语不利、手脚无力等提示脑卒中的情况,如有,立即扶起老年人可能加重脑出血或脑缺血,使病情加重,应立即拨打急救电话。

③ 有外伤、出血,立即止血、包扎,并护送老年人到医院进一步处理。

④ 查看有无肢体疼痛、畸形、关节异常、肢体位置异常等提示骨折情形,如无相关专业知识,不要随便搬动,以免加重病情,应立即拨打急救电话。

⑤ 查看有无腰、背部疼痛,双腿活动或感觉异常及大小便失禁等提示腰椎损害情形,如无相关专业知识,不要随便搬动,以免加重病情,应立即拨打急救电话。

⑥ 如老年人试图自行站起,可协助老人缓慢起立,坐、卧休息并观察,确认无碍后方可离开。

⑦ 如需搬动,保证平稳,尽量平卧休息。

⑧ 发生跌倒均应在家庭成员(或家庭保健员)陪同下到医院诊治,查找跌倒危险因素,评估跌倒风险,制定防止措施及方案。

(二)坠床

1. 好发人群 儿童、躯体活动受限者、高龄老人等。

2. 预防措施

(1) 儿童床要设置床栏,老人床两侧安装护栏或用枕头、椅子等器具作保护。

(2) 对于因疾病而意识不清或意识模糊者使用护栏,必要时使用约束带。

(3) 对于躯体活动受限的照护对象也应使用护栏,下床给予协助。

(4) 对活动无耐力的患者,告知家属应 24 h 有人陪伴,并协助如厕、锻炼等。

(5) 告知患者及家属所用药物的注意事项,如口服降压药的患者指导其如何渐行下床,避免体位性低血压的发生。

(6) 夜间在不影响睡眠的前提下,保持地灯的开启,避免夜间跌倒。

(7) 指导患者及家属正确使用防护用具,如床挡。

(8) 保持患者住院环境的整洁、干燥,避免乱堆放物品及地面积水。

(9) 指导患者衣着宽松,选择防滑鞋。

3. 现场救护

(1) 发生意外后,立即评估环境是否安全,密切监测照护对象的意识、瞳孔、生命体征。若照护对象发生昏迷、语言障碍、骨折,应立即报告医生或拨打急救电话,切勿立即搬运照护对象。如脑血管破裂的照护对象,若立即扶起,会加重出血症状;若照护对象出现脊椎骨折伤及神经,搬运不当,会加剧损伤,可引起截瘫。

(2) 脑供血不足引起晕厥、跌倒、撞伤,应使照护对象就地平躺,改善脑供血不足。

(3) 发生意外后,伴呕吐者,应将其就地平卧,取仰卧位,头偏向一侧,以防呼吸道分

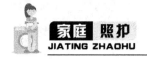

泌物阻塞呼吸道引起窒息。

（4）若照护对象神志清，四肢无疼痛，活动自如，生命体征监测正常，则扶照护对象上床，密切观察生命体征变化；若照护对象昏迷或有语言障碍、骨折等，则需协助医生，用担架或平车搬运照护对象，进一步检查治疗。

（三）烫伤

1. 好发人群　儿童、家庭主妇、躯体活动受限者、高龄老人等。

2. 预防措施

（1）针对烧烫伤患儿的预防措施

① 热水烫伤的预防措施：对监护人加强安全意识教育，避免各种可能造成伤害的疏忽。同时，在日常生活中，应将盛热液的容器放在较高的位置，如开水壶、暖瓶、热粥锅等，置于儿童触不到的位置；吃饭时应将温度适宜的汤粥靠近儿童，切忌将热汤、粥靠近儿童；使用电器时，告知儿童应远离电源开关；此外，在使用热水袋时，一定要把盖子拧紧，防止盖子脱落、开水漏出，热水袋要裹上毛巾，因小儿皮肤较薄对热较敏感，以防对儿童造成伤害。对儿童加强早期教育，从小树立自我保护意识和安全意识，培养识别潜在危险和躲避危险的应变能力。

② 火焰烧伤的预防措施：由于儿童具有好奇心强、好动等特点，因此，应将家中对儿童存在危险的物品置于儿童触不到的地方。此外，不建议 12 岁以下的儿童燃放烟花爆竹，如需燃放，应在家长或大人的监护下进行。由保姆照顾小孩的家庭要对保姆进行正确使用煤气的教育，很多保姆对使用煤气的知识缺乏了解，因操作不正确而导致煤气泄漏引发火灾。

③ 电烧伤的预防措施：尽量安装比较安全的插座、插头，经常检查插头是否有松动、接触不良、漏电等安全隐患。家庭使用的插座应放置在儿童不易触到的地方，墙上的插座如设置较低应用胶布封住。加强用电知识教育，远离高压电线。

④ 化学烧伤的预防措施：化学烧伤较其他类型烧伤的发生率较低，但程度较深，危害较大。因此，家长应妥善保管家中的酸、碱等易燃、易爆、易腐蚀化学物品，不要让儿童接触到，以防发生意外。

总之，通过各种宣传途径，进行家庭烧烫伤的安全教育及应急处理，降低儿童烧烫伤的发生率。提高家长及儿童的自救意识，对减少烫伤发生及减轻烧烫伤深度有重要意义。

（2）针对活动受限老人的预防措施

① 宣传预防烫伤的知识，准确评估老人烫伤部位、烫伤程度等情况，并预判后果，指导家政服务员正确处理烫伤部位。

② 指导老人及家政服务员正确实用热水袋、取暖器等取暖装置，老人最好不要长时间接触温度超过体温的物品。患有糖尿病、脉管炎、中风后遗症、长期卧床、活动受限的老人特别需要注意。

③ 指导老人及家政服务员正确使用发热生活设施：调节水温时先开冷水再开热水，实用完毕时则相反。热水瓶放置再固定且老人不易触碰到的地方。房间内尽量不使用蚊香，必须使用时需用蚊香专用器具且放在安全的地方。食用热汤时温度要适宜，必要

时提醒老人,引起注意。

3. 烫伤的分级

(1) Ⅰ度烫伤:属于表皮烫伤,皮肤会有发红且疼痛的现象。若立即冲水冷却至少20 min,约 2～3 天可获得改善。

(2) Ⅱ度烫伤:表皮已烫伤至溃烂并产生水泡,烫伤可能会深及表皮下方的真皮层,约 2～3 周可痊愈。

(3) Ⅲ度烫伤:烫伤直达皮下组织,皮肤会有发硬、发白或发黑的现象,虽然疼痛感并不明显,但却是非常严重的烫伤,必须立即送院治疗。

4. 烫伤的处理

(1) 迅速消除致伤源

① 明火烫伤:当衣物着火时应迅速脱去,或就地卧倒打滚压灭,或用物体扑盖灭火,最有效的方法是用大量的水灭火。切忌站立喊叫或奔跑呼救,以防头面部及呼吸道吸入火焰损伤。

② 热液烫伤:如果是热液烫伤,应该去除含有热液的衣物,如果不能脱去,可以用剪刀剪除。

③ 气体、固体烫伤:当被气体、固体烫伤时,应迅速离开致伤环境。当化学物质接触皮肤(常见的有酸、碱等),受伤后应首先将浸有化学物质的衣服迅速脱去,并用大量清水冲洗,以达到稀释和清除创面上化学物质的目的。

④ 触电所致烫伤:应立即关闭电源,将患者转移至通风处,松开衣服仔细检查,如发现呼吸、心跳停止,应进行心肺复苏,并由救护车及时送至附近医院进一步抢救。

(2) 现场简单医疗处理

① 冷疗:用冷水对创面进行淋洗、冷敷、浸泡等,适用于中、小面积烧伤。对于小面积的烧伤,可把伤处浸泡在冷水中半小时左右,等到疼痛明显缓解后再就医。在寒冷环境中进行冷疗时须注意烫伤患者的保暖和防冻。

② 不涂有色物:创面一般不应涂有颜色的药物(如红汞、紫药水等)以免影响后续治疗中对烧伤创面深度的判断和清创。

③ 尽早送医:对于烧烫伤范围较大的患者,或者在头面部等特殊部位烧伤时,应尽早就医,否则会发生休克、窒息等危及生命的并发症。患者口渴明显时,可以少量饮用盐水;不宜单纯饮用大量白开水,以免发生呕吐或水中毒。

冷水疗法是最好的日常烫伤处理法。普通人掌握冷水疗法很重要,因为它是最好的日常烫伤早期处理方法,止痛明显、疗效确切、方便可行。冷疗不仅可以减轻烧伤创面深度,并有明显止痛效果,更重要的是能使创面表面温度迅速降低,减少热力对皮肤的继续损伤。冷水疗法,即烫伤后立即用干净的冷水冲洗受伤部位 10 min 左右,但对于浅Ⅱ度和深Ⅱ度烫伤,要先在创面覆盖上干净的厚纱布、毛巾等再冲洗。然后,再以干净的冷水浸泡烫伤部位 15～20 min。必须注意,冲、泡烫伤的水温要保持在 15～20 ℃,即使短时降温,水温也不能低于 6 ℃。不建议使用冰块、冰棍等冰敷伤处,以免发生冷冻伤害。

二、生物性损伤

（一）蚊子

蚊子一般每年4月开始出现，至8月中下旬达到活动高峰。主要的危害是传播疾病。据研究，蚊子传播的疾病达80多种。大部分品种的蚊子会传染病毒性的疾病，包括黄热病、登革热、流行性乙型脑炎、圣路易脑炎、多发性关节炎、裂谷热等。驱蚊首选电蚊香、灭蚊药水等。使用时要根据说明书正确操作。在卧室的角落里，放几盒揭开盖的清凉油，可使蚊子避而远之。也可选择杀蚊气雾剂灭蚊，先关闭门窗，距墙壁、家具1 m处喷射，使房间布满气雾，然后人离开房间，10 min后打开门窗通风。

（二）蟑螂

蟑螂每年4月中旬开始活动，随着气温逐月上升，活动增强，密度明显上升，7～9月为活动盛期，8月为密度高峰，10月起，随气温下降而活动减弱，12月到翌年3月为越冬期。

1. 家庭防蟑螂的措施　由于蟑螂污染食物，传播多种疾病，已跃居为头号家庭害虫。预防是防治蟑螂的关键。因此要经常注意检查食物的容器、家具是否带有蟑螂，门窗、墙壁的漏洞，煤气、水、电、暖气的管道缝隙是否堵住，以防蟑螂进入室内。同时要注意厨房的清洁，由于蟑螂喜欢油、甜的东西，因此应妥善保存好食品，油污及时清除，清理好垃圾，注意防止食物残渣落在地面。

2. 家庭消灭蟑螂的方法

（1）采用毒饵是家庭灭蟑的一般方法，先将毒饵从包装袋中倒出，装在小纸袋里，贴于墙上。同时注意收藏好食物，以提高毒饵的诱杀效果。胶饵呈凝固状，它的特点是量小、点多、面广。使用方法是将胶饵点到橱柜的缝隙里，尽量选择小孩摸不到、宠物碰不到的地方。

（2）使用专门的灭蟑喷剂，直接喷洒在门缝、窗缝内。药效持续时间一般可长达3个月，个别的可更长。也可以在厨房的角落摆放蟑螂屋以起到灭蟑的作用。

（3）室内密闭熏蒸。熏蒸的环境必须是密闭的，防止漏气。首先打开所有橱门，在电热熏蒸容器内放入药剂，接通电源，用胶纸封闭房门，密闭40～60 min后，打开门窗使空气对流，这时就可以看到蟑螂从各个地方爬出，然后集体焚烧。

（三）隐翅虫

夏秋两季多见，喜欢围绕日光灯飞行。体外没有毒腺，不会蜇人，但是体内有酸性毒液，在被打死后毒液会流出来。

1. 隐翅虫的家庭预防

（1）打扫室内外卫生，防止蚊虫滋生，同时要关好纱窗。

（2）夜晚关灯睡觉，睡觉前检查床上是否有隐翅虫，以免压死。

（3）可采取各种驱虫措施，如点灭蚊器、擦花露水等。

（4）若隐翅虫停留在皮肤上，应将其吹走，然后用清水洗净接触隐翅虫的皮肤。

（5）可用风油精1～2滴混合约500 mL清水，睡前涂抹身上或喷洒在虫子聚集处。

2. 隐翅虫损伤的治疗方法

(1) 对于隐翅虫爬过皮肤后是否对皮肤造成伤害还没有明确的说法,被隐翅虫爬过后,务必保持患处清洁,一般可以自动痊愈。但是,有过敏体质的患者应立即到专业皮肤科就医,一般医生会开外用药涂抹患处,约两个星期后会好。

(2) 当隐翅虫的体液不小心弄到皮肤上时,由于其体液呈强酸性,所以应用碱性物质中和(不可用烧碱),可用肥皂水等对皮肤进行处理,然后用清水洗净。之后可用阿昔洛韦乳膏对伤口进行涂抹,一周左右即可痊愈。还可以用炉甘石洗剂处理伤口。

(3) 用 1∶8 000～1∶5 000 高锰酸钾溶液或 3％～5％碳酸氢钠溶液湿敷,每次 15～30 min,每日 2～3 次;轻者同时口服抗组胺药,重者短期口服小剂量糖皮质激素。患处外涂锌氧油、皮炎平霜、南通蛇药片糊或新鲜马齿苋糊等也有一定效果。

(四) 宠物咬伤

现在许多家庭都喜欢养小猫、小狗等宠物。但最温顺的猫狗也有恼怒的时候,一旦被猫、狗等宠物抓伤,需要紧急处理伤口,不仅要止血、止痛,最重要的是避免感染狂犬病毒。

1. 宠物咬人的原因　天气回温后,动物的性情或会变得急躁,当它们受到外界强烈的刺激时,就会突然对人类发动攻击,导致出现咬伤事件。据统计,被咬伤的部位主要有上肢、下肢、面部、手脚趾。

2. 宠物咬伤的家庭应急处理　如果被流浪动物、宠物或者是不能辨明其健康与否的动物咬伤后,应立即冲洗伤口。

(1) 冲洗方法:冲洗是伤口处理的关键,因宠物咬伤多为闭合伤,伤口处常有瓣膜,所以必须掰开冲洗。用流动水反复冲洗,以防止感染的发生。

(2) 挤压伤口排出污血:冲洗之后如果有条件的要立即挤压伤口排出带毒液的污血或用拔火罐方法排毒,但不能用嘴去吸伤口处的污血。可先用 20％的肥皂水或 1％的新洁尔灭彻底清洗,然后用 2％～3％碘酒或 75％酒精局部消毒。没有条件的在冲洗之后要用干净的纱布把伤口盖上,速去医院。需要强调的是,被咬伤后即使是再小的伤口,也有感染狂犬病的可能,同时可感染破伤风。患者应注射狂犬病疫苗和破伤风抗毒素预防针。

(3) 局部伤口建议不包扎:局部伤口原则上不缝合、不包扎、不涂软膏、不用粉剂以利伤口排毒,如伤及头面部或伤口大且深,伤及大血管需要缝合包扎时,应以不妨碍引流,保证充分冲洗和消毒的前提下,做抗血清处理再缝合。

三、心理性损伤

家政服务员承担着更多的心理压力,与雇主的关系是否融洽,直接影响着她们的心理,这一点在住家家政服务员身上表现得更为明显。她们 24 h 生活在雇主家,与雇主关系的融洽程度、雇主家庭的和睦状况,都对其心理有更加直接的影响。如果雇主对家政服务员态度恶劣,会导致她们长期处于紧张、恐惧的状态;雇主成员之间对家政服务员的要求不一致,也会让家政服务员心中充满矛盾,严重时会让她们产生畸形心理。因此,我们需要建立一支职业指导、心理咨询队伍,了解家政服务员的心理状况。如果发现她们

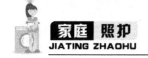
情绪出现障碍,应及时问清原委,加强疏导。同时,为了减少家政服务员与雇主之间的摩擦,可以建立双方沟通交流的平台。借助沟通平台,在第三方的帮助下,双方可以坦诚沟通。

案例讨论

家政服务员小刘在雇主吕女士家做育儿嫂。吕女士家有三个孩子,大儿子 12 岁,双胞胎妹妹 5 岁。正直新冠肺炎疫情期间,孩子们只能居家,小刘在给大儿子倒水的时候,不小心被奔跑中的双胞胎妹妹撞到,一杯热水洒到小刘的右手臂上,所幸两个孩子都没有被烫到。请问:

1. 被烫到时,小刘第一步应如何处理烫伤部位?
2. 在处理烫伤部位时,应注意哪些要点?

（何　萍　赵　静）

任务二　居室环境的清洁与消毒

实际案例

为照护对象实施隔离

袁女士,40 岁,十多年前被诊断为乙肝,但一直控制良好。近期,袁女士自感乏力、食欲不振、恶心、腹胀、肝区疼痛等症状,袁女士丈夫为其雇佣家政服务员料理家务并照顾袁女士。

问题讨论

1. 请问家政服务员在照顾袁女士时应如何进行自身防护?
2. 袁女士家中每天应如何消毒?

知识学习

一、居室环境的清洁

清洁的环境,不仅可以使人感觉舒适,还可以起到预防疾病的作用。清扫、整理室内卫生时,应采用湿式清洁法,以免引起尘埃飞扬。

1. 地面清洁 先用吸尘器将地面可见的污物吸净,再用半干的拖把由内向外拖地。

2. 家具清洁 抹布用清水浸湿,拧至半干再进行擦拭。

3. 墙壁清洁 不用毛掸子直接清理,以免灰尘飞扬。用潮湿毛巾包住毛掸子,边轻轻蘸取边转动掸子。

4. 床铺清洁 每日晨起、午睡后,都要进行床铺的清扫、整理。床铺表面要求做到平整、干燥、无渣屑。扫床时,避免床上灰尘、渣屑飞扬。最好做到一床一刷,不要混用。

清扫、整理完毕后,应将抹布、拖把等洗净,悬挂晾干,保持清洁干燥状态备用。清扫工具摆放位置固定、通风、方便拿取。

居室环境应每日清扫,每周进行一次大扫除。

二、居室环境的消毒

消毒是指用物理或化学方法杀死病原微生物,但不一定能杀死细菌芽孢的方法。居室环境中的老人、婴幼儿或患者,因身体机能减弱,抵抗力下降,容易发生各种感染,最常见的是呼吸道感染,继而引发各种并发症。通过对居室环境的消毒,可以有效降低感染事件发生的概率,提高照护对象的生活质量。

(一)煮沸消毒法

煮沸是家庭较常用的消毒方法之一,具有简便易行、消毒灭菌效果可靠等特点。煮沸消毒时应用带盖、清洁的金属容器。本方法适用于金属、玻璃、陶瓷物品等。煮沸的方法是在煮沸消毒容器内或类似的器皿(如锅、盆等)中,加入净水,放入被消毒物品,然后加热,从水沸开始计算时间,一般煮沸 30 min。若要杀灭细菌芽孢、真菌孢子及肝炎病毒等应煮沸 1 h 以上。为增强杀菌作用、去污防锈,可将碳酸氢钠加入水中,配成 1%～2% 的浓度,沸点可达到 105 ℃。

(二)紫外线消毒法

1. 紫外线消毒的概念 紫外线消毒是指利用紫外线杀灭细菌,是一种普遍使用的消毒方法。具有使用方便、消毒效果明显、经济、实用的特点。最普遍的紫外线消毒是室外日常消毒,居室内紫外线消毒常用紫外线消毒灯,包括吸顶紫外线灯、紫外线消毒车、台灯式紫外线灯等。

2. 紫外线消毒的应用范围 紫外线消毒应用范围广泛,尤其对空气、物品表面杀菌十分有效。紫外线进行居室空气消毒,常用于以下情况:

(1)居室内照护对象伴有慢性病的(特别是传染病或呼吸道疾病)。

(2)居住在不通风、很少接触阳光的居室。

(3)居室内照护对象抵抗力弱,容易感冒或者腹泻。

(4)居室内照护对象有皮肤病(针对螨虫有很好的杀菌效果)。

(5)居室内卫生间或者厨房不通风,常年接触不到阳光等。

3. 紫外线灯的使用

(1)消毒方法

① 空气消毒:首选紫外线空气消毒器,一般开机消毒 30 min;也可用室内悬吊式紫外

线消毒灯照射,室内每 10 m² 应安装 30 W 的紫外线灯管 1 支,照射时间为 30～60 min,有效照射距离不超过 2 m。

② 物品表面消毒:最好使用便携式紫外线表面消毒器近距离移动照射。小件物品可放入紫外线消毒箱内照射,也可采取紫外线消毒灯悬吊照射,有效距离为 25～60 cm,物品摊开或挂起,使其充分暴露以受到直接照射,消毒时间 20～30 min。

③ 液体消毒:可采用水内照射法或水外照射法,紫外光源应装有石英玻璃保护罩,水层厚度应小于 2 cm,并根据紫外线的辐照强度确定水流速度。

（2）注意事项

① 保持灯管清洁:每周用 75％酒精棉球轻轻擦拭 1～2 次以除去灰尘和污垢,每次使用后用棉布擦拭,以随时保持灯管清洁。

② 消毒环境:清洁干燥,电源压力为 220 V,空气适宜温度为 20～40 ℃,相对湿度为40％～60％。

③ 正确计算并记录消毒时间:消毒时间须从灯亮 5～7 min 后开始计时,关灯后,如需再开启,应间歇 3～4 min。紫外线灯的使用寿命为 1 000 h,超出则需要更换灯管,因此在使用时应做好记录。

④ 加强防护:紫外线对人的眼睛和皮肤有刺激作用,直接照射 30 s 就可引起眼炎或皮炎,长期照射可能会导致白内障。照射过程中产生的臭氧也对人不利,故照射时人应离开房间,照射完毕后应开窗通风 30 min 后,才可请照护对象进入居室。

（三）消毒液消毒

消毒液是一种具有消毒作用的液体,是由水和消毒剂混合配制而成的溶液,具有抑制细菌生长、繁殖的作用,广泛适用于皮肤、黏膜、排泄物、周围环境、塑料制品的消毒。

1. 消毒液消毒的原理　消毒液使菌体蛋白凝固变性,酶蛋白失去活性,抑制细菌代谢和生长,或破坏细菌细胞膜结构,改变其通透性,使细胞破裂、溶解,达到消毒灭菌作用。

2. 常用消毒液的浓度及配置方法

（1）含氯消毒液

① 适用范围:适用于餐（茶）具、家具、环境等的消毒。

② 浓度:物品消毒常用浓度 0.05％;排泄物的消毒常用浓度 0.1％;患有传染病者隔离消毒常用浓度为 0.2％。

③ 配置方法:

a. 固体消毒剂配制:

配制含氯消毒剂时,溶质为含氯消毒剂,所需质量按以下公式计算:

$$含氯消毒剂质量＝\frac{有效成分质量}{有效氯质量分数}$$

其中有效氯质量分数为实际有效单氯质量分数。

b. 消毒液溶液稀释:

$$C_1 \times V_1 = C_2 \times V_2$$

其中 C_1 为稀释前溶液浓度,C_2 为稀释后溶液浓度,V_1 为稀释前溶液体积,V_2 为稀释后溶液体积。

（2）过氧乙酸消毒液

① 适用范围：适用于耐腐蚀物品、环境等的消毒。

② 浓度：浸泡物品常用浓度 0.2%～1%；环境喷洒常用浓度 0.2%～2%。

③ 过氧乙酸配制：

过氧乙酸成品有效含量为 16%～20%，应按照："稀释液浓度×稀释液量÷浓溶液浓度"的公式计算，如欲配 0.2% 的过氧乙酸 1 000 mL 方取 20% 原液 10 mL。

3. 量杯的使用　在配置消毒液时，需要用到量杯，以保证所取液体的精确性。使用时，将量杯放在水平面上，操作者双眼视线与量杯刻度线齐平，液体缓慢注入量杯中，当液体平面与所需刻度线齐平后即停止注入。

4. 消毒液消毒房间的方法

（1）墙壁地面消毒：用 30% 来苏尔溶液或 1% 漂白粉上清液或 0.2% 过氧乙酸溶液喷洒拖擦。

（2）便器消毒：用 1% 漂白粉上清液，或 0.5% 过氧乙酸溶液浸泡 30～60 min。

（3）空气消毒：由流感、白喉、流脑、肺结核等病毒、细菌感染所致，需关闭门窗，打开柜门、抽屉等，取食醋按每平方米 10 mL 置于容器内，放在炉上用文火慢慢煮沸，约蒸发 30 min，也可用 0.5% 过氧乙酸溶液喷雾。

（4）食具消毒：一般用水煮沸 15～20 min。若是乙肝病人用过的，则需延长至 30 min，也可用 0.5% 过氧乙酸溶液浸泡 20 min 或 0.5% 新洁尔灭溶液浸泡 20～30 min。对于塑料餐具与砧板等，需用 75% 的酒精棉球擦拭。

（5）衣物消毒：凡属棉织品可用水煮沸 20 min，或用 0.1% 过氧乙酸溶液浸泡 60 min，也可用 2%～5% 来苏尔溶液浸泡 1～2 h，然后用清水洗净。对皮及丝织物，可用福尔马林溶液熏蒸，或放在日光下曝晒 4～6 h。

（6）家具消毒：可用 3% 的来苏尔溶液、5% 漂白粉溶液、0.5% 新洁尔灭溶液、20% 过氧乙酸溶液擦洗。

（四）居室消毒效果的监测

消毒监测是用一定的方法监测消毒效果，从而指导家政服务员正确、合理地进行有效消毒，保证消毒效果，促进照护对象健康。消毒效果的监测是评价其消毒方法是否合理、消毒效果是否可靠的重要手段。

1. 常用消毒效力的监测　定期监测消毒液浓度或监测紫外线灯的照射强度。

使用中的消毒液常用化学监测法，即浓度监测。含氯消毒液每日使用前用特定试纸蘸取少许，观察其颜色变化，与试纸比对卡比对，确定其浓度范围是否有效。

紫外线灯的照护强度监测包括日常监测和照射强度监测：

（1）日常监测：每日记录照射时间及累计时间，累计照射时间达 1 000 h 必须更换。

（2）照射强度监测：将紫外线强度计置于所测紫外线灯管的正中垂直 1 m 处，开灯照射 5～7 min 后判断结果。普通 30 W 新灯管辐照强度不低于 90 μW/cm^2，使用中的紫外线灯管辐照强度不低于 70 μW/cm^2。若不合格，则需要换新灯管。监测频率为每半年一次。

2. 常用消毒效果的监测　消毒后对物品、空气等进行细菌的监测，以评价消毒效果。

（1）空气消毒效果染菌监测方法：监测前彻底清洁房间，用 0.05% 消毒液擦拭桌面和地面，紫外线灯照射房间 1 h。

① 采样时机：消毒处理后；

② 采样高度：与地面垂直高度 80～150 cm 处；

③ 布点方法：室内面积≤30 m²，设一条对角线上取 3 点，即中心 1 点，两端距墙 1 m 处各取一点；室内面积＞30 m²，设东、南、西、北、中 5 点，其中东、南、西、北各点均距墙 1 m；

④ 采样方法：直径 9 cm 普通营养琼脂平板放在无菌巾上，将小盖翻起口向上放在采样点暴露 5 min，5 min 后将大盖扣在小盖上连同无菌巾一起送检。

（2）物品表面消毒效果染菌监测方法：

① 采样时机：消毒处理后 4 h 进行采样。

② 采样面积：被采表面＜100 cm²，取全部表面；被采表面≥100 cm²，取 100 cm²。

③ 采样方法：被检物品表面较大时，用浸有无菌生理盐水采样液的棉拭子涂抹 4 个 5 cm×5 cm 的面积，横竖往返涂抹各 5 次，并随之转动棉拭子；小型物品则采用棉拭子直接涂抹物品整个表面的方法进行采样（注意标明实际采样面积），随后进行送检。

三、隔离

（一）隔离相关概念

1. 隔离　隔离是将传染病病人、高度易感人群安置在指定地点，暂时避免和周围人群接触。对传染病病人采取传染源隔离，防止病原体向外扩散，对易感人群采取保护性隔离，使其免受感染。

2. 隔离技术　隔离技术是按隔离原则和各种传染病的消毒要求制定的相关措施。其目的是控制传染源，切断传染途径，保护易感人群。

3. 隔离相关区域的划分

（1）清洁区：未被病原微生物污染的区域。

（2）半污染区：有可能被病原微生物污染的区域。

（3）污染区：传染病病人直接或间接接触的区域。

（二）隔离种类

1. 严密隔离　对高度传染性、致命性、强毒力病原体所致传染病的隔离。适用于霍乱、鼠疫、炭疽、新冠肺炎（COVID-19）等。隔离要点：患者住单间，禁止陪伴和探视；医务人员戴口罩、帽子、手套，穿隔离衣或防护服，换鞋；患者分泌物、排泄物、污染物、敷料等消毒；室内空气及地面喷消毒液或照紫外线等。

2. 接触隔离　对能通过接触开放创口传播的疾病的隔离。适用于狂犬病、破伤风、肠道感染、多重耐药菌感染、皮肤感染等。隔离要点：医务人员接触患者时穿隔离衣、戴口罩，必要时戴手套；患者用过的污染物品严格消毒灭菌或焚烧。

3. 呼吸道隔离　对呼吸道传播疾病的隔离。适用于流感、麻疹、白喉、水痘等疾病。隔离要点：同类患者可同住一室，门窗关闭；室内喷洒消毒液或用紫外线照射；患者口鼻、呼吸道分泌物应消毒；接触患者或进患者房间、病室需戴口罩、帽子、穿隔离衣等。

4. 肠道隔离　对消化道传播疾病的隔离。适用于伤寒、细菌性痢疾、甲型肝炎、戊型肝炎等经粪-口传播疾病。隔离要点：接触患者时穿隔离衣、换鞋及手清洗消毒；患者粪便及排泄物严格消毒,日用品、餐具、便器等定期消毒,地面洒消毒液;室内防杀苍蝇和蟑螂等。

5. 引流物-分泌物隔离　对直接或间接接触脓液或感染部位引流物而传播疾病的隔离。适用于轻型脓肿、烧伤感染、结膜炎、小面积感染性溃疡等。隔离要点:接触患者可能污染工作服时穿隔离衣,接触污染物时戴手套;污染物品消毒灭菌或焚烧等。

6. 血液-体液隔离　对直接或间接接触传染性疾病患者的血液或体液而传播的疾病的隔离。适用于乙型肝炎、艾滋病、梅毒等。隔离要点:同种病原体感染者可同室隔离,如易造成环境污染应单人隔离,接触患者需穿隔离衣,接触患者血液或体液时应戴双层手套。严防被患者使用过的注射针头等利器刺破手,若手被血液、体液污染或可能污染,应立即用消毒液洗手。若手被刺伤,除立即将血挤出外,还应立即注射防疫疫苗。患者用过的针头,应放入防水、防刺破并有标记的硬容器内,直接送焚烧处理。被患者血液或体液污染的物品,应装袋标记后送消毒或焚烧。被患者血液或体液污染的室内物品表面,立即用消毒液擦拭或喷洒。

7. 昆虫隔离　以昆虫为媒介传播的疾病的隔离。适用于乙型脑炎、流行性出血热、疟疾、斑疹伤寒等,根据昆虫类型来确定隔离措施。如疟疾及乙型脑炎主要由蚊子传播,所以病室或房间应有蚊帐及其他防蚊设施;而斑疹、伤寒患者应灭虱。

操作步骤

家政服务员能正确实施洗手、戴口罩、戴隔离帽、使用避污纸

1. 目的
(1) 洗手可以防止感染和交叉感染的发生。
(2) 口罩与隔离帽可以保护患者、工作人员和陪护人员。
(3) 避污纸可保持双手或物品不被污染,节约操作时间。

2. 评估　根据被照顾对象病情以及操作目的,选择是否需要洗手、戴口罩、戴隔离帽或使用避污纸。

3. 准备
(1) 人员准备:着装规范,符合职业要求。
(2) 环境准备:按照不同传染病的隔离要求准备环境。
(3) 物品准备:口罩、隔离帽、避污纸、流动水或免洗液、洗手液、消毒毛巾。

4. 实施
(1) 戴隔离帽:扎起头发,将有皮筋的一端放于脑后,将头发塞于帽内,露出耳朵。
(2) 戴口罩:平展口罩;双手平拉推向面部;左手按住口罩,右手将其护绳绕在耳根部;双手拉口罩上下边,使口罩完全遮盖鼻部与下巴。
(3) 洗手
① 卷袖过肘:取下手表,卷袖过肘;
② 流动水冲洗:打开水龙头(最好用感应式或用肘、脚、膝控制的水龙头),调节适宜

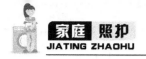

的水流及水温后湿润双手；

③ 揉搓双手(图4-2-1)：用洗手液或消毒液揉搓双手、手腕，持续15 s；

④ 流水冲洗：用流动水将手冲净后关闭水龙头；

⑤ 擦干双手：用擦手纸或消毒毛巾擦干双手。

（4）使用避污纸　从上面抓取避污纸。

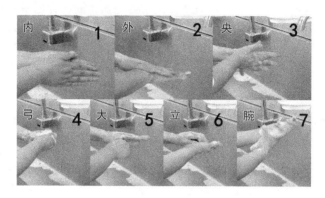

图4-2-1　七步洗手法

5. 评价

（1）能正确判断需要使用隔离技术的场合。

（2）能正确戴隔离帽、戴口罩、洗手、取用避污纸。

6. 注意事项

（1）戴隔离帽时，帽子应遮住全部头发。

（2）口罩应遮住口鼻及下巴，不用污染的手触摸口罩。

（3）帽子、口罩潮湿应立即更换；每次接触严密隔离病人后帽子、口罩应立即更换；纱布口罩使用2~4 h应更换；一次性口罩使用不超过4 h。

（4）洗手时身体不要碰触水池，以免污染水池或溅湿衣服；洗手时腕部要低于肘部。

（5）避污纸不可掀开撕取，用后随即丢入污物桶，集中焚烧。

实战演练

华爷爷，62岁，感染流感病毒，住在家中，家政服务员在照护时需要进行自身防护。

方法指导：针对华爷爷的情况，可按照上述方法进行操作，但需注意操作过程中自身防护的要领，需参照"拓展学习"中的方法。

拓展学习

本案例介绍的是进入有传染病病人的房间进行照护，在具体实施过程中，需注意家政服务员是不是能正确实施，以确保家政服务员自身安全。

教学测评

对于本任务,可根据学生听课及操作情况对学生进行考核。可从知识、技能、态度及拓展学习几个方面进行考核。

项目	考核标准	得分
知识 (10分)	认真听老师讲课(3分)	
	听课过程中有无提出问题(3分)	
	能否回答老师提出的问题(4分)	
技能 (50分)	戴隔离帽,将所有头发均戴入帽内,然后扎紧后面的绳子(3分)	
	将口罩罩住口鼻部并系带(3分)	
	取适量洗手液(消毒液)均匀涂抹搓擦双手及肘部(3分)	
	掌心相对,手指并拢相互搓擦(3分)	
	手心对手背沿指缝相互搓擦,交互进行(3分)	
	掌心相对,双手交叉沿指缝相互搓擦(3分)	
	弯曲各指关节在另一手掌心旋转搓擦,交换进行(3分)	
	一手握另一手大拇指旋转搓擦,交换进行(3分)	
	将五个指尖并拢在另一手掌心旋转搓擦,交换进行(3分)	
	一手掌心搓擦另一手手腕部,交换进行(3分)	
	搓擦完毕后,用流动水冲净泡沫,用消毒毛巾擦干(3分)	
	取避污纸时须从页面抓取,不可掀页撕取,避免污染避污纸(3分)	
	避污纸用后弃在污物桶内,定时焚烧(2分)	
	操作完毕后,再次洗手,方法正确(3分)	
	取下口罩,双手握住口罩两侧带子,将污染面折向内面(3分)	
	放入小塑料袋内或放入工作衣口袋中(3分)	
	摘下帽子,将污染面折向内面,同口罩放置(3分)	
态度 (20分)	准备的用物齐全(4分)	
	能正确评估患者病情,选择合适的隔离措施(8分)	
	操作完毕后能正确处理使用过的物品(8分)	
拓展 (20分)	能根据之前学习的知识、技能整合拓展学习的知识、技能(4分)	
	整合的知识、技能思路正确,内容准确(6分)	
	能正确表达并示教拓展内容(4分)	
	示教中准备充分、思路清晰、内容丰满,与同学有互动(6分)	
总分		

(何　萍　赵　静)

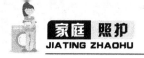

任务三　家庭生活清洁照护技术

学习单元1　口腔清洁照护技术

实际案例

正确给照护对象进行口腔护理

张某,68岁,神志清,生活不能自理,长期卧床,有活动假牙,作为家政服务员,请协助张某口腔护理。

问题讨论

1. 为什么要给张某口腔护理?
2. 张某有活动假牙,如何清洗?
3. 在本案例中,应如何为张某口腔护理,有哪些注意事项?
4. 常见的漱口液有哪些? 如何评估照护对象的口腔情况?

知识学习

正常口腔内存在大量致病菌和非致病菌。身体健康时,由于机体抵抗力强,加之饮水、进食、刷牙,尤其晚上刷牙和漱口等,起到清除细菌的作用。当机体抵抗力下降,饮水及进食少,刷牙次数减少,为口腔内的细菌繁殖创造条件,可引起局部炎症、溃疡、口臭等,影响食欲和消化功能。发热或其他疾病等原因可致口腔干燥,口腔自净能力下降,以及抗生素、激素等药物的大量使用,导致机体免疫功能紊乱或菌群失调,引起口臭或感染。同时,口腔问题还会导致照护对象食欲下降、局部疼痛;且口腔异味、牙齿缺失、破损或不洁则会影响个人形象。因此,保持口腔清洁十分重要。

一、口腔健康基本知识

正常人的口腔内存在一定数量的微生物,当健康状况良好时,饮水、漱口、刷牙等活动对细菌可起到一定的清除作用。但是当人患病时,机体抵抗力下降,饮水少、进食少、消化液分泌减少,对口腔内细菌清除能力下降;进食后食物残渣滞留等因素,以及口腔内适宜的温度、湿度使细菌易于在口腔内大量繁殖,易引起口腔内局部炎症、溃疡、口臭及其他并发症。1965 年,世界卫生组织指出:"牙齿健康是牙齿、牙周组织、口腔邻近部位及颌面部均无组织结构和功能异常。"1981 年,世界卫生组织制定口腔健康标准是:"牙齿清洁、无龋齿、无疼痛感、牙龈颜色正常、无出血现象。"

二、保持口腔健康的方法

1. 保持口腔卫生,每天坚持早晚刷牙,饭后漱口。

2. 选择刷毛硬度适中的牙刷,定期(不超过 3 个月)更换牙刷,并使用正确的刷牙方法。

3. 经常按摩牙龈。用洗干净的手指直接在牙龈上按摩,按摩时按压和旋转运动结合,重复 10～20 次,牙龈的外面和里面都应进行按摩。

4. 经常叩齿。叩齿能够促进下颌关节、面部肌肉、牙龈和牙周的血液循环,叩齿能锻炼牙周围的软硬组织,并坚固牙齿。

5. 定期到医院进行口腔检查,牙痛要请医生帮助查明原因,对症治疗。

6. 戴有假牙的照护对象进食后、晚睡前应将假牙清洁干净。睡前将假牙摘下,放入清水中浸泡,定期用专用清洁剂进行清洗。

7. 改掉不良嗜好,如吸烟、用牙齿咬硬物等。补充牙齿所需的钙、磷等,少吃含糖食品,多吃新鲜蔬菜,增加牛奶和豆制品的摄入量。全身健康也可促进牙齿健康。

三、口腔健康常见问题

(一)龋齿

牙齿表面出现龋洞,应及时寻求牙医的帮助,并使用含氟牙膏刷牙,以减少蛀牙。

(二)牙过敏症

牙齿失去牙釉质保护,在进食冷、热食物或饮料时出现牙酸、牙痛。可使用有防过敏功能的牙膏,或者及时寻求牙医的帮助。

(三)常见病影响口腔健康

糖尿病、冠心病的某些症状会表现为牙龈出血、牙痛等,有上述疾病的照护对象去口腔科就医时,应全面讲述健康问题,以利于疾病的诊断和治疗。

(四)义齿

1. 义齿的概念和作用　义齿是牙齿脱落或拔除后镶补的假牙。义齿可以使有牙齿问题的人恢复咀嚼、发音等功能,并能保持形象美观。覆盖义齿是指义齿的基托覆盖并支持在已经治疗的牙根与牙冠上的一种全口义齿或可摘局部义齿。

2. 佩戴义齿的注意事项

(1)佩戴义齿时要注意经常清洗,保持洁净。

(2)佩戴义齿不宜吃太硬或黏性较大的食物,以防造成义齿损坏或脱落。

(3)全口托牙初戴时,嚼食物应由软到硬、由少到多逐步适应,以免损伤口腔黏膜。

(4)定期复查,应每半年或一年到专业的医院复查 1 次,确保义齿佩戴舒适。

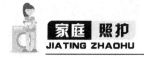
3．义齿的摘取和佩戴方法

（1）应在每次进食后及晚睡前取下并清洗义齿，也可让口腔组织得到休息。

（2）摘取、佩戴义齿时，均不可用力太猛，以免造成义齿卡环的折断、变形，同时易损伤牙龈。

（3）上下均有义齿时，一般先摘取上面，再摘取下面。

4．义齿清洗、存放原则

（1）应在流动清水下刷洗义齿。

（2）用义齿专用清洗液浸泡、清洗义齿，可消除义齿牙缝、牙面的牙垢，减少菌斑附着，再用清水冲净。

（3）不能用热水浸泡义齿，以免造成义齿变形；不能用酒精擦洗义齿，会使义齿产生裂纹；不能用坚硬毛刷刷义齿，否则易损伤义齿表面结构。

（4）义齿应放在清洁的冷水杯中保存。

四、口腔卫生指导

（一）选择刷牙用具

1．牙刷　应尽量选择外形较小、表面光滑的尼龙毛刷，便于刷到牙齿的各个面。可选软毛牙刷，这样不会磨损牙龈，并可按摩牙龈部位。波浪形牙刷更易清除颊面和近中牙面菌斑。牙刷保持清洁干燥，每3个月更换1次牙刷。

2．牙膏　所选择的牙膏不应具有腐蚀性，含氟牙膏具有抗菌及保护牙齿的作用，可推荐照护对象使用。不宜长期使用一种类型的牙膏，应轮流更换。

（二）刷牙方法的指导

刷牙可清除牙齿表面及牙龈边缘下面的牙菌斑。刷牙遵循"三三三制"的原则，即每天刷牙三次，每次刷三分钟，饭后三分钟即可以刷牙。刷牙方法有两种：竖刷法和横颤竖向移动刷牙法。

1．竖刷法　刷牙时先将牙刷头斜向牙龈，刷毛贴附在牙龈上，稍加压力，顺牙间隙刷向牙冠方向。刷上牙时，从上往下刷；刷下牙时，从下往上刷。牙的唇、颊面及舌、腭面要分别刷到。在刷上颌前牙腭舌面时，可将牙刷竖起，上前牙由上向下拉动，下前牙由下向上提拉。刷上下颌面时，牙刷可压在牙面上来回拉动。定期刷舌苔。

2．横颤竖向移动刷牙法　在竖刷法的基础上加上短距离的水平向颤动，即进行竖刷法时，牙刷不单纯顺牙间隙刷动，同时还作短距离的水平方向颤动。这样既起到按摩牙龈的作用，又不损伤牙体硬组织，还能剔除牙间隙中的食物残渣。应将牙刷的毛面与牙齿呈45°角，勿使牙刷顶端离开牙齿表面，牙刷以环形前后刷动，每次只刷2～3个牙齿。使用牙刷顶部的刷毛以振动的方式刷洗前排的牙齿内面。清洁牙齿咬合面时，应前后刷洗，最后刷洗舌面。刷牙后彻底漱口对清除口腔内的食物碎屑和残留牙膏十分重要。

（三）牙线

刷牙虽然是维护口腔卫生的有效方法，但单纯的刷牙难以消除邻面菌斑。因此，除了刷牙外，还可使用牙线帮助清除牙齿周围的牙菌斑和碎屑，预防牙周病。每日应使用牙线 1～2 次,使用牙线时,首先拉出一小段,将线头两端略松地缠于两手的食指或中指上 2～3 圈。先清洁下面牙齿,用大拇指或中指支撑将牙线拉直,引导牙线沿牙齿侧面缓和地滑进牙缝内,同时带出食物残渣;将牙线紧贴牙齿的邻接牙面并使其略成"C"形,然后上下左右缓和地刮动,清洁牙齿的表面、侧面以及牙龈深处的牙缝;刮完牙齿的一边邻面后,再刮同一牙缝的另一邻面,直至牙缝中的食物残渣、牙菌斑及软牙垢随牙线移动而被带出为止。清洁上面牙齿时用一只手的拇指和另一只手的食指握住牙线;当清洁内侧牙齿时将拇指置于牙齿的外面移动牙线,防止面颊部干扰牙线移动。当牙线变脏或有磨损时,换一节干净牙线,使用牙线后彻底洗去刮下的食物残渣、牙菌斑及软牙垢。操作中切忌损伤牙龈部位。

五、常用漱口溶液及作用(表 4-3-1)

表 4-3-1 常用漱口溶液

名称	浓度	作用
氯化钠溶液	0.9%	清洁口腔,预防感染(最常用)
复方硼砂溶液(朵贝尔溶液)	1%～3%	轻度抑菌,除臭
过氧化氢溶液	1%～3%	抗菌,除臭
呋喃西林溶液	0.02%	清洁口腔,广谱抗菌
硼酸溶液	2%～3%	酸性防腐剂,抑菌
碳酸氢钠溶液	1%～4%	碱性溶液,用于真菌感染
醋酸溶液	0.1%	用于铜绿假单胞菌感染
甲硝唑溶液	0.08%	用于厌氧菌感染
氯己定溶液(洗必泰)	0.01%	清洁口腔,广谱抗菌

操作步骤

正确为照护对象进行特殊口腔清洁

1. 目的
(1) 保护口腔黏膜和牙齿的清洁。
(2) 预防口臭,促进食欲。
(3) 避免因细菌繁殖而引起口腔疾病。
(4) 观察口腔黏膜的变化,及时处理感染、出血等并发症。
2. 评估
(1) 照护对象意识、自理能力。
(2) 照护对象口腔情况(表 4-3-2)。

表4-3-2　口腔评估表

部位/分值	1分	2分	3分
唇	湿润、质软、无裂口	干燥、有少量痂皮、有裂口、有出血倾向	干燥、有大量痂皮、有裂口、有分泌物、易出血
黏膜	湿润、完整	干燥、完整	干燥、粘膜破损或有溃疡面
牙龈	无出血及萎缩	轻微出血及萎缩	有萎缩、容易出血、肿胀
牙/义齿	无龋齿、义齿合适	无龋齿、义齿不合适	有许多空洞、有裂缝、义齿不合适、齿间流脓液
牙垢/牙石	无牙垢或有少许牙石	有少量至中量牙垢或有中量牙石	有大量牙垢或牙石
舌	湿润、少量舌苔	干燥、有中量舌苔	干燥、有大量舌苔或覆盖黄色舌苔
唾液	中量、透明	少量或过多量	半透明或黏稠
气味	无味或有味	有难闻气味	有刺鼻气味
损伤	无	唇有损伤	口腔内有损伤

3. 准备

(1) 人员准备:着清洁工作服,洗手、戴口罩。

(2) 环境准备:环境安静、整洁、光线适宜、舒适、安全。

(3) 物品准备:治疗盘、口腔护理包(治疗碗内备漱口液浸泡的棉球16只、弯血管钳、镊子、压舌板、弯盘)、漱口液、干毛巾、吸水管、棉签、石蜡油、冰硼散、手电筒,必要时备张口器。

4. 实施

(1) 家政服务员洗手、戴口罩。

(2) 将备好的用物放在治疗盘内拿到照护对象床旁桌上,认真核对,并向照护对象解释。

(3) 打开口腔护理包,倒适量漱口液浸湿棉球。站于照护对象右侧,协助照护对象侧卧或头偏向家政服务员,取干毛巾围在颈下及枕上,将弯盘置于照护对象口角处。

(4) 取手电筒,用压舌板(前端纱布)撑开面颊部,观察口腔有无出血、溃疡等,有义齿者用纱布包住取下。

(5) 取棉签蘸漱口液湿润嘴唇,能漱口者协助其用吸管吸水漱口后吐于弯盘内。

(6) 将蘸漱口液的棉球用弯血管钳和镊子绞干。放下镊子,让照护对象轻轻咬合上下齿,用压舌板撑开颊部,以弯血管钳所夹的棉球按先对侧后近侧的顺序,纵向擦洗牙齿的外侧面(分别由臼齿向门齿方向),同法擦洗另一侧。

(7) 让照护对象张开口(昏迷者可借助张口器)。依次擦洗牙齿的上内侧面—上咬合面—下内侧面—下咬合面—弧形擦洗颊部。以同样方法擦洗另一侧。最后擦洗硬腭—舌面—舌下。擦洗完毕,能漱口者助其漱口后撤去弯盘。

(8) 口腔黏膜如有溃疡,可涂锡类散或冰硼散,口唇干裂者可涂石蜡油。

（9）用毛巾擦干口角处，撤去毛巾。协助照护对象取舒适卧位，盖好被子。

（10）整理床单位，清理用物。

5. 评价

（1）操作程序正确，动作轻柔。

（2）照护对象无不适症状，能顺利达到口腔清洁的目的。

6. 注意事项

（1）擦洗动作要轻柔，特别是凝血功能差的照护对象，防止碰伤黏膜及牙龈。

（2）对于昏迷的照护对象在口腔清洁时要禁忌漱口，需要用张口器时，应从臼齿处放入。牙关紧闭者不可使用暴力使其张口，以免造成损伤。

（3）擦洗时必须用血管钳夹紧棉球，每次只夹一个，防止棉球遗留在口腔内，棉球不可过湿，以防照护对象将溶液吸入呼吸道。

（4）如有活动义齿，应先取下浸泡在清水中保存。

（5）传染病病人用过的物品按隔离消毒原则处理。

实战演练

吴某，男性，42 岁，因脑卒中致昏迷，在医院经过一段时间治疗后，虽人未清醒，但各项生命体征平稳，医嘱给予出院。在居家照护时，家政服务员应如何为其实施口腔清洁？

方法指导：针对吴某的情况，可按照上述方法进行操作，但需注意操作过程中因照护对象昏迷，故不能漱口，且擦拭棉球不能过湿，需参照下面拓展学习中的方法。

拓展学习

本案例介绍的是为昏迷照护对象进行口腔清洁，在具体实施过程中，需注意家政服务员是否给照护对象漱口、在清洁口腔时是否将棉球拧干，以确保照护对象的安全性。

教学测评

对于本任务，可根据学生听课及操作情况对学生进行考核。可从知识、技能、态度及拓展学习几个方面进行考核。

项目	考核标准	得分
知识 （10分）	认真听老师讲课（3分）	
	听课过程中有无提出问题（3分）	
	能否回答老师提出的问题（4分）	

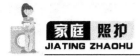

项目	考核标准	得分
技能 (50分)	洗手、戴口罩(3分)	
	向照护对象(家属)解释,并选取合适的体位(3分)	
	打开口腔护理包,倒适量漱口液浸湿棉球,将干毛巾围在颈下或枕上,弯盘置于照护对象口角处(4分)	
	用手电筒检查口腔情况(2分)	
	湿润口唇(未昏迷照护对象需漱口)(2分)	
	擦拭上下齿咬合面(2分)	
	让照护对象张开上下齿(昏迷者可借助张口器)(2分)	
	擦拭顺序:上内侧面—上咬合面—下内侧面—下咬合面—弧形擦洗颊部(10分)	
	以同样方法擦洗另一侧(10分)	
	最后擦洗硬腭—舌面—舌下(2分)	
	口腔黏膜如有溃疡,可涂锡类散等药,口唇干裂可涂润唇膏(4分)	
	用毛巾擦干口角处,撤去毛巾(2分)	
	协助照护对象取舒适卧位,盖好被子(2分)	
	整理床单位,清理用物(2分)	
态度 (20分)	准备的用物齐全(4分)	
	能正确评估照护对象意识、合作程度、自理能力,能选择正确的漱口液(8分)	
	操作完毕后能正确处理使用过的物品(8分)	
拓展 (20分)	能根据之前学习的知识、技能整合拓展学习的知识、技能(4分)	
	整合的知识、技能思路正确,内容准确(6分)	
	能正确表达并示教拓展内容(4分)	
	示教中准备充分、思路清晰、内容丰满,与同学有互动(6分)	
总分		

学习单元 2　头发清洁照护技术

实际案例

正确为照护对象进行头发清洁

张某,女性,68 岁,神志清,生活不能自理,长期卧床。早上起床后,作为家政服务员,应协助张某梳理头发。

问题讨论

1. 为什么要给张某梳理头发?
2. 若发现张某头上有虱子,应如何处理?
3. 在本案例中,在为张某灭虱时,有哪些注意事项?

知识学习

秀美的头发是人体健康的象征,拥有一头乌黑、亮泽、顺滑的头发,人就会显得年轻而有精神。但是年龄的增长、生活习惯不良等因素会导致头发出现干枯、变细、脱落、易折断、变白等变化,甚至在长期不做清洁的情况下,头上生出虱子等。因此做好照护对象头发的清洁和日常梳理,可以对照护对象从形象到心理产生积极的作用。

一、日常头发梳理

人们一夜醒来,头发凌乱,不可以粗鲁地从上到下一次性用力梳发,否则很容易折断头发,伤到头皮。正确的做法是先抓住头发中段,把发梢先慢慢梳开,然后再从头皮往下将头发梳理整齐。

二、日常洗发要求

人的头发每天都会沾上许多灰尘和细菌,照护对象应注意清洗头发,保持头发的清洁。油性发质的照护对象在春秋季可 2～3 天洗发 1 次,夏季可 1～2 天洗发 1 次,冬季可每周洗发 1～2 次。干性发质的照护对象在春夏季可 4～5 天洗发 1 次,秋冬季可 7～10 次洗发 1 次。

照护对象洗发的水温过低,容易使头部受凉,从而引起感冒,水温太高则会损伤头发,水温控制在 40～50 ℃比较合适。洗发时应用指腹揉搓头发,不仅有通络、活血、按摩的作用,而且可以避免指甲伤及头皮而产生过多头屑。洗发后要及时用毛巾擦干头发或使用吹风机吹干,避免着凉。

三、头发的养护方法

（一）保持乐观的精神

不良情绪对头发健康的影响很大。乐观的心态会促使人体分泌出大量的有益激素和乙酰胆碱等物质，这些物质可以把人体各个系统的功能调节到最佳状态，从而提高人体的免疫功能，达到美发护发的作用。所以，人要保持乐观的心态。

（二）加强身体锻炼

鼓励照护对象经常参加身体锻炼，能起到改善血液循环、增强体质的作用。只要体质增强了，头发的健康也就自然有了保障。

（三）多吃对头发有益的食品

对头发有益的食品主要包括：

1. 含碘类食物　主要有海带、紫菜等，碘可以使人的头发变得乌黑发亮。

2. 有助于头发合成黑色素的食物　主要有菠菜、西红柿、马铃薯、柿子等，这些食物中含有较多的铜、铁等元素，这些元素是头发合成黑色素时不可缺少的物质。

3. 有助于头发生长的食物　主要有大豆、花生、芝麻等，其中含有丰富的胱氨酸、甲硫氨酸等物质，这些物质是头发的重要成分。

4. 富含头发所需维生素的食物　主要有胡萝卜、南瓜、鲜枣、卷心菜、糙米、草莓、柑橘等，这些食物中含有头发所需的各种维生素，常食用可降低头发变黄、变枯的概率。

（四）经常梳头

经常梳理头发，不但可以加快头发根部的血液循环，起到坚固发根的作用，还能起到醒脑提神、防止大脑衰退、增强记忆力的作用。在各类梳子中，以竹制的密齿梳为最好，牛角梳和木梳次之，塑料梳最差。照护对象可在每天早晨起床后和晚上睡觉前各梳头1次，每次梳5～10 min。其顺序是：先从额头往脑后梳2～3 min，再从左鬓往右鬓梳1～2 min，然后从右鬓往左鬓梳1～2 min，最后低下头，由枕部发根处往前梳1～2分钟，以梳至头皮有热胀感为止。照护对象在梳头时不可用力过大，更不可硬拉，只要用梳齿轻轻地接触头皮即可，以免损伤头部的毛囊或划伤皮肤。

（五）经常进行头部按摩

照护对象应经常对头部进行按摩。其方法是：可在每天早晨起床后、午休前和晚上睡觉前，用十指（稍屈）的指尖和指腹自额上发际开始，由前向后经头顶至脑后发际，边梳头边按摩头皮，每次按摩10～15 min，然后再将两手向两边分开，按摩两鬓的皮肤，每次按摩5～10 min。坚持按摩可以起到预防或减轻老年性脱发的作用。

（六）尽量减少染发、烫发的次数

频繁地染发、烫发会使发质受损，使头发易断裂，变得粗糙、易分叉。应以每年染、烫各一次为宜，并且将染发和烫发分开进行，二者之间最好相隔3个月以上，否则会给头发造成较大的损害。另外，照护对象应减少使用吹风机吹发的频率，需要尽快吹干头发时，尽量用干毛巾吸干头发的水分，再使用吹风机将温度、风力调至中低档位进行吹风，以减少对头发的损害。

操作步骤

正确为照护对象灭头虱、头虮

1. 目的

(1) 消灭头虱、头虮,使照护对象感觉舒适。

(2) 预防人群之间互相传染与疾病的传播。

2. 评估

(1) 照护对象的意识状况、自理能力。

(2) 照护对象头发情况:毛发的多少、长短、卫生情况,以及头发上虱子、虮子的多少、分布情况、有无头皮破损。若照护对象头发较长、浓密,应尽量动员照护对象剪短头发,剪下的头发装入纸袋焚烧。

(3) 照护对象的心理反应、合作程度,对头发清洁卫生知识了解的程度。

3. 准备

(1) 人员准备:洗手、戴口罩、穿好隔离衣、戴手套。

(2) 环境准备:环境清洁、温度适宜。

(3) 用物准备:洗头用物、毛巾 2～3 块、塑料帽、篦子(齿内嵌少许棉花)、治疗碗、纱布、隔离衣、纸袋、布口袋、清洁衣裤、被服和常用药液(表 4 - 3 - 3)。

表 4 - 3 - 3　灭虱、灭虮常用药液

名称	成分及量	配置方法
30%含酸百部酊剂	百部:30 g 50%乙醇:100 mL 100%乙酸:1 mL(或食醋30 mL)	三种物质混合,装入瓶中盖严,48 h 后即可使用
30%百部含酸煎剂	百部:30 g 水:500 mL 100%乙酸:1 mL(或食醋30 mL)	混合后煮 30 min,以双层纱布过滤,挤出药液; 将药渣再次加水 500 mL 煮 30 min,再以双层纱布过滤挤出药液; 将两次煎得的药液混合并煎煮,浓缩至 100 mL,冷却后加入 100%乙酸 1 mL 或食醋 30 mL 即可

4. 实施

(1) 向照护对象解释灭虱、灭虮的目的、过程和需要配合的要求。

(2) 根据照护对象病情选择合适的体位。

① 坐位:病情许可时,置照护对象于椅子上。

② 卧位:不能起床者,需移开床头桌椅,放平床头,协助照护对象仰卧,防水垫及大毛巾放于枕上,移枕于照护对象肩下,松开照护对象衣领向内反折,将毛巾围于颈部,用别针固定。

(3) 将头发分成若干小股,用布蘸灭虱药物,按顺序擦遍头发,防止药液滴到照护

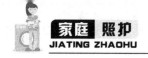
对象面部及眼部,用手搓,使之浸透所有头发。反复揉搓 10 min 后戴上帽子,包住头发。

(4) 24 h 后取下帽子,用篦子篦去死虱和虮,并清洗头发,如仍有活虱和虮,须重复用灭虱药物杀灭。

(5) 灭虱完毕,为照护对象更换衣服、被服,将污衣裤及被服放入布袋内,防止虱、虮传播。

(6) 整理床单位,除去篦子上的棉花,用纸包好焚烧;梳子和篦子消毒后用刷子刷洗干净备用。凡照护对象用过的布类,接触过的隔离衣,装入布袋内,扎好袋口,送高压灭菌,防止传播。

5. 评价

(1) 照护对象头虱、虮彻底灭除,无虱、虮传播。

(2) 照护对象无局部和全身反应。

(3) 灭虱、虮过程中,保护照护对象自尊,掌握头虱、虮灭除和预防方法。

6. 注意事项

(1) 家政服务员应严格遵守操作规程,防止虱、虮的传播,做好消毒隔离工作。

(2) 涂抹灭虱药液时,应注意观察照护对象局部和全身反应,防止药液玷污眼面部。

实战演练

吴某,男性,42 岁,因脑卒中致昏迷,经过一段时间的医院治疗后,虽人未清醒,但各项生命体征平稳,医嘱给予出院。因照护对象行动不便,家人在照护时未能定时定期为其进行头发清洁。在家政服务员来到其家中时,照护对象头部散发不良气味,并出现头虱。

方法指导:针对吴某的情况,可按照上述方法进行操作,但需注意操作过程中应正确配制灭虱药物,并注意预防虱子的传播,需参照下面拓展学习中的方法。

拓展学习

本案例介绍的是为昏迷照护对象进行头发清洁,在具体实施过程中,需注意家政服务员应正确配制灭虱药物,并注意隔离照护对象,以确保照护对象家属及自身的安全性。

教学测评

对于本任务,可根据学生听课及操作情况对学生进行考核。可从知识、技能、态度及拓展学习几个方面进行考核。

项目	考核标准	得分
知识 (10 分)	认真听老师讲课(3 分)	
	听课过程中有无提出问题(3 分)	
	能否回答老师提出的问题(4 分)	
技能 (50 分)	洗手、戴口罩、穿隔离衣、戴手套(4 分)	
	取百部 30 g、50％乙醇 100 mL、食醋 30 mL 放在瓶内盖严,48 h 后制成可用(6 分)	
	向照护对象(家属)解释灭虱的目的、操作过程(4 分)	
	取卧位:移开床头桌椅,放平床头,防水垫及大毛巾放于枕上,移枕于照护对象肩下,松开照护对象衣领向内反折,将毛巾围于颈部,用别针固定(12 分)	
	将头发分成若干小股,用布蘸灭虱药物,按顺序擦遍头发,用手搓,使之浸透所有头发(4 分)	
	反复揉搓 10 min 后戴上帽子,包住头发(3 分)	
	24 h 后取下帽子,用篦子篦去死虱和虮(3 分)	
	清洗头发,如仍有活虱和虮,须重复用灭虱药物杀灭(2 分)	
	整理床单位(2 分)	
	除去篦子上的棉花,用纸包好焚烧,梳子和篦子消毒后用刷子刷洗干净备用(6 分)	
	凡照护对象用过的布类、接触过的隔离衣,装入布袋内,扎好袋口,送高压灭菌,防止传播(4 分)	
态度 (20 分)	准备的用物齐全(4 分)	
	能正确评估照护对象意识、合作程度、自理能力,能正确配制灭虱药液(8 分)	
	操作完毕后能正确处理使用过的物品(8 分)	
拓展 (20 分)	能根据之前学习的知识、技能整合拓展学习的知识、技能(4 分)	
	整合的知识、技能思路正确,内容准确(6 分)	
	能正确表达并示教拓展内容(4 分)	
	示教中准备充分、思路清晰、内容丰满,与同学有互动(6 分)	
总分		

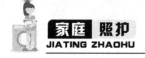

学习单元 3　皮肤清洁照护技术

正确为照护对象进行身体清洁

张某,女性,68岁,神志清,生活不能自理,长期卧床。作为家政服务员,应定期为张某进行身体清洁。

1. 请问在为张某进行身体清洁时,需要观察哪些皮肤问题?
2. 在为照护对象进行身体清洁时需要注意什么?

皮肤是抵御外界有害物质入侵的第一道屏障,是人体最大的器官,完整的皮肤具有保护机体、调节体温、吸收、分泌、排泄及感觉等功能。皮肤的新陈代谢迅速,排泄的废物,如皮脂及脱落的表皮碎屑,与外界病原微生物及尘埃结合成污物,黏附于皮肤表面,如不及时清洁皮肤,将会引起皮肤炎症。汗液呈酸性,可刺激皮肤,使其抵抗力降低,以致破坏其屏障作用,成为各种病原微生物入侵的门户,造成各种感染。

长期卧床的人,由于疾病的影响,生活自理能力差,汗液中的盐分及含氮物质常存留在皮肤上,和皮脂、皮屑、灰尘、细菌结合黏液于皮肤表面,刺激皮肤使其抵抗力降低,易致各种感染,因此,家政服务员应加强对照护对象皮肤的清洁。

一、皮肤的观察与评估

正常皮肤评估应注意:体位、环境因素、汗液量、皮脂分泌、水肿和色素沉着。

(一)皮肤的颜色和温度

可了解皮肤的血液循环情况及有无感染,皮肤颜色的特殊改变:如皮肤潮红、出汗可能与发热有关;皮肤发绀可能与缺氧有关;黄疸可能与肝胆疾病有关等。

(二)皮肤的柔软度和厚度

通过皮肤的柔软度和厚度可了解皮肤有无粗糙、硬结等情况。

(三)皮肤的弹性

一般老年人或脱水病人,皮肤弹性差。检查:从前臂内侧提起一点皮肤,再放松时,如果皮肤很快复原,表明皮肤弹性较好。

（四）皮肤的完整性

有无破损、有无斑点、丘疹、水疱、硬结。对冷、热、痛、触觉等感觉是否灵敏。

（五）皮肤的清洁度

可通过散发的气味、出汗情况、皮脂分泌量、污浊情况等评估皮肤的清洁度。

二、常用的身体清洁方法

通过身体表面的清洗及搓揉，可以消除疲劳，促进血液循环，改善睡眠，提高皮肤新陈代谢和增强抗病能力。沐浴的种类主要包括三种：淋浴、盆浴、床上擦浴。

（一）淋浴

1. 概念　淋浴即洗澡时使用喷头淋湿全身进行洗浴的方法。

2. 基本要点

（1）淋浴前要在浴室内放防滑垫，照护对象穿防滑拖鞋进入浴室，对于站立有困难的照护对象要在浴室内放置洗澡椅（图4-3-1）。

（2）调节浴室温度为24～26 ℃。

（3）洗浴时，先调节水温至40 ℃，先开冷水后开热水。

（4）有需要时协助照护对象穿、脱衣裤（一侧肢体活动障碍时，应先脱健侧，再脱患侧；穿时应先穿患侧，再穿健侧）。

（5）淋浴顺序：先洗头后清洗身体，身体清洗的顺序依次为颈部、耳后、胸腹部、双上肢、背部、双下肢、会阴及臀下、双足。

（6）淋浴应安排在进食后1 h，淋浴时间不宜过长，水温不宜过高。

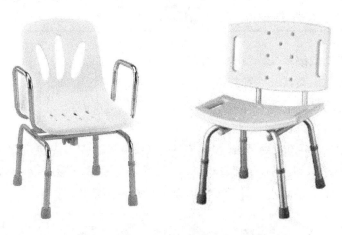

图4-3-1　洗澡椅

（二）盆浴

1. 概念　即在浴缸或浴盆中放入水，人泡在水里进行洗浴的方法。

2. 基本要点

（1）盆浴前要在浴室内放防滑垫，照护对象穿防滑拖鞋进入浴室。

（2）调节浴室温度为24～26 ℃。

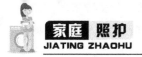
（3）调节水温至 40 ℃。

（4）盆浴时间不可过长、水温不可过高、水量不可过多，以免引起不适。

（5）妊娠 7 个月以上的孕妇禁用盆浴，衰弱、创伤及患心脏病需要卧床休息的照护对象，均不宜沐浴。

操作步骤

正确为照护对象床上擦浴并进行背部按摩

1. 目的

（1）保持照护对象皮肤清洁，使其舒适。

（2）促进机体血液循环，增强皮肤的排泄功能，预防感染和压疮等并发症的发生。

（3）活动背部肌肉，减少劳累与肌肉酸痛。

2. 评估

（1）照护对象的意识状态、卧床时间、卧位、皮肤的清洁状况等。

（2）照护对象的卫生习惯、对皮肤清洁知识、压疮相关知识的了解程度及要求。

（3）照护对象的肢体活动能力及自理能力。

3. 准备

（1）人员准备　穿清洁工作服、洗手。

（2）环境准备　关好门窗，调节室温为 24～26 ℃。

（3）物品准备　脸盆、水桶各 2 个，毛巾 2 条，水温计、温水、浴巾、梳子、小剪刀、50% 乙醇、护肤品、清洁衣裤、便盆、浴皂或沐浴乳等。

4. 实施

（1）向照护对象解释操作目的、过程和需要配合的要求。

（2）根据照护对象情况选择舒适的体位。

（3）将操作物品置于床旁，倒入热水约 2/3 满，调试水温在 40～45 ℃，也可按照护对象习惯调节。

（4）将微湿的小毛巾如手套式包在右手上（图 4-3-2），先擦洗眼睛（由内眦向外眦），然后依次擦洗一侧额部、颊部、鼻翼、耳后、下颌及颈部，同法擦另一侧。用较干的毛巾再同法擦洗一遍。注意洗净耳后、耳廓，勿用肥皂洗眼部周围。

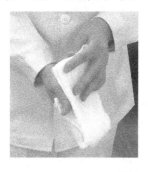
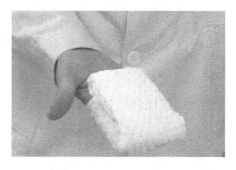

图 4-3-2　手套式包小毛巾

（5）为照护对象脱上衣，在擦洗部位下铺大毛巾，按顺序擦洗两上肢及胸腹部。先用涂皂液的湿毛巾擦一遍，再用湿毛巾擦去皂液，再用清洗毛巾擦至皂液干净，尤其要注意脐部的擦洗。女性照护对象应注意乳房下皮肤皱褶处的清洁，最后用浴巾边按摩边擦干。

（6）协助照护对象侧卧，背朝向家政服务员，铺大毛巾于其身体下，按顺序擦洗颈部、背部、臀部。

（7）两手或一手蘸少许50％乙醇。家政服务员站在照护对象右侧，左腿向前弯曲，右腿向后伸直。从照护对象骶尾部开始，用手掌的大、小鱼际沿脊柱两侧边缘向上按摩，到肩部时做环形动作向下按摩，然后手再轻轻滑到臀部及尾骨部位。更换姿势，左腿在后伸直，右腿在前弯曲，如此有节奏按摩至少3 min。按摩力量要足够刺激肌肉组织，力量均匀在用拇指指腹蘸少许50％乙醇由骶椎到第7颈椎（高危人群目前此法不用）。

（8）蘸少许50％乙醇用手掌大、小鱼际部分紧贴皮肤，压力均匀地做向心方向按摩，由轻到重，再由重到轻，每次约3～5 min（高危人群目前此法不用）。

（9）更换盆、水及毛巾，协助照护对象仰卧，脱去裤子，清洗会阴部。

（10）再次换水及毛巾，铺大毛巾于一侧腿下，按顺序擦洗髋部、大腿、小腿；同法擦洗另一侧下肢，为照护对象更换清洁裤子。

（11）协助照护对象两腿屈膝，置防水垫、浴巾于照护对象足下，足盆置于浴巾上，将照护对象双脚移入盆内热水中浸泡、洗净、擦干。

（12）整理物品及床铺，为照护对象选择舒适体位。

5．评价

（1）照护对象皮肤清洁，背部肌肉酸痛感消失，感觉舒适，身心需要均得到满足。

（2）操作过程中，照护对象未发生受凉、皮肤损伤等情况。

6．注意事项

（1）擦洗过程中，应随时注意观察照护对象是否出现寒战、面色苍白等情况，一旦发生应立即停止擦拭。

（2）擦洗动作要轻柔、敏捷，减少翻动和暴露，防止照护对象受凉，并保护其自尊。

（3）操作过程中，应按照节力原则尽量减少体力消耗。

（4）皮肤有伤口的照护对象，擦浴时应避免弄湿敷料，必要时可在沐浴后适当处理。

（5）背部按摩时，施力大小应适中，太大会损伤皮肤，太小达不到效果。

（6）若局部皮肤已经出现压疮的早期症状，不可在此按摩，以免加速压疮进展，可用拇指指腹在压疮边缘正常皮肤处按摩。

实战演练

吴某，男性，72岁，因脑卒中致昏迷，经过一段时间的医院治疗后，虽人未清醒，但各项生命体征平稳，医嘱给予出院。因照护对象行动不便，家人在照护时未能定时定期为其进行身体清洁，请家政服务员为照护对象解决身体清洁问题。

方法指导：针对吴某的情况，可按照上述方法进行操作，但需注意操作过程中应注意

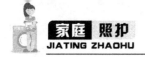
昏迷的人易发生压疮,需在擦浴过程中进行背部皮肤的观察与按摩,需参照"拓展学习"中的方法。

拓展学习

　　本案例介绍的是为昏迷照护对象进行床上擦浴,在具体实施过程中,需注意家政服务员应在擦浴过程中注意观察照护对象骨突处皮肤状况,并在擦浴后进行背部按摩,促进背部皮肤血液循环,预防压疮的发生。

教学测评

　　对于本任务,可根据学生听课及操作情况对学生进行考核。可从知识、技能、态度及拓展学习几个方面进行考核。

项目	考核标准	得分
知识 (10分)	认真听老师讲课(3分)	
	听课过程中有无提出问题(3分)	
	能否回答老师提出的问题(4分)	
技能 (50分)	根据照护对象情况准备合适的室温及水温(4分)	
	解释后取舒适体位(4分)	
	擦面颈部(4分)	
	擦洗上身(4分)	
	擦洗背部(8分)	
	按摩全背(8分)	
	局部按摩(4分)	
	擦洗会阴(4分)	
	擦洗下肢(4分)	
	浸泡双足(4分)	
	整理床单位取舒适体位(2分)	
态度 (20分)	准备的用物齐全(4分)	
	能正确评估皮肤状况,根据需要进行背部按摩(8分)	
	操作完毕后能正确处理使用过的物品(8分)	
拓展 (20分)	能根据之前学习的知识、技能整合拓展学习的知识、技能(4分)	
	整合的知识、技能思路正确,内容准确(6分)	
	能正确表达并示教拓展内容(4分)	
	示教中准备充分、思路清晰、内容丰满,与同学有互动(6分)	
总分		

学习单元 4　压疮的预防与处理技术

正确为照护对象预防压疮

张某,女性,78 岁,神志清,生活不能自理,长期卧床。

问题讨论

1. 作为张女士的家政服务员,应如何预防张女士发生压疮?
2. 一旦发现皮肤出现压疮应如何处理?

知识学习

压疮是老年和长期卧床者的常见并发症,以复杂、难以愈合的慢性伤口为特征。压疮的发生直接影响照护对象的健康状况,会增加其痛苦、延长住院时间、增加医疗费用等。

一、压疮的概念

压疮是指因局部组织长时间受压,血液循环障碍,局部组织持续缺血、缺氧、营养不良而导致的软组织溃烂和坏死。因为压力是引起压疮最主要的因素,故又称压力性溃疡。

国际上,NPUAP、EPUAP 将压疮的定义更新为:皮肤或/和皮下组织的局部损伤,通常位于骨突出部位。这种损伤一般是由压力或者压力联合剪切力引起的。一些相关的或不易区分的因素也与压疮有关,而这些因素的意义还有待进一步阐明。

二、压疮发生的原因

压疮是多因素相互作用的结果,但在骨隆突处受压是压疮形成的主要因素。可分为外源性、内源性因素。

(一)外源性因素

1. 压力　是指局部组织所承受的垂直压力。单位面积内所承受的压力越大,组织发生坏死所需的时间越短。垂直压力是引起压疮的最主要因素。
2. 剪切力　是施加于相邻物体的表面,引起相反方向的进行性平滑移动的力量,是由摩擦力与压力综合而成,与体位有密切的关系,通常发生于半卧位者的骶尾部。因为照护对象平卧,抬高床头时身体下滑,皮肤与床面之间产生摩擦力,加上皮肤垂直方向的重力,从而导致剪切力的产生。当身体同一部位受到不同方向的作用力时,就会导致作用于深层、引起组织的相对移位,这种移位能切断较大区域的小血管供应,导致组织氧张力下降,因此,它比垂直方向的压力更具危害。

3. 摩擦力　摩擦力作用于皮肤,易损害皮肤的角质层,增加皮肤的敏感性,可使局部皮肤温度增高,温度升高1 ℃能加快组织代谢并增加氧的需要量10%。摩擦力大小可被皮肤的潮湿程度所改变,少量出汗皮肤的摩擦力大于干燥皮肤,大量出汗则降低摩擦力。床铺褶皱不平,有渣屑、皮肤潮湿或搬动时拖、拽、扯、拉均会产生较大的摩擦力。

4. 潮湿　潮湿引起皮肤的酸碱度改变,导致皮肤角质层的屏障功能下降,表皮损伤、细菌增殖。常见因素:大小便失禁、大汗或多汗、伤口大量渗液等。

(二)内源性因素

1. 感觉缺失的照护对象更易发生压疮,如截瘫者,因为感觉缺失造成机体对伤害性刺激毫无反应。

2. 全身营养不良、营养摄入不足而出现蛋白质合成减少、负氮平衡、皮下脂肪减少、肌肉萎缩,一旦受压,骨隆突处皮肤要承受外界压力和骨隆突处对皮肤的挤压力,受压处缺乏脂肪组织保护,引起血液循环障碍。

3. 组织血流灌注不足引起组织缺氧,影响组织的营养供给,皮肤抵抗力下降。

4. 组织的再生能力随着年龄的增加而减退,加上血管的硬化使局部血液供应减少。年老体弱时,皮肤弹性差,松弛而干燥,皮下脂肪减少,肌肉萎缩,加上尿液和粪便的刺激,导致皮肤表皮的保护能力下降,皮肤组织容易破损。

5. 体重下降、消瘦者,皮下脂肪变薄,骨隆突部位没有缓冲垫,易发生压疮。

6. 精神压抑、情绪打击可引起淋巴管阻塞,导致无氧代谢产物聚集而诱发组织损伤。

三、压疮的易发部位与高危人群

压疮好发于受压和缺乏脂肪组织保护、无肌肉包裹或肌层较薄的骨隆突处,卧位不同,受压点不同,好发部位亦不同。

(一)易发部位

1. 仰卧位　好发于枕骨粗隆、肩胛部、肘部、脊椎体隆突处、骶尾部、足跟部。

2. 侧卧位　好发于耳廓、肩峰、肘部、髋部、膝关节内外侧、内外踝处。

3. 俯卧位　好发于面颊、耳廓、肩部、女性乳房、男性生殖器、髂嵴、膝部、脚趾。

4. 坐位　好发于坐骨结节处。

(二)高危人群

1. 老年人　皮肤松弛、干燥、缺乏弹性,皮肤脂肪萎缩变薄,易损性增加。

2. 肥胖者　过重的体重造成骨隆突处压力增加。

3. 瘦弱者　骨隆突处皮下脂肪层薄,缓冲作用力减弱。

4. 神经系统疾病者　如痴呆、昏迷不醒者,其自发性活动减弱或丧失;瘫痪者,部分肢体活动障碍。

5. 发热者　排汗增多,汗液刺激皮肤,同时消耗大量能量。

6. 因医疗措施活动受限者　如牵引、石膏固定者。

7. 水肿患者　水肿降低了自身的抵抗力。

8. 疼痛者　为避免疼痛处于强迫体位而不敢活动者。

9. 服用镇静剂者　自发性身体活动减少。

10. 排便失禁者　大小便失禁者皮肤经常受到污染、潮湿的刺激。

对于确认易发生压疮的人群,应定时观察受压皮肤情况,及时评估,采取防范措施。

（三）压疮的评估工具

Braden 量表是较理想的评估工具。应用压疮危险因素评估量表是预防压疮关键性的一步,是有效护理干预的一部分(表 4-3-4)。

表 4-3-4　Braden Scale 评分

项目	分级			
	4分	3分	2分	1分
感觉	没有受限	轻度受限	极度受限	完全受限
潮湿	很少浸润	偶尔浸润	潮湿	经常浸润
活动方式	经常行走	偶尔行走	轮椅	卧床
活动能力	活动自如	扶助行走	依赖轮椅	卧床不起
营养	营养摄入极佳	充足	可能不足	非常差
摩擦/剪力		没有明显问题	潜在问题	已存在问题

Braden 评分总分范围 6～23 分,分值越低,照护对象器官功能越差,发生压疮的危险性越高。Braden 评份:15～18 分低危;13～14 分中危;10～12 分高危;≤9 分极高危。

四、压疮的预防措施

（一）有效减压,避免局部组织长时间受压

1. 定时更换体位　更换卧位可以减轻组织的压力。鼓励和协助照护对象经常更换卧位,一般 2 h 翻身 1 次,必要时每小时翻身 1 次,并建立记录卡(表 4-3-5)。

表 4-3-5　翻身记录卡

日期/时间	卧位	皮肤情况

2. 保护骨隆突处和支持身体空隙处　一些特殊的床或床垫可以减少活动障碍对皮肤和骨骼组织的损伤,如气垫褥、水褥等可以使支撑体重的面积加大,减少局部受压,保护骨隆突处皮肤,长期卧床者使用交替式充气床垫可延长翻身时间间隔,每 4 h 翻身 1 次;4～5 cm 厚的海绵床垫每 2 h 翻身一次;坐轮椅者需加 4～5 cm 厚的海绵垫,每 15 min 抬起身体一次,达到预防压疮的作用。另外,还可以用软枕垫在身体空隙处,以扩大支撑面积、减

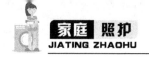

轻骨隆突部位皮肤的压力。

3. 正确使用石膏绷带、夹板、牵引或其他矫正器械　衬垫应松紧适度,应仔细观察局部和肢端皮肤的颜色、温度变化情况,发现石膏绷带过紧或凹凸不平,应建议照护对象去医院检查。

(二)避免局部受潮湿、摩擦刺激

1. 保持床铺清洁、干燥、平整、无皱褶、无碎屑。

2. 每日用温水清洗(擦拭)皮肤 1 次,保持清洁,选用轻度清洗剂来减少刺激及防止皮肤干燥。清洗皮肤次数因人而异,如有大小便失禁、呕吐、出汗污染须随时清洗,注意勿用刺激性大的碱性肥皂,可用弱酸性的沐浴露,采用冲淋的方法,清洗皮肤时应注意减少力度及摩擦。

3. 保持皮肤的柔润度,清洗后皮肤可用润肤露涂抹预防干燥,保持皮肤有较好的柔润度,可以抵御摩擦力和压力所伤。

4. 伤口若有分泌物,要及时更换敷料,不可让照护对象直接卧于防水垫上。

5. 失禁性皮炎皮肤的护理顺序是:清洗—抹干—擦粉—喷膜—30 s 后再擦粉—喷膜,擦粉喷膜的次数视照护对象失禁程度和皮肤情况而定,每天 2～6 次。

(三)避免摩擦力和剪切力的作用

1. 更换卧位时,应防止身体下滑　当照护对象取半坐卧位时,上身垫高不超过 30°(在照护对象身体允许的情况下)。为防止身体下滑,应在腘窝处垫软枕。用膝枕、挡脚枕把剪切力减至最低。必要时使用牵吊装置,对长期坐轮椅者,为防止身体下滑,应当予以适当约束。

2. 保持床铺及被服整洁、干燥　协助照护对象更换床单、衣服及翻身时,应抬高照护对象身体离开床面,使用床单移动照护对象。如果肘部和足跟存在摩擦,则需要保护。切忌拖、拉、拽等动作,避免形成摩擦力损伤皮肤。

3. 正确使用便盆　使用时应协助照护对象抬高臀部,不可硬拉、硬塞。必要时,可在便盆边缘垫以软纸或棉布,以防擦伤皮肤。不可使用有裂损或掉瓷的便盆。

(四)促进血液循环

1. 对长期卧床的照护对象,可每日进行全范围关节运动,维持关节的活动性和肌肉的张力,促进肢体血液循环。

2. 定期检查受压部位,所有高危者均需要最少每天做 1 次详细的皮肤检查,特别是在骨隆突部位。此外,经常进行温水擦浴不仅能清洁皮肤,还能刺激皮肤血液循环,改善局部营养状况,增强皮肤抵抗力。

(五)改善机体营养状况

长期卧床者或肢体活动障碍者,应注意全身营养,在身体状况允许的情况下给予高热量、高蛋白、高维生素等营养丰富、易于消化的膳食。

五、压疮的分期及各期表现

美国国家压疮咨询委员会(NPUAP)2007 年将压疮分为:怀疑深层组织损伤、Ⅰ期、

Ⅱ期、Ⅲ期、Ⅳ期、无法界定阶段。

（一）怀疑深层组织损伤

皮下软组织受压力或/和剪切力损伤,肤色局部变成紫色或褐紫色;表皮完整或呈现充血的水疱。该部分组织在之前可能有疼痛、坚实、柔软、潮湿或与比邻组织相比,会有较暖或冷的情况出现。

在此阶段,照护对象肤色越深越难发现深层组织损伤,它的演变有可能仅从一个暗黑色创伤上的薄水疱开始,最后进一步演变成由薄焦痂覆盖的深层组织损伤。如果不及时给予适当的治疗,伤患处可能迅速暴露于皮下组织。

（二）Ⅰ期非苍白性发红

皮肤完整无破损但局部区域（多见于骨突处）出现按压后不变白的红斑。肤色较黑或暗的照护对象可能看不到按压后肤色的变化,但与周边的皮肤有明显的区别。这些皮肤与周边组织相比可能会产生疼痛、变硬、皮温升高等情况。Ⅰ期压疮在肤色较黑或暗的照护对象身上很难及时监测到。

（三）Ⅱ期部分皮层受损

表皮及真皮部分组织缺失,表现为无腐肉的、红色的或粉红色基底的开放性浅层溃疡,也可表现为表皮完整或破开已爆裂的满含浆液性的水疱。如果表现为有光泽的或干枯浅层溃疡,无腐肉或瘀伤,则此情况不应该用于描述皮肤撕裂、粘贴胶引致的烙印、会阴皮炎、浸渍或表皮脱落。瘀伤表示怀疑深层组织的损伤。

（四）Ⅲ期全层皮肤缺失

全皮层缺失,伤口可见到皮下脂肪组织,但未达骨骼、肌腱或肌肉。也许存在腐肉,但不影响对于伤口深度的判断。本期压疮的深度与受伤部位的结构相关。

（五）Ⅳ期全层组织缺失

全层组织的缺失累及骨组织、筋膜或肌肉的外露,可能伴有腐肉及焦痂。本期压疮的深度因解剖位置的不同会发生变化。

（六）无法界定阶段

全层皮肤或组织缺失,深度未知。伤口被腐肉或/和焦痂完全覆盖。需要去除足够的腐肉和焦痂,溃疡基底的真正深度暴露后,才能界定压疮的阶段。

操作步骤

正确为照护对象进行压疮换药

1. 目的

(1) 促进照护对象皮肤完整性,使其舒适。

(2) 促进肌体血液循环,促进受损部位皮肤的愈合,防止伤口的进一步恶化。

2．评估

（1）照护对象的意识状态、卧床时间、卧位，压疮的大小、深度、等级等。

（2）照护对象对压疮相关知识的了解程度及要求。

（3）照护对象的肢体活动能力及自理能力。

3．准备

（1）人员准备：穿清洁工作服、洗手、戴口罩。

（2）环境准备：关好门窗，调节室温为24～26 ℃，必要时关闭门窗，注意遮挡。

（3）物品准备：无菌换药包、无菌敷料、75％乙醇棉球、无菌生理盐水棉球、胶布、海绵垫、翻身记录卡、笔，必要时备红外线照射灯及药物。

4．实施

（1）将准备好的物品拿到照护对象身旁，并向照护对象解释该操作的目的、需要配合的地方。

（2）为照护对象选取合适的体位，暴露压疮部位。

（3）轻轻揭开胶布和敷料，用手取下外层的敷料，再用镊子按伤口的纵行取下内层的敷料，与伤口粘住的最里层敷料，用盐水浸润后再用镊子揭去，取下污纱布污染面朝上放入换药盘内，仔细观察伤口的情况。

（4）用两把镊子操作：一把镊子用于接触伤口换药；另一把镊子传递棉球、敷料。用75％乙醇消毒伤口周围皮肤，用0.9％无菌生理盐水棉球轻轻擦拭创面，吸去分泌物。

（5）根据需要用红外线照射创面，按情况涂药。

（6）按伤口走向放置敷料，用胶布固定。

（7）换药后检查照护对象身体其他受压部位的皮肤情况，在受压处垫软枕、海绵垫，协助照护对象取舒适位并整理床铺。

（8）翻身后记录。

（9）换药后敷料等物品置于污物桶内，换药碗、镊子等浸泡在消毒液中，洗手。

5．评价

（1）过程中动作轻柔，未引起照护对象明显疼痛感或不适感。

（2）操作过程中严格遵守无菌操作原则，未引起伤口的进一步感染。

6．注意事项

（1）换药过程中应随时观察照护对象的保暖情况，防止受凉。

（2）换药清创时应防止损伤正常的组织和血管。

（3）换药前后应洗手，然后再接触其他物品。

（4）先换清洁伤口，后换感染伤口；伤口的内、外要分别清洗，一个棉球只用一次。

（5）感染伤口换药涂药时应从外向内消毒；传染性伤口根据特殊消毒要求处置。

实战演练

张某，女性，65岁，因脑出血致下半身瘫痪，大小便失禁。家中请了李阿姨照料，虽然李阿姨频繁帮张某清洗会阴部，翻身，但张某骶尾部仍出现了皮肤损伤及感染。入院治疗一段时间后情况好转,医嘱予以出院,回家换药。您作为李阿姨应如何为张某换药?

方法指导:针对张某的情况,可按照上述方法进行操作,但需注意操作过程中应注意换药前后要洗手,换药时要严格遵守无菌原则,换药过程中动作轻柔,以免引起进一步的损伤,需参照下面拓展学习中的方法。

拓展学习

本案例介绍的是为半身不遂、大小便失禁照护对象进行压疮换药,在具体实施过程中,需严格遵守无菌原则,换药过程中动作轻柔,以免引起进一步的损伤。

教学测评

对于本任务,可根据学生听课及操作情况对学生进行考核。可从知识、技能、态度及拓展学习几个方面进行考核。

项目	考核标准	得分
知识 (10分)	认真听老师讲课(3分)	
	听课过程中有无提出问题(3分)	
	能否回答老师提出的问题(4分)	
技能 (50分)	家政服务员穿工作服、洗手、戴口罩(4分)	
	解释并取得照护对象同意后取舒适体位,暴露伤口(6分)	
	用手揭开外层的敷料(4分)	
	用镊子按伤口的纵行取下内层的敷料(4分)	
	盐水浸湿后用镊子揭下最内层敷料(4分)	
	观察伤口(2分)	
	一把镊子用于接触伤口,一把镊子传递棉球(6分)	
	由内向外消毒伤口数次(8分)	
	根据需要用红外线照射创面,按情况涂药(2分)	
	换药后检查照护对象身体其他受压部位的皮肤情况,在受压处垫软枕、海绵垫,协助照护对象取舒适位并整理床铺(3分)	
	翻身后记录(4分)	
	换药后敷料等物品置于污物桶内,换药碗、镊子等浸泡在消毒液中,洗手(3分)	
态度 (20分)	准备的用物齐全(4分)	
	能正确评估伤口状况,按无菌原则换药(10分)	
	操作完毕后能正确处理使用过的物品(6分)	

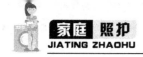

（续表）

项目	考核标准	得分
拓展 （20分）	能根据之前学习的知识、技能整合拓展学习的知识、技能（4分）	
	整合的知识、技能思路正确，内容准确（6分）	
	能正确表达并示教拓展内容（4分）	
	示教中准备充分、思路清晰、内容丰满、与同学有互动（6分）	
总分		

（何　萍）

任务四　进食照护技术

学习单元 1　饮食与营养基本知识

相关链接

　　王奶奶，女，78岁，身高 162 cm，体重 65 kg。有高血压 15 年，2 年前中风偏瘫，现在能下地行走，但是右侧行动不是特别方便，雇佣家政服务员小李上门做饭。王奶奶平时饮食比较偏油腻，尤其喜欢吃腌制食品。

问题讨论

　　1. 小李该如何为王奶奶进行膳食搭配？符合怎样要求？
　　2. 请思考不同疾病的照护对象膳食搭配要求。

知识学习

一、人体所需营养素

（一）产生热量的营养素

　　热量是人体进行各种生命活动所需要消耗的能量，人体对热量的需要量根据年龄、性别、劳动强度、环境等因素的不同而各异。人体热能的需要量与其消耗量相当，根据中国营养学会的推荐标准，成年男子的热量供给量为 10.0～17.5 MJ/d，成年女子为 9.2～14.2 MJ/d。这种能量来自蛋白质、脂肪和碳水化合物三大营养素。

1. **蛋白质**　蛋白质是维持人体生命的重要物质基础,正常人体内约 16%～19% 是蛋白质。其主要功能是构成人体组织与修补组织、增强机体抵抗力、供给热量等;蛋白质可以供给的能量约占总能量的 10%～14%。蛋白质的主要来源有肉类、水产类、奶类、蛋类、豆类等。

2. **脂肪**　脂肪是构成人体细胞与组织的重要成分。脂肪可以供给的能量约占总能量的 20%～25%。其来源包括动物脂肪和植物脂肪两类:动物脂肪主要有肉类、蛋黄等;植物脂肪主要有食用油、花生、芝麻、豆类等。

3. **碳水化合物**　碳水化合物包括糖类和淀粉两大类,是机体主要的供能物质,其供给的能量约占总能量的 60%～70%。碳水化合物的主要来源有谷类、根茎类、豆类等。

(二)其他营养素

1. **维生素**　维生素是维持人体正常生理功能的有机化合物,其大多不能在人体内合成,因此需要从食物中摄取。其中,经常晒太阳可以促进维生素 D 的合成,预防佝偻病。按照溶解性可把维生素分为脂溶性维生素和水溶性维生素两大类。脂溶性维生素不溶于水,但可溶于脂肪中,包括维生素 A、维生素 D、维生素 E、维生素 K 等;水溶性维生素可溶于水,但不溶于脂肪,包括 B 族维生素(维生素 B_1、维生素 B_2、维生素 B_6、维生素B_{12}等)。

2. **无机盐**　无机盐是人体的重要组成部分,其广泛地存在于食物中,包括钙、铁、碘、镁、钾、钠等。日常食物中,含钙较多的有牛奶、奶酪、鸡蛋等;含铁较多的有鸡肝、猪肝、牛羊肾脏、蛋黄等。

3. **水**　水是维持人体生命必需的物质,它可以调节体液,稳定体温。水占人体体重的 60%～70%,成人每日需水量约为 2 500 mL。

4. **膳食纤维**　膳食纤维是指食物中不能被消化酶分解的物质,主要由纤维素、果胶等组成。膳食纤维可以促进肠道蠕动,减少摄入量,有助于控制肥胖及调节血脂,主要来源于谷类、豆类、蔬菜及水果等。

二、中国居民膳食指南

民以食为天,吃不仅是维持生命的最基本行为,吃得科学和合理更是可以预防疾病、让健康更持久、长寿的一个方法。《中国居民营养与慢性病状态报告》显示,我国居民成人超重肥胖率超过了 50%,超重肥胖又是产生慢性病的最重要根源。而通过我国主要疾病原因分析上可以看到,慢性病已经占到死因 88% 以上,其中最重要的是心血管疾病,每5 例死亡当中有 2 例死于心血管疾病。心血管疾病是怎么来的呢,主要由高血压、肥胖及不合理膳食而引起的。不合理的膳食结构造成了严重的疾病负担,2018 年《全球营养报告》指出,全球 1/5 的死亡与饮食相关,其中最主要原因是高盐,还有全谷物、水果、坚果的摄入量少,以及能量不平衡。

为了给居民提供准确的健康膳食信息,指导居民合理营养,达到保持健康的目的,中国营养学会修订了最新版的《中国居民膳食指南》(2023),具体内容有:

(一)准则一:食物多样,合理搭配

坚持谷类为主的平衡膳食模式。

每天的膳食应包括谷薯类、蔬菜水果、畜禽鱼蛋奶和豆类食物。

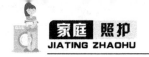
平均每天摄入 12 种以上食物,每周 25 种以上,合理搭配。

每天摄入谷类食物 200～300 g,其中包含全谷物和杂豆类 50～150 g;薯类 50～100 g。

(二)准则二:吃动平衡,健康体重

各年龄段人群都应天天进行身体活动,保持健康体重。

食不过量,保持能量平衡。

坚持日常身体活动,每周至少进行 5 天中等强度身体活动,累计 150 分钟以上;主动身体活动最好每天 6 000 步。

鼓励适当进行高强度有氧运动,加强抗阻运动,每周 2～3 天。

减少久坐时间,每小时起来动一动。

(三)准则三:多吃蔬菜、奶类、全谷、大豆

蔬菜水果、全谷物和奶制品是平衡膳食的重要组成部分。

餐餐有蔬菜,保证每天摄入不少于 300 g 的新鲜蔬菜,深色蔬菜应占 1/2。

天天吃水果,保证每天摄入 200～350 g 的新鲜水果,果汁不能代替鲜果。

吃各种各样的奶制品,摄入量相当于每天 300 mL 以上液态奶。

经常吃全谷物、大豆制品,适量吃坚果。

(四)准则四:适量吃鱼、禽、蛋、瘦肉

鱼、禽、蛋类和瘦肉摄入要适量,平均每天 120～200 g。

每周最好吃鱼 2 次或 300～500 g,蛋类 300～350 g,畜禽肉 300～500 g。

少吃深加工肉制品。

鸡蛋营养丰富,吃鸡蛋不弃蛋黄。

优先选择鱼,少吃肥肉、烟熏和腌制肉制品。

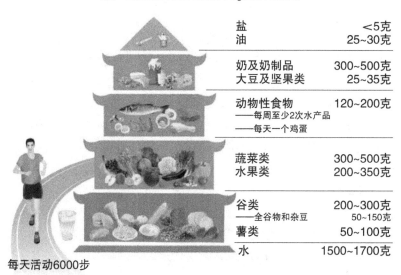

图 4-4-1　中国居民平衡膳食宝塔(2022)

（五）准则五：少盐少油，控糖限酒

培养清淡饮食习惯，少吃高盐和油炸食品。成年人每天摄入食盐不超过 5 g，烹调油 25～30 g。

控制添加糖的摄入量，每天不超过 50 g，最好控制在 25 g 以下。

反式脂肪酸每天摄入量不超过 2 g。

不喝或少喝含糖饮料。

儿童、青少年、孕妇、乳母以及慢性病患者不应饮酒。成年人如饮酒，一天饮用的酒精量不超过 15 g。

（六）准则六　规律进餐，足量饮水

合理安排一日三餐，定时定量，不漏餐，每天吃早餐。

规律进餐、饮食适度，不暴饮暴食、不偏食挑食、不过度节食。

足量饮水，少量多次。在温和气候条件下，低身体活动水平成年男性每天喝水 1 700 mL，成年女性每天喝水 1 500 mL。

推荐喝白水或茶水，少喝或不喝含糖饮料，不用饮料代替白水。

（七）准则七：会烹会选，会看标签

在生命的各个阶段都应做好健康膳食规划。

认识食物，选择新鲜的、营养素密度高的食物。

学会阅读食品标签，合理选择预包装食品。

学习烹饪、传承传统饮食，享受食物天然美味。

在外就餐，不忘适量与平衡。

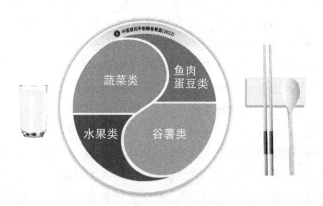

图 4-4-2　中国居民平衡膳食餐盘（2022）

（八）准则八：公筷分餐，杜绝浪费

选择新鲜卫生的食物，不食用野生动物。

食物制备生熟分开，熟食二次加热要热透。

讲究卫生，从分餐公筷做起。

珍惜食物，按需备餐，提倡分餐不浪费。

做可持续食物系统发展的践行者。

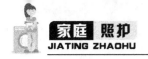

三、不同疾病照护对象的营养餐搭配

（一）糖尿病的饮食照护

糖尿病是一组由遗传和环境因素相互作用而引起的综合征，是一种严重威胁人类健康的常见代谢性疾病。饮食照护是糖尿病综合治疗的重要组成部分。

1. 控制饮食　控制饮食是指限制每日食物中摄入的总热量。其要求是成人足以维持合理的体重，儿童应保证其正常的生长发育，妊娠和哺乳者需有充足的营养。

（1）根据体重及活动情况，估计每日所需热量　对每日总能量的限制以维持体重为原则。肥胖或超重者应严格限制总热量，体重降到正常标准5％以下，常可使血糖得到控制；消瘦或体重不足者适当放宽总热量，以达到增加体重的目的；儿童必须保证生长发育对营养的需求，热量限制就不严格；孕妇在妊娠中后期比一般热量供给增加15％左右，哺乳妇女可增加30％左右。此外还需考虑照护对象的工作性质和劳动强度（表4-4-1）。

表4-4-1　各类糖尿病成人患者需要热量推荐量

单位：kcal/(kg·d)

体重	卧床休息	轻体力劳动	中等体力劳动	重体力劳动
肥胖、超重	<15	20～25	30	35
正常	15～20	30	35	40
消瘦、低体重	20～25	35	40	45

（2）标准体重的计算：标准体重(kg)＝身高(cm)－105。

（3）调整碳水化合物、脂肪及蛋白质的比例　有研究表明，稍高碳水化合物饮食可明显改善葡萄糖耐量及胰岛素敏感性，故多推荐碳水化合物摄入量占总热量的50％～60％，摄入脂肪量不超过总需热量的30％，蛋白质不超过20％。

（4）把主食、含蛋白质和脂肪的食物比较均匀地分配在三餐里，每餐都要既有主食，又要有副食，一般按早餐1/5，中餐和晚餐各2/5，或按每餐各1/3分配。

2. 饮食中各种营养物质的推荐量

（1）碳水化合物：碳水化合物应该从全谷类、水果、蔬菜和低脂牛奶中获得。目前认为，糖尿病患者膳食中的碳水化合物摄入量以其供能的50％～60％为宜。

计算碳水化合物的量和食物中的供能比例时，需考虑食物的血糖指数。进食血糖指数越高的食物，对糖尿病患者就越不利，反之越适合糖尿病患者。一般来说粗粮的血糖指数低于细粮，复合碳水化合物低于精制糖。因此糖尿病患者在选择碳水化合物上需要注意：

① 增加粗粮的比例，如荞麦面、玉米面、豆面等做成的食品，既有利于降糖降脂，又有利于减少饥饿感。

② 避免吃使血糖迅速升高的食物，如白糖、红糖、蜂蜜、巧克力、奶糖、水果糖、甜饼干、甜面包、果汁、水果罐头、糖制糕点等。

（2）蛋白质：蛋白质摄入量约占总热量的15％～20％，其中至少1/3来自高生物价的蛋白质，如乳、蛋、奶及豆制品。成人可摄入1.2～1.5 g/(kg·d)；儿童、孕妇或营养不良者摄入量可达1.5～2.0 g/(kg·d)。长期高蛋白饮食对糖尿病患者并无益处。

（3）脂肪：为防止或延缓糖尿病患者的心脑血管疾病并发症，必须限制膳食中的脂肪摄入量。

① 饱和脂肪酸不宜过多，应小于10％。

② 不饱和脂肪酸有降血脂和预防动脉粥样硬化的作用，但总量也不应超过总能量的10％；食用油中可优选大豆油、橄榄油等；避免摄入牛油、羊油、黄油、奶油、肥肉等。

③ 胆固醇摄入量应该低于300 mg/d，相当于一个鸡蛋黄中的胆固醇含量。如果每天低于200 mg，部分照护对象可能会从中受益。因此，糖尿病患者应该避免食用富含胆固醇的食物，如动物内脏及蛋黄等。

（4）膳食纤维：纤维素膳食是值得提倡的，但是目前没有足够证据表明纤维素膳食具有降血糖的意义，因此糖尿病患者的纤维素摄入量与正常人没有区别，对膳食纤维的推荐量为20～35 g/d。

（5）维生素与微量元素

① 对于正常摄取充足膳食的糖尿病患者无须额外补充维生素和微量元素，严格饮食限制者，可补充适量的维生素和矿物质，尤其是维生素C、维生素E、胡萝卜素及无机硒等抗氧化剂。

② 限制食盐摄入，每日以6 g以下为宜，防止高血压、高血脂等并发症发生。

（6）水：糖尿病患者不能限制水的摄入量，不要等渴了才暴饮。

3. 糖尿病患者饮食控制原则

（1）打破"多吃降糖药可以多吃饭"的错误观念。

（2）少吃多餐，每日主食必须吃够，不得少于300 g（干品）。做到每天大米、面粉混合食用。碳水化合物要均匀地吃，应该从全谷类、水果、蔬菜、低脂牛奶、豆类、硬果类中均匀摄取。

（3）每日所食蔬菜品种要多样化，以淀粉为主的蔬菜应算在主食量中。如土豆、山药、番薯、莲藕、芋头、百合、菱角、荸荠等。

（4）除黄豆以外的豆类也要按主食计算，如绿豆、红豆、蚕豆、豌豆、芸豆等。

（5）吃副食也要适量，不能用花生米、瓜子、核桃、杏仁、松子等坚果类食物充饥。

（6）吃甜点心和咸点心没有区别，都会引起血糖升高。

（7）血糖控制好的患者，可以吃含糖量低的水果，如苹果、橙子、橘子、草莓等，但量不宜过多，应安排在两餐之间血糖低的时候。如果餐后立即吃水果，等于加餐，血糖会马上高起来。香蕉应该算主食。

（8）少吃盐和胆固醇高的食物。

（9）甜味剂不会转化为葡萄糖，不能作为低血糖症的自救食品。

（10）吃"糖尿病食品"的量与普通食品量要相等；所谓"无糖食品"不能乱吃。

4. 糖尿病一日食谱

（1）早餐：牛奶250 g，花卷25 g，豆腐伴菠菜（菠菜50 g，豆腐丝25 g），煮鸡蛋一个50 g。

（2）午餐：米饭100 g，肉片炒西葫芦（瘦精肉50 g，西葫芦100 g），素炒油菜香菇（油菜150 g，香菇15 g），虾皮紫菜汤（虾皮5 g，紫菜2 g）。

（3）晚餐：馒头（标准粉75 g），肉沫雪里蕻豆腐（瘦猪肉25 g，雪里蕻50 g，豆腐100 g），素炒冬瓜(冬瓜 150 g)。

(4) 午餐与晚餐间可以加餐水果,种类有橙子、西瓜、草莓、苹果、梨,可任选一种。但血糖控制不好的患者暂时不要吃水果,可用西红柿、黄瓜代替。

(二) 高血压饮食照护

1. 高血压饮食原则

(1) 首先控制热量摄入:含糖量高的食品主要是米、面、糕点等,建议主食要粗细搭配,如玉米、小米、豆类、荞麦、薯类等。防止进食过多糖类,如糖果、巧克力、甜饮料等。

(2) 限制脂肪摄入,少吃动物脂肪:动物内脏含胆固醇量高,可加速动脉硬化。如肝、脑、心等应少吃。

(3) 饮食宜淡,不宜咸:每日食盐量应逐渐减至 6 g 以下,即普通啤酒盖去掉胶垫后,一瓶盖食盐约为 6 g。这个量指的是食盐量,包括烹调用盐及其他食物中所含钠折合成食盐的总量。适当减少钠盐的摄入有助于降低血压。

(4) 甘淡可口,忌食辛辣:辛辣刺激的饮食可使血压骤升,甘淡饮食则能为人体提供充足的糖和微量元素,有利于防止高血压。

(5) 戒烟限酒:有烟酒嗜好的高血压患者,会因烟酒过多引起心肌梗死、脑中风。

(6) 多吃含钾、钙丰富而含钠低的食物,如土豆、茄子、海带、莴笋;含钙高的食物,如牛奶、酸奶、虾皮。

(7) 多吃新鲜蔬菜和水果。

2. 高血压的饮食宜忌

(1) 碳水化合物食物

① 适宜的食物:米饭、粥、面、葛粉、汤、芋类、软豆类。

② 应忌的食物:番薯(产生腹气的食物)、干豆类、味浓的饼干类。

(2) 蛋白质食物

① 适宜的食物:牛肉、瘦肉、鱼、蛋、牛奶、奶制品(鲜奶油、酵母乳、冰淇淋、乳酪)、大豆制品(豆腐、纳豆、黄豆粉、油豆腐)。

② 应忌的食物:脂肪含量多的食物(牛肉、五花肉、排骨、鲸鱼、鲱鱼、金枪鱼、加工品香肠等)。

(3) 脂肪类食物

① 适宜的食物:植物油、少量奶油、沙拉酱。

② 应忌的食物:动物油、生猪油、熏肉、油浸沙丁鱼。

(4) 维生素、矿物质食品

① 适宜的食物:蔬菜类(菠菜、白菜、胡萝卜、番茄、百合根、南瓜、茄子、黄瓜);水果类(苹果、橘子、梨、葡萄、西瓜);海藻类、菌类宜煮熟才吃。

② 应忌的食物:纤维硬的蔬菜(牛蒡、竹笋、豆类);刺激性强的蔬菜(香辛蔬菜、芥菜、葱)。

(5) 其他食物

① 适宜的食物:淡香茶、酵母乳饮料。

② 应忌的食物:香辛料(辣椒、咖喱粉)、酒类饮料、盐浸食物(咸菜类、咸鱼子),酱菜

类、咖啡。

（6）有助于降压的食物

① 叶菜类：芹菜、茼蒿、苋菜、韭菜、荠菜、菠菜等。

② 根茎类：茭白、芦笋、萝卜、胡萝卜、荸荠、马蹄。

③ 瓜果、水果类：西瓜、冬瓜、西红柿、茄子、山楂、柠檬、香蕉、红枣、桑葚。

④ 花、种子、坚果类：菊花、罗布麻、芝麻、豌豆、蚕豆、绿豆、玉米、荞麦、花生、西瓜子、核桃、向日葵子、莲子心。

⑤ 水产类：海带、紫菜、海蜇、海参、海藻、牡蛎、鲍鱼、虾皮、银鱼。

⑥ 动物类及其他：牛奶（脱脂）、猪胆、牛黄、蜂蜜、食醋、豆制品、黑木耳、白木耳、香菇。

3. 高血压患者一日食谱

（1）食谱一

① 早餐：麦片 1 碗，脱脂奶 1 杯，香蕉 1 只。

② 午餐：米饭 1 碗，粉丝杂菜煲 1 碗，番茄菠萝炒鸡肉（肉 75 g），苹果 1 个。

③ 晚餐：水饺汤面 1 碗，蔬菜 1 碟，橙 1 个。

（2）食谱二

① 早餐：小米粥（50 g），馒头（面粉 25 g）。

② 午餐：清蒸鲫鱼（100 g），素炒油菜（200 g），米饭（大米 100 g），水果适量。

③ 晚餐：肉糜豆腐（瘦猪肉糜 50 g，豆腐 100 g），拌黄瓜（100 g），拌西红柿（西红柿 100 g，白糖 10 g），米饭（大米 100 g），水果适量。

④ 加餐：牛奶（鲜牛奶 250 mL）。

4. 两种高血压食疗食谱制作介绍

（1）芹菜烧豆腐：有利于降压。芹菜 100 g，豆腐 250 g。

① 将芹菜洗干净，去根、叶，下沸水锅中焯一下，捞出，切成小段（长约 1 cm），盛入碗中备用；

② 将豆腐漂洗干净，切成 1 cm 见方的小块，待用；

③ 炒锅置火上，加植物油，中火烧至六成热，加葱花、生姜末煸炒出香，放入豆腐块，边煎边散开，加清汤适量，煨煮 5 min 后；

④ 加芹菜小段，改用小火继续煨煮 15 min，加精盐、味精、五香粉，拌匀，用湿淀粉勾薄芡，淋入麻油即成。

（2）海带冬瓜薏米汤：海带 30 g，冬瓜 150 g，薏米 12 g，白糖少许。将海带、冬瓜、薏米洗净，加适量清水煮作汤饮。

（三）冠心病患者的饮食照护

1. 冠心病患者的饮食原则

（1）减少每日胆固醇的摄取。

（2）脂肪的摄入不应超过总热量的 30%，其中饱和脂肪酸应控制在占总热量 10% 以内。增加不饱和脂肪酸的摄入。

（3）食用复合碳水化合物，少吃或不吃蔗糖或葡萄糖等简单的碳水化合物。

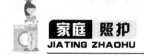
(4) 总热量限制在标准量以内,使体重维持在标准水平,如果超重(标准体重±5 kg 为正常),应进一步限制总热量或适当增加体力活动。

(5) 多食新鲜蔬菜和水果。

(6) 提倡食用豆制品、液体植物油。

(7) 尽量少吃富含饱和脂肪酸或胆固醇含量过多的肥肉、动物油、高脂奶品及蛋黄、动物内脏等食物。

(8) 不要将饮用水软化。

(9) 减少钠的摄入,以食盐计,每人的摄入量应首先争取控制在 10 g/d 以下,减至 5 g 以下为最好。

(10) 饮酒:不饮或少饮,每日量不超过 30 g。

2. 冠心病患者的食物选择

(1) 可以随意进食的食物　各种谷类(尤其是粗粮)、豆类制品、蔬菜(如洋葱、大蒜、金花菜、绿豆芽、扁豆等)、菌藻类(如香菇、木耳、海带、紫菜等)、各种瓜类、水果及茶叶。

(2) 适当进食的食物

① 瘦肉:瘦的猪肉、牛肉和家禽肉(去皮);

② 鱼类:多数河鱼和海鱼;

③ 植物油:豆油、玉米油、香油、花生油、橄榄油;

④ 奶类:去脂乳及其制品;

⑤ 鸡蛋:蛋清、全蛋(每周 2~3 个)。

(3) 少食或忌食食物

① 动物脂肪:如猪油、黄油、羊油、鸡油等;

② 肥肉:猪、牛、羊等肥肉;

③ 脑、骨髓、内脏、蛋黄、鱼子;

④ 软体动物及贝壳类动物;

⑤ 糖、酒、烟、巧克力等。

3. 冠心病患者一日食谱

(1) 早餐:牛奶(鲜牛奶 250 mL、白糖 5 g)、火腿肠(50 g)、炝拌小菜(胡萝卜 75 g、芹菜 25 g)。

(2) 加餐:水果 1 个(鸭梨 200 g)。

(3) 午餐:红烧鱼(草鱼 100 g),香菇油菜(香菇 50 g、油菜 150 g),馒头(标准粉 125 g)。

(4) 晚餐:砂锅(豆腐 100 g,瘦猪肉 50 g,海米 10 g,白菜 200 g、粉丝 15 g),米饭(大米 100 g)。

全日烹调用油 30 g,盐 6 g。以上食谱含热量 8 600 kJ。

四、食品卫生与安全

（一）食品卫生

食品卫生是为防止食品污染和有害因素危害人体健康而采取的综合措施。世界卫生组织对食品卫生的定义是：在食品的培育、生产、制造直至被人摄食为止的各个阶段中，为保证其安全性、有益性和完好性而采取的全部措施。

"食品"是人类赖以生存的能源和发展的物质基础，所以食品卫生十分重要。根据2005年《中华人民共和国食品卫生法》第六条的规定："食品应当无毒、无害，符合应当有的营养要求，具有相应的色、香、味等感官性状"。

食品中可能存在的有害因素按来源分为四类：

1. 食品污染　在生产、加工、储存、运输、销售等过程中混入食品中的物质。一般包括生物性有害因素（如细菌、病毒等）和放射性核素。

2. 食品添加剂　指为改善食品品质和色、香、味以及为防腐、保鲜和因加工工艺的需要而加入食品中的人工合成物质或者天然物质。

3. 食品中天然存在的有害物质　如大豆中存在的蛋白酶抑制剂。

4. 食品加工、储藏过程中产生的有害物质　如酿酒过程中产生的甲醛、杂醇油等有害成分。

（二）食品安全

食品安全问题关系到每一个人的切身利益，决定了饮食消费方式的原则以及选取、采购食品的首要取舍标准。食品安全性是食品质量的最重要组成部分，忽视食品安全性将会给人民生活和社会安定带来严重后果。将食品安全性充分的、科学的理解为"以对食品按其原定用途进行制作和/或食用时不会使消费者受害的一种担保"。1996年世界卫生组织在其发表的《加强国家级食品安全性计划指南》中指出，食品安全性原则指"为确保食品安全性和适合性在食物链的所有阶段必须采取的一切条件及措施"。

为了加强食品安全工作，在《中华人民共和国食品卫生法》的基础上，2009年2月28日，十一届全国人大常委会第七次会议又通过了《中华人民共和国食品安全法》（以下简称《食品安全法》）。《食品安全法》是适应新形势发展需要，从制度上解决现实生活中存在的食品安全问题，更好地保证食品安全而制定的。《食品安全法》的施行，对于防止、控制、减少和消除食品污染以及食品中的有害因素对人体的危害，预防和控制食源性疾病的发生，保证食品安全，保障公众身体健康和生命安全，具有十分重要的意义。

任何食物成分，即使是对人体有益的成分或其毒性极低，若食用数量过多或食用条件不当，都可能引起毒害或损害健康，如食盐摄入过量会中毒，过度饮酒伤身体。食品安全性的风险不仅来自生产过程中人为施用的农药、兽药、添加剂等，还大量来自食品本身含有的天然毒素及饮食观念。过度偏食可能使食品中某些化学成分在人体超量积累达到有害程度。另一方面，某些食品的安全性又因人而异，如鱼、蟹类水产品经合理的加工制作及适量食用，对多数人是安全的，但对少数有鱼类过敏的人可能带来危险。食物中某些微量有害成分的影响，也往往在对该成分敏感的人群中表现出来。以上说明，一种食品是否安全，取决于其制作、食用方式是否合理，食用数量是否恰当，还取决于食用者

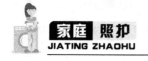

自身的一些内在条件。

（三）食品安全的分类

人类社会的发展和科学技术的进步,正在使人类的食物生产与消费活动经历巨大的变化。与人类历史上任何时期相比,一方面是现代饮食水平和健康水平普遍提高,反映了食品的安全性状况有较大的甚至是质的改善;另一方面则是人类食物链环节增多和食物结构复杂化,这又增添了新的饮食风险和不确定因素。社会的发展提出了在达到温饱以后如何解决吃得好、吃得安全的要求。食品安全性问题正是在这种背景下被提出,而且涉及的内容与方面也越来越广,并因国家、地区和人群的不同而有不同的侧重。

食品安全分六大类,即营养失控、微生物致病、自然毒素、环境污染物、人为加入食物链的有害化学物质及其他不确定的饮食风险。

1. 营养失控或营养素不平衡　营养失控或营养素不平衡就其涉及人群之多和范围之普遍而言,在当代食品安全问题中已居于较发达社会之首位。在食品相对丰裕的条件下,因饮食结构失调使高血压、冠心病、肥胖症、糖尿病、癌症等慢性病显著增多。这说明食品供应充足不等于食品安全型改善。高能量、高脂肪、高蛋白、高糖、高盐和低膳食纤维,以及忽视某些矿物质和必要维生素摄入,都可能给人的健康带来慢性损害。而有些矿物质和维生素用量过多(如硒、维生素 A 等)也能引起严重后果。

2. 微生物致病　微生物因素导致食品腐败变质、微生物毒素及传染病流行,是多年危害人类的顽症。人类历史上一些猖獗一时的瘟疫,在医药卫生及生活条件改善的情况下,已受到一定程度的控制。但现实证明人类在与病原微生物较量中的每一次胜利,远非一劳永逸。原因是社会经济及文化发展的不平衡、食品生产与消费方式的改变以及病原微生物适应性与对抗性在与人类的共同进化中不断提高。如果说前述应营养不平衡问题在很大程度上是由个人行为决定的,那么,微生物污染致病则始终是行政和社会控制的首要重点。

3. 自然毒素　是指食品本身成分中含有的天然有毒有害物质,如一些动植物中含有生物碱、氢氰糖苷等,其中有一些是致癌物或可转变为致癌物。在人为特定条件下食品中产生的某些有毒物质,也多被归入这一类。如粮食、油料等在从收获到储存过程中产生的黄曲霉毒素,食品烹饪过程中高温产生的多环芳烃类,都是毒性极强的致癌物。天然的食品毒素,实际上广泛存在于动植物体内,所谓"纯天然"食品不一定是安全的。

4. 环境污染物　环境污染物在食品成分中的存在,主要有自然背景和人类活动影响两方面的原因。其中,无机环境污染物在一定程度上受食品产地的地质地理条件所左右,但是更为普遍的污染源则主要是工业、采矿、能源、交通、城市排污及农业生产等带来的,通过环境及食物链而危及人类饮食健康。无机污染物中的汞、镉、铅等重金属及一些放射性物质,有机污染物中苯、邻苯二甲酸酯、多氯联苯等工业化合物及多氯二噁英、多核芳烃等工业副产物,都具有在环境和食物链中聚集、难分解、毒性强等特点,对食品安全性威胁极大。

5. 人为加入食物链的有害化学物质　包括农牧业生产及食品加工过程中为保障生产、提高质量及安全性所使用的多种化合物,既有人工合成的,也有自然生成的,其应用数量、残留量及稳定性均极不相同。如农药、兽药、饲料添加剂及食品添加剂等。

6. 其他不确定的饮食风险

(1) 营养过剩或营养失衡。

(2) 酗酒。

(3) 微生物污染。

(4) 自然产生的食品毒素。

(5) 环境污染物(包括核污染)。

(6) 农药及其他农用化学品残留物。

(7) 兽用药物残留。

(8) 包装材料污染。

(9) 食品添加剂和饲料添加剂。

(10) 新开发食品及新工艺产品(如生物技术食品、辐照处理食品等)。

(11) 其他化学物质引起的饮食风险(工业事故污染食品)。

此外,假冒伪劣食品(劣质、掺杂毒物异物等)在食品安全问题中也占有重要地位。

五、食物中毒及预防

(一) 食物中毒基本知识

1. 概念 食物中毒是由于食用各种"有毒物质"而引起的以急性过程为主的一类疾病的总称。所谓"食物中毒"指可食状态的、正常数量的、经口摄入而使健康人发病的食物,有些疾病与食物中毒类似,但不属于食物中毒。

2. 原因

(1) 某些致病性微生物污染食物并急剧繁殖,致食品中存在大量的活菌并产生大量的毒素。

(2) 有毒化学物质混入食物并达到能引起急性中毒的剂量。

(3) 食物本身含有毒成分。

(4) 食物在储存过程中,由于条件不当产生有毒物质(如马铃薯发芽产生龙葵素)。

(5) 某些植物摄入有毒成分,转入人体内。

(6) 误食有毒成分的食物(如毒薯)。

3. 特征 食物中毒常呈集体式爆发,其种类很多,病因复杂,一般具有以下特征:

(1) 突然发生,来势急骤,发病曲线呈现突然上升又迅速下降的趋势。

(2) 潜伏期短而集中,一般在 24～48 h 内。短期内大量患者同时发病,类似相同的急性胃肠炎症状。

(3) 患者在相近的时间内都食用过同样的食物,发病范围局限在食用该种有毒食物的人群,发病与食物有明显的关系,一旦停止使用这种食物,发病立即停止,一般无传染性。

(4) 发病率高、范围集中,人与人之间不直接传染,一般无传染病流行时的余波。

4. 分类 一般多采用按病源分类的方法,将常见的食物中毒分为以下几类:

(1) 细菌性食物中毒:常见的有沙门菌食物中毒、副溶血性弧菌食物中毒、致病性大肠菌食物中毒、葡萄球菌肠毒素中毒、肉毒梭状芽孢杆菌毒素中毒等。

（2）真菌霉素和霉变食物中毒：如黄曲霉毒素、赤霉病变、麦角中毒、霉变甘蔗中毒、霉变甘薯中毒等。

（3）有毒动植物中毒：如河豚、有毒贝类等引起的中毒。

（4）有毒化学物质中毒：如砷化物、亚硝酸盐、甲醇、农药中毒等。

（二）细菌性食物中毒

食品被致病生物污染后，在适宜的温度、水分和营养条件下，大量繁殖，食前不加热杀菌，食后发生食物中毒。细菌性食物中毒的食物大多数是动物性食物，如肉、蛋、鱼、乳等，少数是植物性食物，细菌性食物中毒大多数伴有恶心、呕吐、腹痛、腹泻等急性胃肠炎症状。

1. 沙门菌食物中毒　多见于夏、秋两季，主要是肉类，如病死牲畜肉、熟肉等，也有因鱼、禽、奶、蛋等食物引起。

2. 葡萄球菌肠毒素食物中毒　多发生在夏、秋两季，中毒食物主要为乳及乳制品、蛋、鱼及各种熟肉制品；其次为含有乳制品的冷冻食物，个别也有淀粉类食品。

3. 副溶血性弧菌食物中毒　多发生在6～9月高温季节，中毒食物主要为海产品，其次为咸菜、熟肉、禽、蛋等，也有腌制品。

4. 肉毒梭菌毒素食物中毒　肉毒梭菌毒素是一种强烈的神经毒素，毒性比氰化钾强10 000倍，对消化酶、酸和低温较稳定，但容易被碱或热破坏而失去毒性。多发生在冬、春季节。中毒食物主要有火腿、腊肠、鱼、蔬菜及家庭制的水果罐头。在我国主要为家庭自制的发酵豆、谷类，其次为肉类和罐头食品。这种食物中毒死亡率较高。

5. 大肠杆菌食物中毒　多发生在6～9月，主要症状为腹部痉挛、带血性腹泻，中毒食品主要有肉及肉制品、汉堡、奶制品、蔬菜、果汁、饮用水等。

（三）有毒动植物食物中毒

1. 河豚中毒　食用含有河豚毒素的鱼类引起的食物中毒。河豚毒素是一种神经毒素，中毒症状为恶心呕吐、腹痛腹泻、肢端麻痹，严重者瞳孔散大、言语不清、呼吸困难甚至窒息死亡。

2. 鱼类组胺中毒　食用含有组胺的鱼类而引起的过敏性食物中毒，主要由腐败鱼类引起。症状为全身皮肤潮红、结膜充血、头痛头昏、呼吸加快，伴有口干舌燥、恶心呕吐、四肢麻木等。

3. 藻类毒素中毒　赤潮是由于海水中的一些藻类等浮游生物暴发性繁殖、聚集，引起局部海域水色异常的一种自然现象。我国引起赤潮的生物有260余种，其中能产生赤潮毒素的有78种，赤潮毒素在海洋生物体内蓄积，人误食可导致人体中毒。

4. 毒蕈中毒　我国可食的蕈有300多种，毒蕈有100多种，其中可致人死亡的蕈有10多种。毒蕈与可食蕈非常相似，误食后可导致人体中毒。

5. 含氰苷类植物中毒　许多高等植物含有氰苷，引起食物中毒的往往是杏、桃、李和枇杷的核仁、木薯。杏仁中含有苦杏仁苷，苦桃仁中含有氰苷，枇杷、李、樱桃等核仁和木薯中均含有氰苷，氰苷在酶、酸的作用下释放出氢氰酸。防治方法是不吃各种苦味果仁，若食用，需用清水浸泡脱毒才可食用，不食生木薯。

6. 豆角中毒　豆角亦称四季豆，包括扁豆、刀豆、芸豆等。豆角中毒主要原因是豆角没有彻底加热煮熟，毒素成分未被破坏而引起食后中毒。如用制馅（饺子、包子等）、急火爆炒及各种凉拌水焯脆豆角等。所有引起中毒的豆角有个共同的特点，就是"菜豆颜色尚未全变，嚼之生硬豆腥味浓"。豆角引起中毒，是因为含有毒性物质皂苷和红细胞凝集素，具有凝集红细胞和溶解红细胞的作用。皂苷一般存在于豆葵表皮，红细胞凝集素存在于豆中。因此，生吃或未炖熟均可引起腹泻及出血性肠炎。特别是秋季下霜前后的老豆角更容易中毒，这是因为秋季的豆角多、豆大，含红细胞凝集素多。但这两种毒素都不耐热，将豆角彻底加热煮熟后，这两种毒素彻底分解，就可放心食用，不必担心中毒。

豆角中毒一般在食后 1～5 h 发病，主要症状有恶心、呕吐、腹痛、腹泻、头晕、头痛，少数患者有胸闷、心慌、出汗、四肢麻木、手脚发凉、畏寒等。出现上述中毒症状者需及时到医院诊治。

7. 发芽马铃薯中毒　发芽马铃薯和青色番茄中含有龙葵素，一次食入 0.2～0.4 g 龙葵素即可引起中毒。预防方法是：防止马铃薯发芽，发芽后的马铃薯应去皮，挖去芽眼，煮熟煮透方可食用。烹调时可加醋，以破坏龙葵素。

8. 鲜黄花菜中毒　鲜黄花菜又名金针菜，其中含有秋水仙碱，秋水仙碱本身无毒，但在人体内被氧化成二秋水仙碱，为剧毒物质。在食用鲜黄花菜时，先用热水浸烫破坏秋水仙碱，捞出后再烹调。干黄花菜可安全食用。

（四）化学性食物中毒

1. 亚硝酸盐中毒　腐烂的蔬菜、刚腌不久的蔬菜、苦井水和加入过量硝酸盐和亚硝酸盐的腌肉制品容易引起中毒。

2. 有机磷农药中毒　滥用农药、浓度过高、用药次数过多，刚喷过药的果品、蔬菜，容易引起有机磷农药中毒。

3. 甲醇中毒　工业用酒精主要成分为乙醇，但甲醇含量也很高。甲醇是有毒的化学制剂，有酒味，能侵害视神经，使人眼睛失明。用含甲醇的工业酒精兑制假白酒，甲醇在体内氧化分解能产生甲醛和甲酸，毒性比甲醇分别高 30 倍和 60 倍。正常人一次食用 4～10 g 纯甲醇即可中毒，7～8 g 可致眼睛失明，30～100 g 可导致死亡。

4. 其他食源性中毒

（1）毒米中毒　毒米是陈化大米掺入矿物油加工制成的米。

（2）毒油中毒　毒油是氧化酸败的油，具有哈喇味，含有低分子醛、酮等物质。

（3）霉变甘蔗　甘蔗在不良环境条件下，经过冬季长期储存，由微生物繁殖而引起霉变，霉变甘蔗能产生神经毒素。

（4）霉变甘薯　甘薯储存不好，在霉菌的作用下表面出现褐色斑块，变苦、变硬，称为甘薯黑斑病，食用后能引起中毒。

（五）食物中毒的预防

1. 把好食品采购关　购买肉菜瓜果都要注意新鲜干净，要买经过检验合格允许上市的"放心肉""放心菜"。

2. 把好食品保管关　暂时不吃的肉菜，经及时加工后放入冰箱，生熟食品要分开容器存放。不吃超过保质期的食品。米面、干菜、水果等要妥善保存，严防发霉、腐烂、变质，防止老鼠、苍蝇、蟑螂等咬食污染。要妥善保管有毒、有害物品如消毒剂、灭鼠药等，要远离食品存放处，防止误食误用。

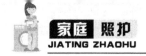

3. 把好个人卫生关　要认真做到做饭前后、开饭前、大小便后洗净双手。

4. 把好烹调制作关　饭菜要充分加热煮熟,生、熟食的刀、砧板、容器要分开,隔夜食品及豆类食品要加热煮熟,方可食用。买回的蔬菜要充分浸泡后,再反复清洗三遍,才能烹调食用。凡发现有腐烂、发霉、变质等可疑食品,均不要食用。

5. 把好餐具清洗消毒关　锅、碗、盆、碟、筷、勺等用前要烫洗或煮沸消毒后再使用,用后要及时清洗,对消毒碗柜、冰箱、微波炉等与食具有关的容器要定时清洁消毒。

6. 把好进食用餐关　进餐时若发现腐败变质,发霉、有馊味或夹生食物,或有被蝇虫叮爬过的食物,均不可食用。

案例讨论

张奶奶,75 岁,退休在家,体重 60 kg,身高 162 cm,患有糖尿病,平时就做一般的家务。请你为她设计一份一周食谱。

学习单元 2　协助进食照护技术

实际案例

正确协助照护对象坐位进食

张奶奶,68 岁,因糖尿病并发症致眼盲 3 个月,目前血糖控制良好,照护对象有自主活动能力,但因眼盲而行动不便。现为中午,作为家政服务员,请协助张奶奶坐位进食。

在本案例中,张奶奶为眼盲老人,自主活动无障碍,但进食时方向辨识困难,需要家政服务员协助进食,以补充机体营养、预防进食意外的发生以及减少食物的浪费。张奶奶为眼盲者,方向辨识感差,故在协助其进食时,可以采取正常体位——坐位喂食,喂食过程中防止误咽、呛咳等意外发生。本案例中介绍给张奶奶喂食的方法。

问题讨论

1. 为什么要给张奶奶喂食?

2. 除了喂食,还有何种方法能协助张奶奶进食?

3. 在本案例中,应如何为张奶奶喂食? 与为老年痴呆或偏瘫等照护对象喂食时有没有不同的地方?

4. 请思考常见的喂食方法。如何评估照护对象的进食协助需求?

知识学习

食物是营养的来源,营养是健康的保证。合理饮食与营养不仅能维持机体的正常生长发育和各种生理功能,提高机体免疫力和抵抗力,而且能够预防疾病,增进健康,促进康复,维持良好的心理状态。

一、饮食种类

(一)基本饮食

根据照护对象的咀嚼、消化能力及身体状况,可将基本饮食分为四类(表4-4-2)。

表4-4-2　基本饮食

类别	适用范围	饮食原则	用法
普通饮食	消化功能良好、无须饮食限制者;疾病恢复期的照护对象或病情较轻者	营养均衡、色美可口;易消化,无刺激的一般食物;与健康人饮食相似	每日3餐,总热能为9.2~10.88 MJ/d,蛋白质70~90 g/d
软质饮食	消化吸收功能差;低热;咀嚼不便;老年人;幼儿;术后恢复期的照护对象	营养均衡,食物宜烂软,易消化、易咀嚼,如软饭、面条、切碎煮熟的菜、肉等。少油炸、少油腻、少粗纤维和刺激性食物	每日3~4餐,总热量9.2~10.04 MJ/d,蛋白质60~80 g/d
半流质饮食	发热;体弱;消化道和口腔疾患致咀嚼不便者;术后照护对象中等热度;消化功能不良如腹泻者	少食多餐;无刺激性;易于咀嚼、吞咽和消化;纤维少;营养丰富;如稀饭、面条、蒸鸡蛋、豆腐等	每日5~6餐,总热量6.5~8.37 MJ/d,蛋白质50~70 g/d
流质饮食	高热;口腔疾患;各种大手术后;急性消化道疾患;重危或全身衰竭等照护对象	食物呈液体状,易吞咽;易消化,无刺激性,如乳类、豆浆、牛奶、米汤、稀藕粉、肉汁、菜汁、果汁等。但该种饮食所含热量和营养素不足,故只能短期使用	每日6~7餐,每2~3 h 1次,每次200~300 mL,总热量3.5~5.0 MJ/d,蛋白质40~50 g/d

(二)治疗饮食

治疗饮食是指在基本饮食的基础上,根据照护对象病情需要适当调整总热量和某种营养素,从而达到改善和治疗疾病的目的(表4-4-3)。

表4-4-3　治疗饮食

饮食种类	适用范围	饮食原则	用法
高热量饮食	用于热量消耗较高者,如甲亢、结核、大面积烧伤、肝炎、胆道疾病、体重不足等	在基本饮食的基础上加餐2次,可进食牛奶、豆浆、鸡蛋、藕粉、蛋糕、巧克力及甜食等	总热量为12.55 MJ/d

（续表）

饮食种类	适用范围	饮食原则	用法
高蛋白饮食	高代谢性疾病如烧伤、结核、恶性肿瘤、贫血、甲亢等；肾病综合征、低蛋白血症、孕妇、乳母等	在基本饮食的基础上增加含蛋白质丰富的食物，如肉、鱼、蛋、乳、豆等	每日每千克体重1.5～2 g，每天总量不超过120 g，总热量为10.46～12.5 MJ/d
低蛋白饮食	限制蛋白质摄入者，如急性肾炎、尿毒症、肝性昏迷等	多补充蔬菜和含糖高的食物，维持正常的热量。肾功能不全者应摄入动物性蛋白，忌用豆制品；肝性昏迷者应以植物性蛋白为主	不超过每天40 g/d
低脂肪饮食	肝胆胰疾患、高脂血症、动脉硬化、冠心病、肥胖症及腹泻者	少用油，禁用肥肉、蛋黄、脑。高脂血症和动脉硬化者不必限制植物油	每日脂肪量＜50 g，患肝、胆、胰病脂肪量＜40 g，尤其限制动物脂肪
低胆固醇饮食	高胆固醇血症、动脉硬化、高血压、冠心病	禁用或少用含胆固醇高的食物，如动物内脏和脑、肥肉、动物油、鱼子、蛋黄等	胆固醇摄入量＜300 mg/d
低盐饮食	心脏病、肾脏病（急慢性肾炎）、肝硬化伴腹水、重度高血压但水肿较轻者	禁食腌制食品，如咸菜、皮蛋、火腿、香肠、咸肉等	每日可用食盐不超过2 g，不包括食物内自然存在的氯化钠
无盐低钠饮食	同低盐饮食适用范围，但水肿较重者	无盐饮食，除食物内自然含钠量外，不放食盐烹调。低钠饮食，除无盐外，还需控制摄入食物中自然存在的含钠量。对无盐和低钠者，还应禁用含钠食物和药物，如含碱食品（油条、挂面）、汽水（含碳酸氢钠）和碳酸氢钠药物等	无盐饮食中食物含钠量＜0.7 g/d低钠饮食每天控制在0.5 g以下
高纤维饮食	便秘、肥胖症、高脂血症、糖尿病等	选择含饮食纤维多的食物，如韭菜、芹菜、笋、卷心菜、粗粮、豆类等	
少渣饮食	伤寒、肠炎、腹泻、食道静脉曲张及咽喉部、消化道手术者	少用含纤维多的食物，不用刺激性强的调味品及坚硬带碎骨、鱼刺的食物；可食用豆腐类、蒸蛋类食物	

二、协助照护对象进食要点

1. 协助进食的作用　增进照护对象食欲，提高照护对象机体对必需营养素的摄取。

2. 协助进食的常见人群　消化系统功能正常但不能自主进食者、通过辅助用具能自理进食者、食欲不振、视力障碍、老年痴呆、肢体（上肢）活动障碍、体虚卧床者。

3. 自理程度评估　有无吞咽障碍、能否自行从床上坐起和坐起时间的长短、使用餐具的自理能力，能够自行将食物送入口中、能否认识食物。

4. 吞咽障碍程度评估　吞咽固体食物有困难、进食液体食物有困难或呛咳、吞咽时有疼痛感、食物容易哽在喉咙里或有梗阻感、食物由鼻部逆流。

5. 常见的进食体位　分为坐位、侧卧位、仰卧位、俯卧位等几种形式。为防止误咽，原则上选取坐位（包括坐桌边进食、坐床上进食、坐床边进食），但在没有吞咽障碍的前提下，可酌情选取侧卧、俯卧、仰卧位进食。

6. 进食时的环境要求　舒适整洁的环境、适宜的温湿度、清新的空气、洁净美观的餐具，这些都是增进食欲的条件。而室内不好闻的气味（如粪便味、尿味）、不愉快的景象（如便器、呕吐物）、不悦耳的声音（如吵闹声、装修声）都会影响食欲。

7. 餐具选择　根据照护对象自理进食的能力选择筷子、汤匙、叉子、自助餐具等。

8. 食物的温度　甜味食物一般在 30～40 ℃时感觉最甜；咸味和苦味食物则温度越高感觉越淡，温度越低感觉越浓；酸味则与温度变化没有太大的关系。冬季进食注意食物的保温，夏季防止食物腐败变质。

9. 进食时间　根据身体状况和病情合理安排进食时间和进食次数。

操作步骤

1. 环境准备　室内温度、湿度适宜，通风良好，无对流风，适合张奶奶进食。

2. 家政服务员准备　家政服务员洗手、穿戴整洁，无长指甲等。准备色香味俱全、荤素搭配的适合糖尿病患者的进食量。

3. 与张奶奶沟通交流　在进行喂食前，需与照护对象进行沟通交流，告知照护对象即将要吃的是什么，分别摆放次序如何，距离如何，是否需要走动等，取得照护对象配合。

家政从业人员应在照护对象右侧跟其交流。家政从业人员："张奶奶，现在已经11:30 了，我们可以吃午饭了，来，我扶您到餐桌旁坐下（两手搀扶引导张奶奶），餐桌就在您正前方，大概向前走十五步就到了，您不要害怕，我牵着您，您慢慢走。（张奶奶坐好后）张奶奶，今天中午有两菜一汤。清蒸带鱼在您右手边，炒青菜在中间，番茄蛋汤在您左手边，您想吃什么告诉我。"

4. 桌前坐位喂食

(1) 家政服务员与照护对象面对面坐，也可以并排坐。

(2) 确认照护对象想吃的食物，将食物做成每口喂食时大小适合的团块，用餐具送到他的口中。

(3) 与照护对象面对面坐着喂食时，家政从业人员不能将汤匙抬得太高，以免迫使照护对象仰头进食。

(4) 与照护对象并排坐着喂食时，照护对象吃饭时的姿势应该是头稍向前低下，不要向后仰。头向后仰时不仅吞咽困难，而且易引起误吸。

(5) 确认食物咽下后，再将下一汤匙食物送到照护对象口中，在喂食固体食物后，还要补充水分。

(6) 进食后，协助照护对象擦嘴、漱口并移至其他地方休息，整理餐桌，清洁餐具。

5. 床上坐位喂食　喂食前用枕头摆放在照护对象的腰背部、膝下，使照护对象舒适，避免受压。

6. 侧卧位喂食

（1）用枕头固定照护对象的背部，双膝之间垫枕头，以防下肢受压。

（2）照护对象是偏瘫者的，应取健侧卧位，家庭照护员坐在照护对象健侧。

7. 仰卧位喂食　应将照护对象的头尽量垫高，并侧向一旁。

实战演练

李爷爷，76岁，一个半月前因左侧脑出血导致左侧偏瘫，在医院治疗一个月病情稳定后回家。回家后由家政服务员对其进行家庭照护，现为中午，作为家政服务员，请给李爷爷喂食。

方法指导：针对李爷爷的情况，可按照上述方法进行操作，但需注意偏瘫老年人喂食时应选健侧卧位，采取卧位喂食。如需给李爷爷卧位进食，需参照下面拓展学习中的方法。

拓展学习

本案例介绍的是为左侧偏瘫老人李爷爷喂食，在具体实施过程中，需为照护对象在进食前改为右侧卧位（健侧），并用枕头固定照护对象的腰背部、膝下，使照护对象舒适、安全、避免受压。家政服务员在喂食时，应坐在照护对象健侧，以利于其吞咽食物。

教学测评

对于本任务，可根据学生听课及为李爷爷喂食完成情况对学生进行考核。可从知识、技能、态度及拓展学习几个方面进行考核。

项目	考核标准	得分
知识（10分）	认真听老师讲课（3分）	
	听课过程中有无提出问题（3分）	
	能否回答老师提出的问题（4分）	
技能（50分）	喂食前环境、自身准备（5分）	
	根据照护对象情况配合适的午餐，菜式荤素搭配、营养合理（10分）	
	喂食前与照护对象充分沟通（5分）	
	根据照护对象病情选择合适的喂食姿势（5分）	
	正确、舒适、安全摆放照护对象姿势（10分）	
	喂食过程中观察照护对象感受及有无呛咳（5分）	
	喂食后有无及时为患者清洁、整理（5分）	
	喂食后餐台、餐具的清洁（5分）	

(续表)

项目	考核标准	得分
态度 (20分)	准备的食物既符合病情、营养要求,又能满足照护对象喜好(4分)	
	与老人沟通时语气是否温柔、语速是否缓慢、吐字是否清晰(6分)	
	操作时动作是否柔和、是否关心照护对象(6分)	
	能及时为照护对象进行餐前、餐后的清洁、整理(4分)	
拓展 (20分)	能根据之前学习的知识、技能整合拓展学习的知识、技能(4分)	
	整合的知识、技能思路正确,内容准确(6分)	
	能正确表达并示教拓展内容(4分)	
	示教中准备充分、思路清晰、内容丰满,与同学有互动(6分)	
总分		

学习单元 3　管道喂食照护对象的进食协助

实际案例

正确协助鼻饲照护对象进食

李爷爷,78岁,因脑出血不能经口进食,目前病情稳定,为了补充营养,留置有鼻饲管。现为中午,作为家政服务员,请协助李爷爷鼻饲喂食。

在本案例中,李爷爷为脑出血患者,不能经口进食。本案例中介绍帮助李爷爷鼻饲喂食的方法。

问题讨论

1. 为什么要给李爷爷鼻饲?
2. 鼻饲饮食有什么要求?
3. 鼻饲喂食时要注意哪些问题?
4. 在本案例中,应如何为李爷爷鼻饲喂食?

知识学习

一、鼻饲法概念

鼻饲法是指将导管经鼻腔插入胃内,从管内灌入流质食物、水分和药物的方法,以达到营养和治疗的目的。

二、鼻饲法的基本知识

（一）鼻饲法的作用

从管内灌入流质食物、水分和药物，以达到营养和治疗的目的。

（二）常见人群

1. 昏迷者或不能经口进食者。

2. 口腔疾患、口腔手术后的照护对象。

3. 早产儿及危重病人。

4. 拒绝进食的照护对象。

（三）常用食物

1. 常用流质食物，如牛奶、豆浆、鸡蛋、藕粉、米粉、豆粉、浓肉汤、鸡汤、奶粉、麦乳精、新鲜果汁、菜汁等。

2. 配制鼻饲饮食应根据家庭的经济状况及患者的实际需要适当增减食物的种类。配制鼻饲液时最好现用现配。牛奶和果汁要分开灌入。

（四）注意事项

1. 环境要求　舒适整洁的环境、适宜的温湿度、清新的空气、洁净美观的餐具，都是增进食欲的条件。而室内不好闻的气味（如粪便味、尿味）、不愉快的景象（如便器、呕吐物）、不悦耳的声音（如吵闹声、装修声）都会影响食欲。

2. 温度　食物要冷却至 38～40 ℃，放于前臂内侧而不觉烫，方可注入。

3. 鼻饲液灌注剂量、速度　开始时鼻饲量应少、清淡，以后逐渐增多。每次灌注量包括水在内一般应在 200～300 mL，每日 4～5 次，每次间隔 2 h 以上。灌注速度要慢，一次灌注控制在 20 min 以内。

4. 根据身体状况和病情合理安排进食时间和进食次数　每天要做 2 次口腔护理。

操作步骤

1. 环境准备　室内温、湿度适宜，通风良好，无对流风。

2. 家政服务员准备　家政服务员洗手、穿戴整洁，无长指甲等。

3. 物品准备　50 mL 灌洗器、治疗巾、鼻饲流食（38～40 ℃）、温开水、纱布、橡皮筋、胶布。

4. 与照护对象沟通交流　鼻饲前，与照护对象沟通交流，告知照护对象即将要吃的是什么，取得照护对象的配合。

家政从业人员应在照护对象右侧跟其交流。家政从业人员："李爷爷，现在已经 11：30了，我们可以吃午饭了，来，今天中午是米汤加牛奶。"

5. 协助照护对象鼻饲进食

（1）协助照护对象摆放体位，鼻饲前将床头抬高 30°～35°。

（2）鼻饲前检查胃管有无脱出，回抽胃液。

（3）无异常可缓慢注入少量温开水。

（4）在手臂内侧皮肤上测试鼻饲液温度。

（5）灌注鼻饲流食，速度缓慢，过程中随时观察照护对象。

（6）喂完流食后用 20 mL 温水冲洗胃管。

（7）固定胃管末端。

（8）协助照护对象擦嘴、漱口，嘱咐患者保持半卧位 20～30 min 后再恢复平卧位。

（9）整理床单位，清理用物，将注射器洗净后放入治疗碗内，盖纱布备用。

（10）记录照护对象反应及鼻饲量。

实战演练

张爷爷，76 岁，一个半月前因左侧脑出血导致昏迷，在医院治疗一个月病情稳定后回家，但是意识仍未清醒，回家后留置有鼻饲管，由家政服务员对其进行家庭照护。现为中午，作为家政服务员，请给张爷爷鼻饲喂食。

方法指导：针对张爷爷的情况，可按照上述方法进行操作，但需注意对于昏迷老年人在喂食时应头偏一侧，喂食后采取去枕平卧，头偏一侧。采取卧位鼻饲喂食。如需给张爷爷卧位进食，需参照下面拓展学习中的方法。

拓展学习

本案例介绍的是为昏迷老人张爷爷喂食，在具体实施过程中，需为照护对象在鼻饲喂食后改为去枕平卧，头偏一侧体位，避免食物反流引起误吸。

教学测评

对于本任务，可根据学生听课及为李爷爷鼻饲喂食完成情况对学生进行考核。可从知识、技能、态度及拓展学习几个方面进行考核。

项目	考核标准	得分
知识 （10 分）	认真听老师讲课（3 分）	
	听课过程中有无提出问题（3 分）	
	能否回答老师提出的问题（4 分）	
技能 （50 分）	鼻饲喂食前环境、自身准备（5 分）	
	根据照护对象情况给予合适的鼻饲液，温度、剂量正确（9 分）	
	鼻饲喂食前与照护对象充分沟通（5 分）	
	鼻饲喂食前为照护对象取正确体位（6 分）	
	检查鼻饲管有无脱出、堵塞，缓慢注入温开水（5 分）	

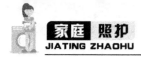

（续表）

项目	考核标准	得分
技能 （50分）	测试鼻饲液温度,灌注鼻饲液速度、剂量、间隔时间正确(10分)	
	鼻饲喂食后有无用温开水冲洗胃管,固定胃管(4分)	
	鼻饲喂食后给照护对象取正确喂食后体位(4分)	
	鼻饲喂食后及时做好清洁、整理和记录(2分)	
态度 （20分）	准备的食物既符合病情、营养要求,又能满足照护对象喜好(4分)	
	与老人沟通时语气是否温柔、语速是否缓慢、吐字是否清晰(6分)	
	操作时动作是否柔和、是否关心照护对象(6分)	
	能及时为照护对象进行餐前、餐后的清洁、整理(4分)	
拓展 （20分）	能根据之前学习的知识、技能整合拓展学习的知识、技能(4分)	
	整合的知识、技能思路正确,内容准确(6分)	
	能正确表达并示教拓展内容(4分)	
	示教中准备充分、思路清晰、内容丰满,与同学有互动(6分)	
总分		

学习单元4　噎食、误吸的处理

实际案例

正确处理噎食、呛咳

　　王奶奶,67岁,在养老院食用早餐过程中突然不能说话并有呛咳,表情痛苦,双手按住颈部呈"V"字状,此时意识清醒。请问该老人出现了什么问题,应该如何处理?

　　在本案例中,王奶奶在吃饭时突然不能说话并有呛咳,表情痛苦,双手按住颈部呈"V"字状,是典型的噎食症状。本案例中介绍帮助王奶奶处理噎食、呛咳的方法。

问题讨论

　　1. 王奶奶发生了什么情况?

　　2. 应该立即采取什么措施?

　　3. 如何预防?

知识学习

一、噎食

（一）定义

噎食指食物堵塞咽喉部或卡在食管的第一狭窄处，甚至误入气管，引起呼吸窒息。

（二）临床表现

1. 进食时突然不能说话并出现窒息的痛苦表情。
2. 照护对象通常用手按住颈部或胸前，呈"V"字状，并用手指口腔。
3. 如为部分气道阻塞，可出现剧烈的咳嗽，咳嗽间歇有哮鸣音。

（三）好发人群

1. 咀嚼功能不良，进食大块食物、未嚼碎食物就下咽。
2. 饮酒过量时，容易失去自控能力。
3. 老年人患食管病者较多，进餐时容易引起食管痉挛。
4. 老年人脑血管病发生率高，咽反射迟钝，容易造成吞咽动作不协调而噎食。
5. 抗精神病药物的副反应引起吞咽困难。
6. 食欲亢进而不能自控，进食时大口吞咽，患者抢食，未经过咀嚼强行咽下者。
7. 暴饮暴食合并躯体疾病者，如糖尿病人饥饿感明显者。
8. 慢性病、精神衰退、身体虚弱，特别是咳嗽、说话困难无力、卧床喂食者。

（四）容易引起噎食的食物

1. 圆形、滑溜或者带黏性，如汤圆、糯米糕、面包、水煮蛋、豆子。
2. 大块状食物，如肉类、地瓜、鱿鱼、馒头、包子。
3. 带骨刺的食物，如鱼、大块排骨、花生、瓜子等。

二、误吸

（一）概念

误吸是指进食（非进食）时在吞咽过程中有数量不一的液体或固体食物（甚至还可包括分泌物或血液等）进入声门以下的气道。

（二）引起误吸的常见因素

1. 年龄　老年人因身体各器官功能减退、肌肉松弛（食管平滑肌松弛后食管、三个狭窄部消失）、胃肠功能减退、胃肠蠕动减弱，当体位改变或腹内压升高时，即可发生反流。
2. 会厌功能不全　咳嗽反射减退是发生误吸的根本原因。
3. 疾病　颅脑疾病、神经肌肉病变、咽喉及会厌附近部位损伤、声带麻痹等，其他如食管蠕动障碍、呼吸道慢性感染等疾病也可导致误吸的发生。
4. 药物　一些药物的使用可导致误吸的发生，如茶碱类、钙拮抗剂、多巴胺等都可以

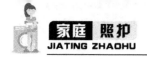

使平滑肌松弛,促使误吸的发生。

5. 体位　老年照护对象的体位和误吸的发生有一定的关系,长期卧床的老年照护对象鼻饲体位在 15°～30°会增加反流物和分泌物逆流的机会从而导致误吸,床头角度增加到 40°～60°才能有效减少误吸的发生。

6. 进食方式　进食过程过快、过急、过多等都会增加误吸机会。

(三)误吸的预防

1. 减少胃内容物滞留,促进胃排空,降低胃液 pH。

2. 加强对呼吸道的保护。

(四)误吸的处理

检查口咽,如见异物,立即清除。照护对象一旦发生误吸,迅速将其头转向一侧,用毛巾或衣角,伸入口中,快速掏过咽壁,感知异物的所在,直至掏净为止。

操作步骤

噎食急救

1. 立位腹部冲击法(海氏手法)　此法适用于意识尚清楚者。

(1)正确识别噎食症状并呼救。

(2)确定照护对象意识清醒,并能合作。

(3)向照护对象解释并取得合作。

(4)检查口腔有无异物或假牙;如有,取出移动的假牙及异物。

(5)操作者站在照护对象身后,双臂环抱。

(6)左手握拳并用拇指突起部顶住照护对象上腹部。

(7)右手握住左拳。

(8)向后上方用力冲击、挤压,连续做 5～6 次。

(9)然后再拍打后背数次,直至食物咳出。

2. 卧位腹部冲击法　多适用于已昏迷者。

(1)正确识别噎食症状并呼救。

(2)让照护对象仰卧。

(3)检查口腔有无异物或假牙;如有,取出移动的假牙及异物。

(4)右手掌压在照护对象上腹部(注意不要压住胸骨剑突,防止在冲击压迫时,导致胸骨骨折)。

(5)左手压在右手上。

(6)双手分指扣紧,二臂伸直,用力向上、向下冲击压迫,反复冲击 5～6 次。

(7)查看口腔,如有食物,用手抠出。

实战演练

　　李爷爷,76岁,一个半月前因左侧脑出血导致昏迷,在医院治疗一个月后,意识清醒,病情稳定,回家休养,由家政服务员对其进行家庭照护。现为中午,家政服务员给李爷爷喂食,喂食中突然看见李爷爷面部涨红,有呛咳,表情痛苦,意识逐渐模糊。请你判断出了什么问题并正确进行处理。

　　方法指导:针对李爷爷的情况,可按照卧位腹部冲击法进行操作。

拓展学习

　　本案例介绍的是为昏迷老人李爷爷进行噎食的急救处理,在具体实施过程中,需让照护对象仰卧,右手掌压在照护对象上腹部(注意不要压住胸骨剑突,防止在冲击压迫时,导致胸骨骨折),左手压在右手上,双手分指扣紧,二臂伸直,用力向上、向下冲击压迫,反复冲击5～6次,注意查看口腔,如有食物,用手抠出。

教学测评

　　对于本任务,可根据学生听课及为李爷爷噎食处理完成情况对学生进行考核。可从知识、技能、态度及拓展学习几个方面进行考核。

项目	考核标准	得分
知识 (10分)	认真听老师讲课(3分)	
	听课过程中有无提出问题(3分)	
	能否回答老师提出的问题(4分)	
技能 (40分)	识别噎食症状(6分)	
	正确呼救(5分)	
	确定老人意识情况,根据意识选择合适的体位(8分)	
	检查口腔有无异物(5分)	
	取出移动的假牙及异物,手法正确、快速(6分)	
	右手掌压下腹部(4分)	
	左手压在右手上(4分)	
	双手分指紧拉,手臂伸直(4分)	
	用力向上、向下冲击压迫(4分)	
	重复操作(每次冲击均用力适当)直至异物排出(4分)	

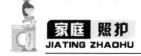

（续表）

项目	考核标准	得分
态度 （20分）	正确及时识别噎食症状（4分）	
	与老人沟通时语气是否温柔、语速是否缓慢、吐字是否清晰（6分）	
	操作时动作是否柔和、是否关心照护对象（6分）	
	能及时进行呼救（4分）	
拓展 （20分）	能根据之前学习的知识、技能整合拓展学习的知识、技能（4分）	
	整合的知识、技能思路正确，内容准确（6分）	
	能正确表达并示教拓展内容（4分）	
	示教中准备充分、思路清晰、内容丰满，与同学有互动（6分）	
总分		

（袁 葵）

任务五 排泄相关照护技术

学习单元 1 协助照护对象如厕

实际案例

正确协助照护对象如厕

小张，35 岁，上下楼梯时因玩手机不慎滑下楼梯，导致右下肢胫骨粉碎性骨折，手术后 1 周左右出院，因行动不便故雇佣家政服务员小月照顾自己，小月到小张家第一件工作就是帮助小张如厕。

问题讨论

1. 小月应如何帮助小张如厕？
2. 在今后的家庭照护中，小月应如何评估并正确协助小张如厕？
3. 请思考不同疾患的照护对象应如何协助其如厕。

知识学习

排泄是维持生命的必要条件。人体只有通过排泄才能将机体新陈代谢的产物及废物排出体外,维持身体内环境的协调平衡。家政服务员应根据照护对象身体状况,协助其采取适宜的排泄体位、方法,以减轻排泄时的不便和痛苦。

一、排泄的定义

排泄是机体将新陈代谢的产物和机体不需要或过剩的物质排出体外的生理活动过程。

二、胃肠活动及排泄功能概述

胃具有储存食物,形成食糜的作用。食物入胃 5 min 后,胃开始蠕动,蠕动波从贲门向幽门方向进行,每分钟约 3 次。胃的蠕动一方面可使食物与胃液充分混合,利于消化;另一方面可以搅拌和粉碎食物,并不断地将食糜推向十二指肠。在消化过程中,排空的速度与食物成分和形状有关。一般而言,流食比固食排空快,小块食物比大块食物排空快,糖类排空最快,蛋白质其次,脂类最慢。混合食物由胃完全排空一般需 4～6 h。

排泄途径有皮肤、呼吸道、消化道和泌尿道,而消化道和泌尿道是最主要的排泄途径,即排便和排尿。排便是反射动作,当粪便充满直肠刺激肠壁感受器时,冲动传入初级排便中枢,同时上传至大脑皮质而产生便意。如环境许可,大脑皮层即发出冲动使排便中枢兴奋增强,产生排便反射,使乙状结肠和直肠收缩,肛门括约肌舒张,同时还须有意识地先深吸气,声门关闭,增加胸腔压力,膈肌下降、腹肌收缩,增加腹内压力,促进粪便排出体外。排尿是尿液在肾脏生成后经输尿管而暂储于膀胱中,储存到一定量后,一次性通过尿道排出体外的过程。排尿是受中枢神经系统控制的复杂反射活动。

三、排泄异常的观察

(一)排便异常的观察

1. 便秘　指正常的排便形态改变,排便次数减少,每周少于 2 次。排便困难,粪便过干过硬。触诊腹部较硬实且紧张,有时可触及包块,肛诊可触及粪块。

2. 粪便嵌顿　有排便冲动,腹部胀痛,直肠肛门疼痛,肛门处有少量液化的粪便渗出,但不能排出粪便。

3. 腹泻　腹痛、肠痉挛、疲乏、恶心、呕吐、肠鸣音亢进、有急于排便的需要和难以控制的感觉。粪便松散或呈液体样。

4. 排便失禁　排便不受意识控制或失去意识控制,不由自主地排出粪便。

5. 肠胀气　表现为腹部膨隆,叩诊呈鼓音、腹胀、痉挛性疼痛、呃逆、肛门排气过多。当肠胀气压迫膈肌和胸腔时,可出现气急和呼吸困难。

(二)排尿异常的观察

1. 尿失禁　膀胱括约肌丧失排尿控制能力,使尿液不自主地流出。

2. 尿潴留　膀胱内潴留大量的尿液而不能自主排出。表现为下腹胀满、排尿困难、耻骨上膨隆、扪及囊性包块,叩诊为浊音。

四、排泄异常的家庭照护

（一）便秘的家庭照护

1. 评估便秘的原因。

2. 多食富含纤维素的食物,有利于增加肠蠕动,促进大便排出。

3. 适当增加饮水量。每日清晨饮一杯淡盐水,可促进肠蠕动,保持胃肠道足量的水分,软化粪便,有利于大便的排泄。

4. 在体力允许的情况下,指导照护对象做适量的体育活动,提高排便肌群的收缩力。

5. 每天起床前和入睡前进行顺时针腹部按摩,增加肠蠕动。

6. 遵医嘱服用缓泻剂或采用灌肠法,必要时采用人工取便。

7. 养成定时排便的习惯。

8. 做好照护对象心理护理,缓解因曾经有过排便不畅经历而引发的思想顾虑和心理负担,放松身心。

（二）粪便嵌塞的家庭照护

1. 评估照护对象粪便嵌塞的原因。

2. 关闭门窗,注意保暖,保护隐私。

3. 使用栓剂、缓泻剂,必要时给予灌肠。

4. 照护对象感觉大便在肛门处,在灌肠无效时可遵医嘱执行人工取便。操作中注意观察照护对象的表现,如有面色苍白、呼吸急促、心悸、头昏等现象,须立即停止操作。

5. 协助排便后用温水洗净擦干肛门及臀部周围皮肤,保持清洁干爽。

（三）腹泻的家庭照护

1. 评估照护对象腹泻的原因,采取针对性的护理措施。

2. 膳食调理,酌情给予清淡的流质或半流质食物,避免摄入油腻、辛辣、高纤维食物。严重腹泻时可暂时禁食。鼓励照护对象多饮水,以免脱水。

3. 腹泻严重时,口服补液盐或遵医嘱静脉补充水、电解质。

4. 每次便后用温水洗净肛门周围及臀部皮肤,保持皮肤清洁干燥。必要时,肛门周围涂擦软膏加以保护。

5. 卧床照护对象发生腹泻时注意观察骶尾部皮肤变化,预防压疮的发生。

6. 密切观察病情,记录排便的性质、次数等,必要时协助留取标本送检。

（四）排便失禁的家庭照护

1. 处理粪便时,注意保护隐私。

2. 经常用温水洗净肛门周围及臀部皮肤,保持皮肤清洁。肛门周围涂擦软膏以保护皮肤,避免潮湿刺激引发感染。

3. 帮助照护对象重建控制排便的能力。了解照护对象的排便时间,掌握规律,定时给予便器,促进照护对象按时自己排便;与医生协调定时应用导泻栓剂或灌肠,以刺激定时排便;教会照护对象进行肛门括约肌及盆底部肌肉收缩锻炼。

4. 观察并记录排便的量、性质。遵医嘱静脉补充水、电解质,防脱水及电解质紊乱。

5. 观察骶尾部皮肤情况,预防压疮的发生。

(五)肠胀气的家庭照护

1. 指导照护对象养成细嚼慢咽的良好饮食习惯。

2. 鼓励照护对象适当活动。

3. 轻微胀气时,可行腹部热敷、腹部按摩或针刺疗法。严重胀气时,遵医嘱给予药物治疗或行肛管排气。

4. 做好心理护理,进行健康教育,如少食豆类、产气饮料等产气的食物,进食或饮水时避免吞入大量空气。

(六)尿失禁的家庭照护

1. 保持皮肤清洁干燥,经常清洗会阴部皮肤,勤换衣裤、床单、衬垫等。

2. 根据照护对象的身体情况进行膀胱功能锻炼。定时使用便器,建立规则的排尿习惯,促进排尿功能的恢复。使用便器时,用手按压膀胱,协助排尿。

3. 做好心理护理,尊重老年人人格,给予安慰和鼓励。

(七)尿潴留的家庭照护

1. 安慰照护对象,缓解焦虑和紧张情绪。

2. 用热毛巾或热水袋热敷照护对象的腹部促进排尿。

3. 用按摩照护对象腹部的方法促进排尿。

4. 使用措施诱导排尿,如听流水声或用温水冲洗会阴。各种措施均无效的情况下,可根据医嘱导尿。

操作步骤

协助照护对象如厕

1. 工作准备

(1)环境准备:环境整洁,温湿度适宜。关闭门窗,必要时屏风遮挡。

(2)家政服务员:服装整洁,洁净双手。必要戴口罩。

(3)物品准备:卫生间有坐便器及扶手设施、卫生纸,必要时床旁备坐便器。

2. 沟通　询问照护对象是否需要排泄,根据其自理程度采取轮椅推行或搀扶方式。

3. 协助如厕　家政服务员使用轮椅推行或搀扶照护对象进入卫生间,协助其转身面对家政服务员,双手扶住坐便器旁的扶手。家政服务员一手搂抱照护对象腋下(或腰部),另一手协助照护对象(或照护对象自己)脱下裤子。双手环抱照护对象腋下,协助照护对象缓慢坐于坐便器上,双手扶稳扶手进行排便。照护对象便后自己擦净肛门或身体前倾由家政服务员协助用手纸擦净肛门。照护对象自己借助卫生间扶手支撑身体(或家政服务员协助照护对象)起身,照护对象自己(或家政服务员协助)穿好裤子,按压坐便器

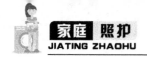
开关冲水。能采取坐位但行走不便的照护对象,家政服务员可协助其在床旁使用坐便椅排泄,方法同上。

4. 整理　家政服务员使用轮椅推行或搀扶照护对象回房间休息,卫生间开窗通风或开启抽风设备清除异味,之后将其关闭。协助照护对象使用坐便椅排泄后,倾倒污物,清洗消毒便盆,晾干备用。

实战演练

刘某,女性,20岁,大学生,住校。一个冬日的晚上,刘某夜间醒来穿着袜子从上铺下来上厕所,因袜子滑从床边梯上滑下,臀部着地导致骨盆骨折,立即被送入医院固定。在医院治疗2周左右,刘某出院,因其父母均要上班,而刘某在短期内无法自由活动,其父母雇佣家政服务员小月照顾刘某。小月上班后的第一项工作就是协助刘某如厕。

方法指导:在本案例中,刘某因臀部骨折下肢不能受力,故需要家政服务员小月协助照护对象使用坐便椅排便。

拓展学习

本案例介绍的是家政服务员协助盆骨骨折的刘某使用坐便器排便,在具体实施过程中,需要注意保护刘某,尽量避免刘某下肢着力。

教学测评

对于本任务,可根据学生听课及协助刘某如厕情况对学生进行考核。可从知识、技能、态度及拓展学习几个方面进行考核。

项目	考核标准	得分
知识 (10分)	认真听老师讲课(3分)	
	听课过程中有无提出问题(3分)	
	能否回答老师提出的问题(4分)	
技能 (50分)	如厕前准备:环境准备,自身准备,物品准备(9分)	
	根据照护对象情况与照护对象沟通(5分)	
	保护照护对象隐私(5分)	
	家政服务员协助照护对象脱下裤子(5分)	
	协助照护对象坐于坐便椅(8分)	
	完成后协助照护对象擦净肛门并穿好裤子(6分)	
	协助照护对象回床上休息(7分)	
	及时为照护对象整理排便后的物品(5分)	

（续表）

项目	考核标准	得分
态度 (20分)	排便前的准备充分,物品齐全(4分)	
	与照护对象沟通时语气温柔、语速缓慢、吐字清晰(6分)	
	操作时动作是否柔和、是否关心照护对象(6分)	
	能及时为照护对象进行如厕前后的清洁、整理(4分)	
拓展 (20分)	能根据之前学习的知识、技能整合拓展学习的知识、技能(4分)	
	整合的知识、技能思路正确,内容准确(6分)	
	能正确表达并示教拓展内容(4分)	
	示教中准备充分、思路清晰、内容丰满,与同学有互动(6分)	
总分		

学习单元 2　协助卧床照护对象使用便盆及尿壶

实际案例

正确协助卧床照护对象使用便盆及尿壶

李奶奶,78岁,因脑出血致偏瘫。目前病情稳定,在家中休养。作为家政服务员,应如何协助李爷爷使用便盆排泄。

在本案例中,李奶奶为脑出血患者,一侧肢体瘫痪,起床排尿排便不便。为了保证李奶奶骶尾部的清洁、干燥,需要定时地协助李奶奶排泄。

问题讨论

1. 为什么要给李奶奶使用便盆和尿壶?
2. 使用便盆和尿壶排泄时有什么要求?
3. 使用便盆和尿壶排泄时要注意哪些问题?
4. 在本案例中,应如何协助李奶奶使用便盆和尿壶排泄?

知识学习

一、影响排便的环境因素

环境是影响排便的因素之一,嘈杂、异味等会使照护对象情绪紧张,因此,应为照护对象创造一个独立、隐蔽、安静、无异味的宽松环境。能够行走和坐轮椅的照护对象可到卫生间使用坐便器排便,舒适且安全,有利于顺利排便。卧床的照护对象使用便盆排便

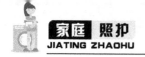

时,应注意使用屏风或轨道拉帘遮挡,创造独立空间。便后应及时清理并开窗通风。

二、帮助照护对象养成规律排便习惯

符合生理要求的排便时间应该是在早起或早餐后。食物经过一昼夜的消化、吸收,形成粪便储存在乙状结肠内,清晨起床后稍事活动易产生排便反射。若清晨起床后饮用一杯温水,不但有利于清洗肠胃,还可以促进肠道蠕动,从而产生便意,此时排便较为顺畅。另外在早餐后,胃肠活动增强,也可引起肠蠕动促进排便。帮助照护对象养成晨起规律排便的习惯,有利于照护对象健康规律地生活。

三、床上使用的便器种类

卧床照护对象常用的便器为便盆及尿壶(图4-5-1)。便器大多采用塑料或不锈钢材质。塑料材质的轻便且价格低廉,便于更换。不锈钢材质的可采用高温等方法进行消毒,经久耐用。

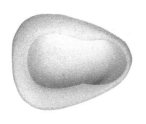
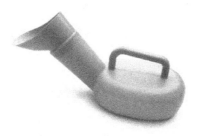

图4-5-1 便盆和尿壶

四、协助卧床照护对象使用便盆的注意事项

1. 使用便盆前检查便盆是否洁净完好。
2. 协助照护对象排便,避免长时间暴露照护对象身体,以免着凉。
3. 便盆及时倾倒并清洗消毒,避免污渍附着。
4. 为照护对象放置便盆时不可硬塞,以免损伤其皮肤。

五、协助卧床照护对象使用尿壶的注意事项

1. 老年女性使用尿壶时,应注意确定贴紧会阴部,以免漏尿打湿床单位。
2. 接尿时避免长时间暴露照护对象身体,以免着凉。
3. 尿壶及时倾倒并清洗消毒,减少异味及尿渍附着。

操作步骤

协助卧床照护对象使用便盆

1. 工作准备
(1)环境准备:环境整洁,温湿度适宜,关闭门窗,必要时遮挡屏风。

（2）家政服务员准备：服装整洁，洗净并温暖双手，必要时戴口罩。

（3）物品准备：便盆、一次性护理垫、卫生纸、屏风。必要时备温水、水盆、毛巾。

2. 沟通　询问照护对象是否有便意，提醒照护对象定时排便。

3. 放置便盆

（1）仰卧位放置便盆法：家政服务员协助照护对象取仰卧位，掀开下身盖被折向远侧，协助其脱下裤子至膝部。叮嘱照护对象配合屈膝抬高臀部，同时一手托起照护对象的臀部，另一手将一次性护理垫垫于照护对象臀下。再次要求照护对象配合屈膝抬高臀部，同时一手托起照护对象的臀部，另一手将便盆放置于照护对象的臀下（便盆窄口朝向足部）。为防止照护对象排尿溅湿盖被，可在会阴上部覆盖一张一次性护理垫。放好后为照护对象盖好盖被。

（2）侧卧位放置便盆法：家政服务员将照护对象裤子脱至膝部，双手扶住照护对象的肩部及髋部翻转身体，使照护对象面向自己呈侧卧位，掀开下身盖被折向自己一侧，暴露臀部，将一次性护理垫垫于照护对象腰及臀下，再将便盆扣于照护对象臀部（便盆窄口朝向足部），协助照护对象恢复平卧位。为防止照护对象排便溅湿盖被在会阴上部覆盖一张一次性护理垫，放好后，为照护对象盖好盖被。

4. 撤去便盆　照护对象排便后，家政服务员一手扶稳便盆一侧，另一手协助照护对象侧卧，取出便盆放于地上。取卫生纸为照护对象擦净肛门。必要时用温水清洗肛门及会阴部并擦干。撤去一次性护理垫。

5. 整理　协助照护对象卧位舒适，穿好裤子，整理床单位，必要时协助照护对象洗手。开窗通风，倾倒粪便，冲洗消毒便盆，晾干备用。

操作步骤

协助卧床照护对象使用尿壶

1. 工作准备

（1）环境准备：环境整洁，温湿度适宜。关闭门窗，必要时遮挡屏风。

（2）家政服务员准备：服装整洁，洗净并温暖双手。

（3）物品准备：尿壶、一次性护理垫、卫生纸。必要时备温水、水盆、毛巾。

2. 沟通　询问照护对象是否有尿意。

3. 放置尿壶　家政服务员协助女性照护对象取仰卧位，掀开下身盖被折向远侧，协助其脱下裤子至膝部。叮嘱照护对象配合，屈膝抬高臀部，一手托起照护对象臀部，一手将一次性护理垫垫于照护对象臀下。叮嘱照护对象屈膝，双腿呈八字分开，家政服务员手持尿壶，将开口边缘贴紧阴部，盖好盖被。

协助男性照护对象面向家政服务员取侧卧位，双膝并拢，将阴茎插入尿壶接尿口，用手握住尿壶把手固定，盖好被子。

4. 整理　照护对象排尿后，家政服务员撤下尿壶。用卫生纸擦干女性照护对象会阴部，必要时，家政服务员为照护对象清洗或擦拭会阴部。撤去一次性护理垫，协助照护对

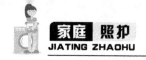

象穿好裤子,整理床单位,必要时协助照护对象洗手。开窗通风,倾倒尿液、冲洗尿壶,晾干备用。

实战演练

李奶奶,68岁,半身不遂近2年,一直由家政服务员吴大妈照顾其饮食起居,请问,吴大妈应如何用便盆协助李奶奶排泄。

方法指导:针对李奶奶的情况,可按照上述方法进行操作,但应注意协助李奶奶定时排尿排便,取放便盆时要注意不硬拉,不要损伤李奶奶骶尾部皮肤。

拓展学习

本案例介绍的是协助半身不遂的李奶奶排泄,在具体实施过程中,需在照护对象排泄前后注意骶尾部皮肤的保护。

教学测评

对于本任务,可根据学生听课及协助李奶奶排泄完成情况对学生进行考核。可从知识、技能、态度及拓展学习几个方面进行考核。

项目	考核标准	得分
知识 (10分)	认真听老师讲课(3分)	
	听课过程中有无提出问题(3分)	
	能否回答老师提出的问题(4分)	
技能 (50分)	环境准备,自身准备,物品准备(6分)	
	根据照护对象情况与照护对象沟通(4分)	
	协助使用便盆前为照护对象取正确体位(5分)	
	帮助照护对象脱下裤子(2分)	
	一手托起照护对象的臀部(3分)	
	一手将一次性护理垫垫于照护对象臀下(4分)	
	再次用一手托起照护对象的臀部(5分)	
	一手将便盆放于照护对象臀部(5分)	
	便盆窄口朝向足部(5分)	
	在照护对象会阴上部覆盖一张一次性护理垫(5分)	
	照护对象排泄时为其盖好盖被(5分)	

（续表）

项目	考核标准	得分
态度 (20分)	排便前的准备充分,物品齐全(4分)	
	与照护对象沟通时语气温柔、语速缓慢、吐字清晰(4分)	
	操作时动作是否柔和、是否关心照护对象(4分)	
	取放便盆前后观察骶尾部皮肤情况(4分)	
	使用便盆前后能及时为照护对象清洁、整理(4分)	
拓展 (20分)	能根据之前学习的知识、技能整合拓展学习的知识、技能(4分)	
	整合的知识、技能思路正确,内容准确(6分)	
	能正确表达并示教拓展内容(4分)	
	示教中准备充分、思路清晰、内容丰满,与同学有互动(6分)	
总分		

学习单元 3　协助照护对象使用开塞露辅助排便及人工取便

实际案例

协助照护对象使用开塞露排便

刘先生,37岁,外企高管,因工作繁忙,作息不规律,雇佣家政服务员小郑照护,近3天刘先生均出现腹部疼痛,排便不畅,粪便干硬,今晨由小郑使用开塞露协助其排便。

在本案例中,刘先生便秘需要使用开塞露缓解,作为家政服务员需协助其用开塞露。

问题讨论

1. 刘先生发生了什么情况?
2. 应该立即采取什么措施?
3. 如何预防?

知识学习

一、便秘

便秘是指排便困难,排便次数减少(每周少于3次)且粪便干硬,便后无舒畅感。

（一）便秘的表现

便秘的主要表现是排便次数减少和排便困难,许多照护对象的排便次数每周少于

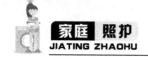

2次,严重者长达2~4周才排便1次。然而,排便次数的减少还不是便秘唯一的表现,有的照护对象可能突出地表现为排便困难,排便时间可长达30 min以上,或每日排便多次,但排出困难,粪便硬结如羊粪状,且数量很少。此外,有腹胀、食欲差以及服用泻药不当引起排便前腹痛等。

（二）便秘的原因

1. 年龄因素　老年照护对象便秘的患病率较青壮年明显增高,主要是由于随着年龄增加,老年照护对象的食量和体力活动明显减少,胃肠道分泌消化液减少,肠管的张力和蠕动减弱,腹腔及盆底肌肉乏力,肛门内外括约肌减弱,胃结肠反射减弱,直肠敏感性下降,使食物在肠内停留过久,水分过度吸收而引起便秘。此外,高龄老年照护对象常因老年痴呆或抑郁症而失去排便反射,引起便秘。

2. 不良饮食习惯　少数人平时图方便省事,饮食简单,缺乏粗纤维,是粪便体积缩小,黏滞度增加,在肠内运动减慢,水分过度吸收而导致便秘。同时,有报道显示,胃结肠反射与进食的量有关,1 000 kal膳食可刺激结肠运动,350 kal则无此作用。脂肪是刺激反射的主要食物,蛋白质则无此作用。

3. 医源性(滥用药物)　照护对象长期使用泻剂,尤其是刺激性泻剂,可因损伤结、直肠肌而产生导泻的结肠,造成肠道黏膜损害,降低肠道肌肉张力,导致严重便秘。此外,引起便秘的其他药物还有如阿片类镇痛药、抗胆碱类药、抗抑郁药、钙离子拮抗剂、利尿剂等。

4. 疾病因素　照护对象多病种并存易导致便秘的发生。如肠道疾病有肠道肿瘤、疝、直肠脱垂等,此类病变导致功能性出口梗阻引起排便障碍。全身性疾病如糖尿病、尿毒症、脑血管意外、帕金森病等也会导致排便障碍。

二、开塞露概述

（一）开塞露作用机理及适应证

开塞露分为甘油制剂和甘露醇、硫酸镁复方制剂两种。两种制剂成分不同,但原理基本相同,均是利用甘油或山梨醇的高浓度,即高渗作用,软化大便,刺激肠壁,反射性地引起排便反应,加上其具有润滑作用,使大便易于排出,常用于便秘者的治疗。

（二）使用开塞露的时机

开塞露应在照护对象有大便的感觉时使用,轻度便秘者用过开塞露之后保留5~10 min,就会起效;便秘较严重者,应保留时间更长一些,但一般不应超过30 min。需根据照护对象的具体情况确定使用开塞露的时间。

（三）开塞露的用法及剂量

将开塞露瓶盖取下,挤出少许油脂润滑瓶口及肛门,缓慢插入肛门,然后将药挤入直肠内,成人一次一支。

（四）解除便秘的常用方法

照护对象出现较为严重的便秘时,应当在医护人员的指导下,采用一些简便易行的通便法。解除便秘的常用方法有开塞露通便法、甘油栓通便法、肥皂栓通便法、腹部按摩法。对于严重便秘且上述方法无效者，可采用人工取便法、灌肠法。

（五）协助照护对象使用开塞露排便的注意事项

1. 使用开塞露前，检查开塞露前端是否圆润光滑，以免损伤肛门周围组织。
2. 患有痔疮的照护对象使用开塞露时，操作应轻缓并充分润滑。
3. 对本品过敏者禁用，过敏体质者慎用。
4. 开塞露不可长期使用，以免耐受而失去作用。

三、人工取便概述

（一）概念

人工取便是指用手指取出嵌顿在直肠内的粪便。

（二）适用对象

对于大便硬结滞留于直肠的便秘照护对象，一般泻剂不能解除照护对象的痛苦，必须用手将大便取出。

（三）人工取便的时机

当照护对象排便不畅，排便时间延长，并表示其肛门疼痛，肛门外有少量液化的粪便渗出时，应及时用手指伸入肛门实施人工取便。这样可以解除照护对象的痛苦，避免照护对象肛周损伤及便血。

（四）人工取便的目的

照护对象过分用力排便时，可导致冠状动脉和脑血流的改变。由于脑血流量的降低，排便时可发生昏厥，冠状动脉供血不足者可能发生心绞痛、心肌梗死。高血压者可引起脑血管意外，还可引起动脉瘤或室壁瘤的破裂、心脏附壁血栓脱落、心律失常，甚至发生猝死。因此，在便秘的照护对象进行排便时，家政服务员应严密观察，必要时给予协助。

（五）人工取便的注意事项

1. 人工取便时勿使用器械，避免误伤肠黏膜。
2. 人工取便操作过程中，家政服务员应注意观察照护对象的情况，如出现面色苍白、呼吸急促、全身大汗等症状时应立即停止操作，必要时应及时就医。

操作步骤

协助照护对象使用开塞露排便

1. 工作准备
（1）环境准备：环境整洁，温湿度适宜。关闭门窗，必要时可用屏风遮挡。
（2）家政服务员准备：服装整洁，洗净并温暖双手，必要时戴口罩。
（3）物品准备：开塞露、剪刀、卫生纸、便盆、一次性尿垫。必要时备屏风。

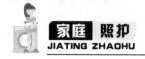

2. 沟通　家政服务员向照护对象说明操作方法、目的,消除其紧张、恐惧心理,以取得合作。

3. 摆放体位　家政服务员协助照护对象将裤子脱至膝部,取左侧卧位,臀部靠近床边,臀下垫一次性尿垫。

4. 注入药液　家政服务员拧开开塞露的盖帽,左右分开照护对象臀部,右手持开塞露塑料壳球部,挤出少量药液润滑开塞露前端及肛门口,再将开塞露细管部分沿直肠壁插入肛门内,叮嘱照护对象深吸气,用力挤压开塞露塑料壳球部,将药液全部挤入肛门内。退出开塞露塑料壳,同时左手取用卫生纸按压肛门。叮嘱照护对象保持体位5～10 min 后再行排便。当照护对象主诉有便意时,指导其深呼吸,提肛(收紧肛门)。

5. 整理与记录　整理床单位,洗手。记录使用开塞露的量及排便情况(量及次数)。

操作步骤

为照护对象人工取便

1. 准备工作

(1) 环境准备:环境整洁,温湿度适宜,关闭门窗,必要时可用屏风遮挡。

(2) 家政服务员准备:着装整齐,戴好口罩。

(3) 物品准备:一次性手套、橡胶布(或一次性尿垫)、润滑液(肥皂液或开塞露)、卫生纸和便盆。必要时准备屏风,保护照护对象隐私。

2. 评估沟通

(1) 家政服务员向照护对象说明操作的目的,告诉照护对象在取便时会有异物感,消除照护对象的紧张、恐惧心理,以取得照护对象的配合。

(2) 家政服务员与照护对象及家属进行交谈,评估照护对象的身体情况,了解照护对象的排便习惯等。

3. 摆放体位　家政服务员协助照护对象取左侧卧位,脱下裤子至大腿部,暴露臀部,臀下垫橡胶单或一次性尿垫,在进行该操作时应尽量使照护对象舒适。

4. 人工取便　家政服务员右手戴手套,左手分开照护对象臀部,右手食指涂肥皂液润滑后,嘱咐照护对象深呼吸以放松腹肌,待肛门松弛时,食指沿直肠一侧轻轻插入照护对象直肠内,慢慢地由浅入深地将粪便一一掏出,并放于便盆内。

5. 清洁整理

(1) 家政服务员帮助照护对象取便完毕后,用温水清洗肛门,并用卫生纸擦净肛门。

(2) 家政服务员整理好用物,洗手,按要求做好记录。

实战演练

小吴,10岁,近期因饮食不良致几日未排便,今早起床腹痛难忍,排出臭味气体,腹部能摸出肠形,家政服务员小如用开塞露帮助小吴排便。

方法指导：针对小吴的情况，应使用开塞露帮助小吴排便，帮助时要注意开塞露口端不要划破黏膜皮肤。

拓展学习

本案例介绍的是协助便秘的儿童排便，在具体实施过程中，需在照护对象排泄前后注意对其肛周皮肤的保护。

教学测评

对于本任务，可根据学生听课及协助儿童小吴排便完成情况对学生进行考核。可从知识、技能、态度及拓展学习几个方面进行考核。

项目	考核标准	得分
知识 （10分）	认真听老师讲课（3分）	
	听课过程中有无提出问题（3分）	
	能否回答老师提出的问题（4分）	
技能 （50分）	环境准备，自身准备，物品准备（6分）	
	根据照护对象情况与照护对象沟通（4分）	
	协助照护对象脱下裤子，取正确体位（4分）	
	左手分开臀部，右手持开塞露球部，挤出少许润滑肛门口（6分）	
	开塞露细管沿直肠壁插入肛门，嘱咐照护对象深吸气（8分）	
	用力将药液全部挤入肛门内（5分）	
	退出开塞露，左手用卫生纸按压肛门（5分）	
	照护对象保持体位5～10分钟（5分）	
	若照护对象有便意，指导其深呼吸，提肛（7分）	
态度 （20分）	排便前的准备充分，物品齐全（4分）	
	与照护对象沟通时语气温柔、语速缓慢、吐字清晰（4分）	
	操作时动作是否柔和、是否关心照护对象（4分）	
	插入开塞露前后观察肛周皮肤情况（4分）	
	使用开塞露前后能及时为照护对象清洁、整理（4分）	
拓展 （20分）	能根据之前学习的知识、技能整合拓展学习的知识、技能（4分）	
	整合的知识、技能思路正确，内容准确（6分）	
	能正确表达并示教拓展内容（4分）	
	示教中准备充分、思路清晰、内容丰满，与同学有互动（6分）	
总分		

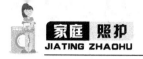
学习单元 4 为有肠造瘘的照护对象更换粪袋

实际案例

正确为有肠造瘘的照护对象更换粪袋

李女士,47 岁,直肠癌术后结肠造瘘,出院后患者一直意志消沉,不愿学习肠造瘘口的护理、粪袋的更换等,其丈夫聘请家政服务员小吴照护其妻子,请问小吴该如何帮助李女士更换粪袋?

问题讨论

1. 小吴该如何判断李女士何时需要更换粪袋?
2. 小吴应如何正确为李女士更换粪袋?
3. 更换粪袋过程中应注意些什么?

知识学习

一、肠造瘘的概念

肠造瘘是通过手术将病变的肠段切除,将一段肠管拉出,翻转缝于腹壁,用于排泄粪便。肠造瘘口是红色的,与口腔黏膜一样,柔软光滑,一般为圆形。

二、适用对象

肠造瘘是肠道严重损伤,各种结直肠癌一期不能吻合的需要进行肠造瘘,术后需一段时间或终身在腹壁上另造一人工肛门,将粪便出口移至腹部。

三、肠造瘘用物

粪袋主要用于收集粪便,肠造瘘口的末端常连于粪袋。根据粪袋的设计可分为一件式(图 4-5-3)和两件式(图 4-5-4)的。一件式粪袋通常是一次性的,可有简便的开口;两件式粪袋的袋子与底盘可分开,不用撕开底盘便可更换袋子,使用方便,可以更好地保护造口周围皮肤;底盘可按造口形状与大小剪切。

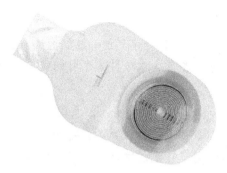

图 4-5-3　一件式粪袋

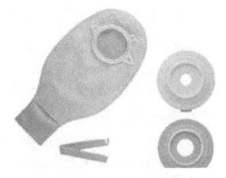

图 4-5-4　二件式粪袋

四、肠造瘘口护理

1. 注意观察肠造瘘口有无回缩、出血及坏死等情况。造瘘口周围有无皮肤发红、肿痛,甚至溃烂等情况。

2. 注意保持造瘘口周围皮肤的清洁干燥,指导照护对象每日排便后用温开水清洗造瘘口周围皮肤,用温水纱布或棉球由内向外清洁并擦干,在造瘘口周围涂氧化锌油加以保护,以防止因大便浸渍皮肤而出现皮炎。

3. 粪袋内有粪便时应及时倾倒清洗,注意观察袋内排泄物的颜色、性质和量,避免产生异味及继发感染。

4. 应根据照护对象的造瘘口情况、个人喜好、经济状况来选择不同类型的粪袋,指导照护对象最好选择两件式透明带除臭功能的一次性造瘘口袋,便于观察护理。

5. 安装造瘘口袋动作要轻巧,不正确使用造瘘口袋可导致造瘘口摩擦破溃,致使粪袋外溢而污染衣裤,产生异味,甚至发生出血和感染。

6. 指导照护对象选择宽松、舒适、柔软的衣裤,以免衣裤过紧使得造瘘口受摩擦导致出血。

7. 保持照护对象床单位清洁、干燥,随时更换污染的衣物、被服。

8. 照护对象可摄入易消化、高热量、高蛋白、高维生素饮食,但要少食多餐。避免进食刺激性、易产生胀气、不易消化及有臭味的食物,如蛋类、葱、姜、蒜、辣椒、芹菜等。忌烟酒,同时还要注意饮食卫生,防止因饮食不当引起腹泻或便秘。

9. 指导照护对象养成定时排便的习惯。

10. 指导并安慰照护对象安心沐浴。具体做法是:使用有底板的造口袋,只要在底板与皮肤接触处封上一圈防水胶布即可。

11. 指导照护对象在身体状况好转后,可以适量参加一些不剧烈的体育运动,但避免重体力活动,以免形成造瘘口旁疝或造瘘口脱垂等。

12. 肠造瘘术后照护对象常有抑郁、自卑、依赖等心理问题。家政服务员应与照护对象进行良好的沟通,给予照护对象支持、关心和安慰。鼓励照护对象尽早学会肠造瘘的自我护理方法,促进其心理康复,勇敢地正视现实,振作起来,树立战胜疾病的信心。

13. 加强对照护对象家属肠健康的教育,协助照护对象提高造瘘口护理能力。

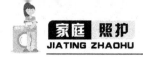
五、造瘘术

造瘘术常见于神经外科手术切除结、直肠癌的病例,或者是其他一些腹腔癌和盆腔癌挤压或是侵犯大肠,有时可能与癌症无关。这种造瘘常为永久性人工肛门,也有用作暂时性人工肛门。常见造瘘术并发症有以下几种:

(一)造瘘口周围炎

造瘘口周围炎是一种最常见的并发症。在日常照护时应严密观察局部皮肤红肿、压痛、糜烂、溃疡等,保持局部皮肤干燥、清洁,排便后用温开水清洗造瘘口周围皮肤,然后用碘伏棉球消毒皮肤,最后涂氧化锌软膏。

(二)造瘘口狭窄

手术 24 h 后开放,每天 1～2 次用手指伸到造口内上下左右移动,扩张造瘘口,可有效防止造瘘口狭窄。

(三)出血

应严密观察造口敷料有无新鲜血液渗出,如有应立即就医,及时处理。

(四)造瘘口肠坏死

造瘘口肠坏死是结肠造瘘术后的严重并发症,日常照护时应严密观察造瘘口周围的血运情况,即肠黏膜的颜色、光泽、皮肤是否红润,如果肠黏膜色泽青紫或色黑或有恶臭味,应及时就医。

六、更换粪袋注意事项

1. 餐后 2～3 h 内不要更换粪袋,此时肠蠕动较活跃,更换时照护对象有可能出现排便情况。

2. 操作过程中应注意保暖,并注意保护照护对象的隐私。

操作步骤

协助有肠造瘘的照护对象更换粪袋

1. 准备工作

(1)环境准备:温度 18～22 ℃,湿度 50％～60％为宜,根据季节因地制宜调节室温。

(2)家政服务员准备:衣着整齐,洗净双手,戴好口罩。

(3)物品准备:清洁、干燥粪袋 1 个,检查是否在有效期内并无破损。温水、脸盆、毛巾、卫生纸、便盆。

2. 评估交流

(1)向照护对象说明操作的目的,以取得合作。

(2)评估粪袋内容物超过 1/3 时应将粪袋取下更换。

3. 更换粪袋

(1)家政服务员先协助照护对象暴露造瘘口的部位,将纸巾垫于人工肛门处的身下。

（2）打开粪袋与造瘘口连接处的地盘扣环，取下粪袋放于便盆上，查看人工肛门周围的皮肤，如无异常可用柔软的卫生纸擦试干净，再用温热毛巾洗净局部皮肤并擦干。

（3）将清洁的粪袋与腹部造瘘口底盘扣环连接，扣紧扣环后用手向下牵拉粪袋，确认粪袋固定牢固，然后将粪袋下口封闭。

4. 整理用物

（1）将粪便倾倒于厕所内，用清水清洗粪袋。

（2）根据需要记录。

实战演练

顾先生，70 岁，直肠癌结肠造瘘术后，已出院，家中请家政服务员小刘对其进行照护，请问小刘该如何正确观察造瘘口情况并更换粪袋。

方法指导：针对顾先生的情况，小刘应让顾先生躺床上为其更换粪袋。更换时一方面要注意保护床单位，另一方面要在更换粪袋时注意观察造瘘口情况，预防并发症发生。

拓展学习

本案例介绍的是协助结肠造瘘老年人更换粪袋，在具体实施过程中，需为照护对象观察造瘘口周围皮肤情况。

教学测评

对于本任务，可根据学生听课及协助老人更换粪袋完成情况对学生进行考核。可从知识、技能、态度及拓展学习几个方面进行考核。

项目	考核标准	得分
知识 （10 分）	认真听老师讲课（3 分）	
	听课过程中有无提出问题（3 分）	
	能否回答老师提出的问题（4 分）	
技能 （50 分）	环境准备，自身准备，物品准备（6 分）	
	根据照护对象情况与照护对象沟通（4 分）	
	评估粪袋内容物（4 分）	
	暴露造瘘口，将纸巾垫于人工肛门处的身下（6 分）	
	打开粪袋与造瘘口连接处的底盘扣环，取下便盆放于便盆上（6 分）	
	查看人工肛门周围的皮肤，看是否有造瘘口周围炎、造瘘口狭窄、出血和造瘘口肠坏死（6 分）	
	无异常的人工肛门用软纸擦干净，再用温热毛巾清洗（6 分）	
	将清洁粪袋与腹部造瘘口底盘扣环相连，固定粪袋（6 分）	
	整理用物：倾倒粪便，清洗粪袋，根据需要记录（6 分）	

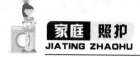

（续表）

项目	考核标准	得分
态度 （20分）	排便前的准备充分,物品齐全(4分)	
	与照护对象沟通时语气温柔、语速缓慢、吐字清晰(4分)	
	操作时动作是否柔和、关心照护对象(4分)	
	拿开粪袋后观察造瘘口周围皮肤情况(4分)	
	更换粪袋前后能及时为照护对象清洁、整理(4分)	
拓展 （20分）	能根据之前学习的知识、技能整合拓展学习的知识、技能(4分)	
	整合的知识、技能思路正确,内容准确(6分)	
	能正确表达并示教拓展内容(4分)	
	示教中准备充分、思路清晰、内容丰满,与同学有互动(6分)	
总分		

学习单元 5　为照护对象更换尿垫、纸尿裤

实际案例

正确为照护对象更换尿垫

李女士,58岁,每次打喷嚏、咳嗽的时候就会有尿液流出,作为李女士的家政服务员你该如何协助李女士使用成人纸尿裤?

问题讨论

1. 应如何观察王女士是否是尿失禁?
2. 应如何为王女士更换纸尿裤?
3. 更换纸尿裤过程中应注意些什么?

知识学习

一、尿垫、纸尿裤的种类和适用范围

1. **尿垫**　常见的尿垫多为一次性尿垫。尿垫适用于完全卧床或伴有痴呆、意识不清及尿失禁的照护对象。

2. **纸尿裤**　成人纸尿裤适用于能够行走、坐轮椅、卧床伴躁动不安,伴有尿失禁、尿滴沥的照护对象。

二、尿失禁的定义

尿失禁是指膀胱括约肌不受意识控制，而不由自主地排出尿液的现象。

三、尿失禁分类

根据临床表现不一样，尿失禁可以分为充溢性尿失禁、无阻力性尿失禁、反射性尿失禁、急迫性尿失禁、压力性尿失禁。

1. 充溢性尿失禁　充溢性尿失禁是由于尿路有比较严重的机械性或功能性梗阻引起尿潴留，当膀胱内压上升到一定程度并超过尿道阻力时，尿液不断地自尿道中滴出。引发充溢性尿失禁最主要的原因是前列腺肥大以及尿道结石、尿道狭窄、尿道的恶性病变等。

2. 无阻力性尿失禁　无阻力性尿失禁是由于尿道阻力完全丧失，膀胱内不能储存尿液，照护对象在站立时尿液全部由尿道流出。

3. 反射性尿失禁　反射性尿失禁是由完全的上运动神经元病变引起，排尿依靠脊髓反射，照护对象不自主地间歇排尿（间歇性尿失禁），排尿没有感觉。

4. 急迫性尿失禁　急迫性尿失禁是膀胱过度活动症的表现，或是膀胱肌肉紧张过度与尿道括约肌的配合不当所引起的尿频、尿急等症状，多发生在中风者身上。

5. 压力性尿失禁　压力性尿失禁是当腹压增加时（如咳嗽、打喷嚏、上楼梯或跑步时）即有尿液自尿道流出。引起这类尿失禁的病因很复杂，需要进行详细检查。

四、尿失禁的照护

1. 观察生命体征，观察小便的颜色、性质、量并记录。

2. 保持皮肤的清洁干燥，便后适用温水擦拭或清洗会阴部，减少尿液对局部皮肤的刺激，勤换衣裤、床单，防止皮肤受损。

3. 鼓励照护对象多饮水能够促进排尿反射，预防泌尿系统感染。

4. 进行膀胱功能训练，定时使用便器，建立规则的排尿习惯，促进排尿功能的恢复。初始白天每隔 1～2 h 使用便器 1 次，夜间每隔 4 h 使用便器 1 次。以后逐渐延长间隔时间，以促进排尿功能恢复。使用便器时，可用手按压膀胱，协助排尿。

5. 做好心理护理，帮助照护对象树立重新控制排尿的信心，积极配合各项工作。

五、为照护对象更换尿垫注意事项

1. 定时查看尿垫浸湿情况，根据尿垫吸收锁水的能力进行更换，防止发生尿布疹及压疮。

2. 更换一次性尿垫（尿布）时，动作轻稳，避免照护对象受凉。

3. 为照护对象更换一次性尿垫（尿布）时应使用温热毛巾擦拭或清洗会阴部，减轻异味，保持局部清洁干燥。

4. 当照护对象患有传染性疾病时，一次性尿垫放入医用黄色垃圾袋，作为医用垃圾集中回收处理。

六、为照护对象更换纸尿裤的注意事项

1. 更换纸尿裤时,将纸尿裤大腿内、外边缘展平,防止侧漏。

2. 根据照护对象胖瘦情况选择适宜尺寸的纸尿裤。

3. 照护对象使用纸尿裤,每次更换或排便后应使用温热毛巾擦拭或清洗会阴部,减轻异味,保持局部清洁干燥。

4. 当照护对象患有传染性疾病时,纸尿裤应放入医用黄色垃圾袋,作为医用垃圾集中回收处理。

操作步骤

为照护对象更换尿垫

1. 工作准备

(1) 环境准备:环境整洁,温湿度适宜,关闭门窗,必要时遮挡屏风。

(2) 家政服务员准备:服装整洁,洗净并温暖双手,必要时戴口罩。

(3) 物品准备:一次性尿垫(尿布)、屏风、水盆、温热毛巾。

2. 沟通　查看并向照护对象解释需要更换一次性尿垫(尿布),以取得合作。

3. 更换尿垫　家政服务员将水盆、毛巾放在床旁椅上。掀开照护对象下身盖被,双手分别扶住照护对象的肩部、髋部翻转其身体呈侧卧位,取温湿毛巾擦拭会阴部;将身下污染的一次性尿垫(尿布)向侧卧方向折叠,观察照护对象会阴部及臀部皮肤情况。将清洁的一次性尿垫(尿布)一半平铺,一半卷折,翻转照护对象身体呈平卧位,撤下污染的一次性尿垫(尿布)放入专用污物桶。整理拉平清洁一次性尿垫(尿布)。盖好盖被。

4. 整理　家政服务员整理照护对象床单位,开窗通风。清洗毛巾,刷洗水盆。尿布需要集中清洗、消毒,晾干备用。

操作步骤

为照护对象更换纸尿裤

1. 工作准备

(1) 环境准备:环境整洁,温湿度适宜,关闭门窗,必要时遮挡屏风。

(2) 家政服务员准备:服装整洁,洗净并温暖双手,必要时戴口罩。

(3) 物品准备:纸尿裤、卫生纸、屏风、水盆、温热毛巾。

2. 沟通　查看并向照护对象解释需要更换纸尿裤,以取得合作。

3. 更换纸尿裤　家政服务员将水盆、毛巾放在床旁椅上,掀开照护对象下身盖被,协助照护对象取平卧位,解开纸尿裤粘扣,将前片从两腿间后撤。双手分别扶住照护对象的肩部、髋部翻转照护对象身体呈侧卧位,将污染纸尿裤内面对折于臀下,取温湿毛巾擦

拭会阴部,观察照护对象会阴部及臀部皮肤情况。将清洁纸尿裤前后对折的两片(紧贴皮肤面朝内)平铺于照护对象臀下,向下展开上片。协助照护对象翻转身体至平卧位,从一侧撤下污染纸尿裤放入污物桶,并拉平身下清洁纸尿裤,从两腿间向上兜起纸尿裤前片,整理纸尿裤大腿内侧边缘至服帖,将前片两翼向两侧拉紧,后片粘扣粘贴于纸尿裤前片粘贴区。盖好盖被。

4. 整理　家政服务员整理照护对象床单位,开窗通风。清洗毛巾,刷洗水盆。

实战演练

王女士,77岁,下肢瘫痪,尿失禁,作为王女士的家政服务员,需要定期为王女士更换纸尿裤。

方法指导:针对王女士的情况,家政服务员指导王女士使用纸尿裤,同时应指导王女士做膀胱功能锻炼。

拓展学习

本案例介绍的是协助尿失禁照护对象更换纸尿裤,在具体实施过程中,需为照护对象指导膀胱功能锻炼。

教学测评

对于本任务,可根据学生听课及协助照护对象更换纸尿裤完成情况对学生进行考核。可从知识、技能、态度及拓展学习几个方面进行考核。

项目	考核标准	得分
知识 (10分)	认真听老师讲课(3分)	
	听课过程中有无提出问题(3分)	
	能否回答老师提出的问题(4分)	
技能 (50分)	环境准备,自身准备,物品准备(6分)	
	根据照护对象情况与照护对象沟通,取得配合(4分)	
	更换前准备水盆、毛巾(6分)	
	选取舒适体位,撤离脏的纸尿裤(6分)	
	擦净会阴部并查看会阴部及臀部皮肤状况(6分)	
	转变照护对象体位,放清洁纸尿裤(6分)	
	正确穿纸尿裤(10分)	
	整理、通风、清洗物品(6分)	

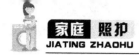

（续表）

项目	考核标准	得分
态度 （20分）	更换前的准备充分，物品齐全（4分）	
	与照护对象沟通时语气温柔、语速缓慢、吐字清晰（4分）	
	操作时动作是否柔和、关心照护对象（4分）	
	撤出脏纸尿裤后观察肛周皮肤情况（4分）	
	清洁、整理（4分）	
拓展 （20分）	能根据之前学习的知识、技能整合拓展学习的知识、技能（4分）	
	整合的知识、技能思路正确，内容准确（6分）	
	能正确表达并示教拓展内容（4分）	
	示教中准备充分、思路清晰、内容丰满，与同学有互动（6分）	
总分		

学习单元6　二便标本的采集

实际案例

正确为照护对象采集小便标本

女性，42岁，因下肢瘫痪，二便失禁长期行留置导尿，作为该照护对象的家政服务员，需要定期为其留取尿标本进行常规检查。

问题讨论

1. 该照护对象为何需要定期留取尿标本？
2. 对于有留置导尿的照护对象，应如何留取其尿标本？
3. 在留取标本过程中应注意些什么？

知识学习

一、尿、便标本采集的目的

采集尿、便标本，通过实验室检查，可达到协助疾病诊断，制定合理治疗方案及观察病情变化的目的。

二、尿、便标本采集的适应证

1. 尿标本采集　常规体检,检查有无泌尿系统感染、出血、内分泌、免疫系统及肾脏等病变。
2. 粪便标本采集　常规体检,检查有无消化道系统感染、出血、肠道寄生虫及肠道传染性疾病等。

三、标本采集的原则

1. 依据医嘱采集各种标本。
2. 采集前根据检验的目的选择合适的容器。
3. 各种标本的采集量、时间、方法要准确。
4. 采集标本前后要认真核对。
5. 标本采集后要及时送检。

四、正常大小便的性状和颜色

(一)正常粪便的性状、颜色和量

正常的排便频率是每日1～2次或每2～3天1次,平均排便量为100～300 g,排便量的多少与食物摄入量、种类、液体摄入量、排便频率、消化器官的功能状态有关,进食粗粮、大量蔬菜者,粪便量大;反之,进食肉食、细粮者,粪便量少。正常成人的粪便呈黄褐色、成形、软便。粪便的颜色与摄入食物的种类有关,如摄入含叶绿素丰富的食物时,粪便可能呈墨绿色;摄入血制品、肝类食物,粪便可能呈黑色。粪便的气味是由蛋白质经细菌分解发酵而产生,与食物的种类、肠道疾病有关。摄入蛋白质、肉类较多者,粪便的臭味重;反之,素食者,粪便臭味轻。

(二)正常尿液的性状、颜色和量

正常人每昼夜尿量正常为1 000～2 000 mL。排尿频率和次数,一般日间4～6次,夜间0～1次,外观呈淡黄色至深褐色,澄清透明,放置后可转为混浊并出现氨味,食物和药物也可改变尿液的颜色,如服用大量胡萝卜素时,尿液呈鲜黄色。

五、排泄物异常的观察

(一)粪便异常的观察

1. 排便次数　通常每天排便超过3次或每周少于2次,为排便异常。
2. 形状与软硬度　便秘时粪便坚硬,呈栗子状;消化不良或急性肠炎可为稀便或水样便;肠道部分梗阻或直肠狭窄,粪便常呈扁条形或带状。
3. 颜色　柏油样便提示上消化道出血;白陶土色便提示胆道梗阻;暗红色血便提示下消化道出血;果酱样便提示肠套叠、阿米巴痢疾;粪便表面粘有鲜红色血液见于痔疮或肛裂;白色"米泔水"样便见于霍乱、副霍乱。
4. 内容物　被肠道寄生虫感染的粪便中可查见蛔虫、蛲虫、绦虫节片等。

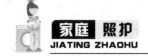

5. 气味　严重腹泻因未消化的蛋白质与腐败菌作用,粪便呈碱性反应,气味极恶臭;下消化道溃疡、恶性肿瘤老年人粪便呈腐败臭;上消化道出血的柏油样粪便呈腥臭味;消化不良、乳糖类未充分消化或吸收脂肪酸产生气体,粪便呈酸性反应,气味为酸败臭。

(二)尿液异常的观察

1. 尿量

(1)多尿:指 24 h 内排出的尿量高于 2 500 mL。

(2)少尿:指 24 h 排出的尿量小于 400 mL 或每小时排出的尿量小于 17 mL。

(3)无尿:指 24 h 排出的尿量小于 100 mL。

2. 颜色

(1)肉眼血尿:尿液呈洗肉水样,见于急性泌尿系统感染、膀胱肿瘤、输尿管结石。

(2)血红蛋白尿:尿液呈浓茶色、酱油色。

(3)胆红素尿:尿液呈深黄色。

3. 气味　糖尿病酮症酸中毒者尿液呈烂苹果味。

操作步骤

采集大小便标本

1. 工作准备

(1)环境准备:环境整洁,温湿度适宜。关闭门窗,必要时遮挡屏风。

(2)家政服务员准备:服装整洁,洗净并温暖双手,必要时戴手套。

(3)物品准备:清洁、干燥粘贴标签的粪便标本盒,化验单,便盆。

2. 沟通　家政服务员解释两便标本采集的内容、目的、要求,以取得配合。

3. 采集大便标本

(1)有自理能力者:将标本盒交给照护对象,向其讲解留取粪便标本的方法:排便后,用棉签取少量(约蚕豆大小)感觉异常(如稀水便、黏液便、柏油样便等)的粪便放入标本盒内,盖上盒盖。

(2)无自理能力者:由家政服务员协助照护对象使用便盆,留取标本的方法同上。

4. 采集小便标本　一般尿标本在次晨留取。

(1)有自理能力者:将尿杯与标本瓶交给照护对象,要求排尿前先清洗会阴部,见尿后使用尿杯接取尿液约 30 mL 放置一旁,排尿完毕整理衣裤,将尿杯中尿液倒入标本瓶中。

(2)无自理能力者:由家政服务员用棉签蘸取消毒液为照护对象消毒尿道口。

① 女性臀下垫便盆,见尿液流出,迅速使用尿杯接取尿液。将杯中尿液倒入标本瓶中妥善放置,排尿后协助照护对象撤下便盆,整理。

② 男性使用尿壶接取尿液,尿道口与尿壶之间保持约 3～5 cm 的距离,见尿液流出,使用尿杯接取尿液约 30 mL 放置一边,至照护对象排尿完毕,协助整理衣裤,再将尿杯中的尿液倒入标本瓶中。

③ 插有留置导尿管的照护对象留取尿液时,将导尿管反折,关闭尿袋上的放尿开关,

分离尿管与尿袋的连接处,使用消毒液消毒导尿管末端,便盆放于床上,打开导尿管放出部分尿液至便盆内。再次反折导尿管,将尿标本瓶或尿杯放置在导尿管末端接取尿液至足够量后反折导尿管。标本妥善放置。消毒导尿管末端及尿袋衔接端后连接导管与尿袋。打开尿袋上的开关检查管路是否通畅。

5. 整理 整理床单位,倾倒便盆,刷洗、消毒、晾干待用。

6. 送检标本。

实战演练

刘爷爷,95岁,大小便失禁,近期家政服务员小李发现刘爷爷排出的大小便有异常,除此之外暂时无其他异常,小李在专业医护人员指导下为刘爷爷留取二便标本送检。

方法指导:针对刘爷爷的情况,家政服务员在留取粪便标本时要注意留取异常部位,并注意留取量;而在留取尿标本时要注意不污染尿液,并弃去前段尿。标本收集好后要立即送往医院。

拓展学习

本案例介绍的是为双便失禁的老人留取大小便标本,在具体实施过程中,家政服务员在留取粪便标本时要注意留取异常部位,并注意留取量;而在留取尿标本时要注意不污染尿液,并弃去前段尿。标本收集好后要立即送往医院。

教学测评

对于本任务,可根据学生听课操作完成情况对学生进行考核。可从知识、技能、态度及拓展学习几个方面进行考核。

项目	考核标准	得分
知识 (10 分)	认真听老师讲课(3 分)	
	听课过程中有无提出问题(3 分)	
	能否回答老师提出的问题(4 分)	
技能 (50 分)	环境准备,自身准备,物品准备(6 分)	
	根据照护对象情况与照护对象沟通,取得配合(4 分)	
	协助照护对象使用便盆排便后,留取异常标本(6 分)	
	为照护对象消毒尿道口(6 分)	
	使用尿壶接尿后,留取尿标本(6 分)	
	整理并清洗(6 分)	
	标本及时送检(6 分)	

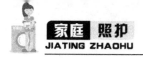
（续表）

项目	考核标准	得分
态度 （20分）	标本采集前的准备充分，物品齐全（4分）	
	与照护对象沟通时语气温柔、语速缓慢、吐字清晰（4分）	
	操作时动作是否柔和、是否关心照护对象（4分）	
	清洁、整理（4分）	
	标本及时送检（4分）	
拓展 （20分）	能根据之前学习的知识、技能整合拓展学习的知识、技能（4分）	
	整合的知识、技能思路正确，内容准确（6分）	
	能正确表达并示教拓展内容（4分）	
	示教中准备充分、思路清晰、内容丰满，与同学有互动（6分）	
总分		

（郭玲玲）

任务六　睡眠照护

学习单元1　睡眠的基本知识

相关链接

睡眠是人体的一种主动过程，可以恢复精神和解除疲劳。充足的睡眠、均衡的饮食和适当的运动，是国际社会公认的三项健康标准。进入21世纪，人们的健康意识空前提高，"拥有健康才能有一切"的新理念深入人心，因此有关睡眠问题引起了国际社会的关注。人一生中有1/3的时间是在睡眠中度过，五天不睡人就会死去，可见睡眠的重要性。睡眠作为生命所必需的过程，是机体复原、整合和巩固记忆的重要环节，是健康不可缺少的组成部分。

世界卫生组织调查表明，27%的人有睡眠问题。为唤起全民对睡眠重要性的认识，国际精神卫生组织主办的全球睡眠和健康计划于2001年发起了一项全球性的活动——将每年的3月21日，即春季的第一天定为"世界睡眠日"。

2003年中国睡眠研究会把"世界睡眠日"正式引入中国。"世界睡眠日"的目的是要引起人们对睡眠重要性和睡眠质量的关注，提醒人们要关注睡眠健康及质量。关注睡眠质量就是关注生活质量，关注睡眠就是关注健康。

问题讨论

1. 什么是睡眠？有什么意义？
2. 睡眠受哪些因素影响？

知识学习

睡眠是与觉醒交替循环的生理过程，是一种周期发生的知觉的特殊状态，由不同时相组成。一个人在睡眠时，并非绝对失去意识，只是身体的活动、对周围环境的知觉及反应明显地减少而已。任何人都需要睡眠，通过睡眠可以消除疲劳，恢复体力；保护大脑，恢复精力；调整代谢，增强免疫；促进生长，修复创伤；延缓衰老，促进长寿等。

一、睡眠的生理与影响因素

（一）睡眠的意义

1. 睡眠是人体的基本生理需要　睡眠与觉醒是一种昼夜节律性的生理活动，是人体赖以生存的必要条件。任何人都需要睡眠，人每天大约有 1/3 的时间在睡眠中度过。保证高质量的睡眠对维持健康，尤其是促进疾病的康复，具有重要的意义。

2. 睡眠能促进人体的生长发育　夜晚是人体生长激素分泌的高峰期，睡眠不足会导致生长激素分泌不足，影响到孩子的身高以及免疫系统等一系列问题，因此正处于生长发育期的孩子应保证充足的睡眠。

3. 睡眠能消除疲劳、恢复体力　保证高质量、有规律的睡眠，能促进体力和精力尽快得到恢复，减少机体的能量消耗，保护大脑神经细胞的生理功能，稳定神经系统的平衡，是保证机体健康的必要条件。

（二）正常睡眠的需求

对睡眠的需求因人而异，受年龄、职业、个体的健康状况、生活习惯等因素影响。通常，个体的睡眠需要量与年龄成反比。新生儿的睡眠时间最长，可达每天 16 h，成人睡眠一般为 7～8 h，老年人平均 7 h。夜间觉醒的次数也随年龄而改变，婴幼儿和老年人夜间觉醒的次数多。

（三）睡眠的生理特点

人体的生理活动通常都是以一昼夜作为一个周期循环进行的，这就是昼夜性节律。昼夜性节律影响着人体的主要生理和行为功能。睡眠时视、触、嗅、听等感觉减退、骨骼肌反射减退、血压下降、心率减慢、呼吸变慢、尿量减少等。

二、影响睡眠的因素

（一）生理因素

1. 年龄因素　通常睡眠时间与年龄成反比，随着年龄的增长，个体的睡眠时间减少。
2. 内分泌变化　内分泌变化会影响到睡眠，女性在月经期或孕期会通过增加睡眠时

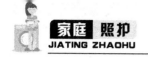

间来缓解疲劳,补充体力。绝经期的女性由于内分泌的变化会引起睡眠紊乱。

3. 昼夜性节律移位　正常人因时差、轮班等原因会导致昼夜性节律改变,影响睡眠。

4. 食物因素　晚餐吃得过多、过于油腻会导致消化不良,影响睡眠。食用肉类、乳制品和豆类有助于睡眠。饮用浓茶、咖啡会导致失眠。此外,食物过敏也会引起失眠。

5. 个人习惯　一些人在睡前有个人习惯,如洗热水澡、听音乐、喝牛奶、阅读报纸等,如果这些习惯被改变,就有可能影响睡眠。此外,睡前身心受到强烈刺激,如看恐怖电影、剧烈活动、过度兴奋或悲伤等都有可能影响睡眠。

（二）病理因素

任何引起疼痛、躯体不适或情绪问题的疾病都会影响睡眠。因躯体疾病造成的不适、疼痛、瘙痒、恶心、呼吸困难、发热、尿频等症状都会影响睡眠。患有精神分裂症、焦虑症、抑郁症等精神疾病的照护对象,常伴有失眠。

（三）心理因素

正常人由于工作、学习、生活上的压力而造成的紧张或焦虑,以及感情上的痛苦等会影响到原有的睡眠。住院照护对象由于对疾病的担心、经济压力、角色转变等而产生的情绪及心理变化,也会影响到睡眠。

（四）药物因素

药物影响睡眠过程的作用机制非常复杂,如某些神经系统的药物、治疗高血压药、镇痛药、镇静药等都会对睡眠有一定的影响。长期使用安眠药对睡眠最终的作用有可能利大于弊,可产生药物依赖,加重原有的睡眠障碍。应用利尿剂会导致夜尿增多而影响睡眠。咖啡因通常会延迟入睡,并导致夜间觉醒。

（五）环境因素

睡眠环境的改变直接影响着睡眠状况,大多数人在陌生的环境下难以入睡。研究发现,在新环境中,入睡时间会延长,觉醒的次数会增加等。如照护对象入院后,对环境的陌生,所用的床及床上用品与原来使用的不同,病室的光线、气味、医护人员工作的干扰等,都会影响其睡眠质量。因此,良好的通风、适宜的温湿度、柔和的光线和安静的环境是高质量睡眠必需的。此外,床的大小、软硬度、稳定性等也会影响睡眠。

案例讨论

一名 23 岁的女大学生,主诉:由于寝室几个同学都比较晚睡,环境比较吵,开始睡不着,躺在床上要酝酿很久,原来以为过几晚就会好,谁知道越来越严重,持续了很久,现在就算寝室安静时也要等好久才能睡着。最严重的时候每晚只睡 2～3 个小时,第二天起来就精力很差,经常头痛。

后来她就开始害怕,躺到床上就担心自己又失眠了怎么办。该试的方法都试过了,睡前喝牛奶,泡脚,还包括吃一些健脑的保健品,但是都没用。去过医院,但是医生一般都会开安眠药,因为害怕上瘾所以就拒绝了。

请分析该学生的睡眠问题是由于哪些原因造成的。

学习单元 2　常见睡眠障碍及处理

相关链接

根据世界卫生组织统计,全球睡眠障碍率达 27％,而中国睡眠研究会 2016 年公布的睡眠调查结果显示:中国成年人失眠发生率高达 38.2％,超过 3 亿中国人有睡眠障碍,且这个数据仍在逐年攀升中。

医学研究表明,偶尔失眠会造成第二天疲倦和动作不协调,长期失眠则会带来注意力不能集中、记忆出现障碍和工作力不从心等后果。

失眠已经成为一个影响现代人健康的重要问题,它不仅影响人的情绪,甚至能影响人的免疫系统,更重要的是,失眠往往是身体潜在某种疾病的外在表现形式之一。

问题讨论

1. 常见的睡眠障碍问题有哪些?
2. 采取什么措施才能预防这些睡眠相关问题?

知识学习

常见的睡眠障碍是指睡眠量及质的异常,或在睡眠时出现某些临床症状,包括影响入睡或保持正常睡眠能力的障碍,如睡眠减少或睡眠过多,以及异常的睡眠相关行为。睡眠障碍分为器质性睡眠障碍和非器质性睡眠障碍。根据 ICD-10 的分类,精神与行为障碍分类,非器质性睡眠障碍又分为睡眠失调障碍(失眠、嗜睡和睡眠觉醒节律障碍)和睡眠失常障碍(睡行症、睡惊和梦魇)两大类。其中失眠症是最常见的睡眠障碍。

一、常见的睡眠障碍

(一) 失眠

失眠是一种个体长期存在入睡和维持睡眠困难(多梦、多醒、睡不深)、早醒或低质量睡眠的症状。失眠是临床上最常见的睡眠障碍,主要表现为入睡困难,多梦、易醒、早醒、整夜不眠,总的睡眠时间减少,醒后仍觉得疲乏。失眠常伴有多种不适症状,如头晕目眩、心悸气短、体倦乏力、急躁易怒、注意力不集中、健忘、工作与学习效率下降等。

大多数失眠照护对象并非由一种原因所致,而是由生理、心理、社会等多方面因素共同作用形成,并且随疾病的发展变化而不断变化。因此,需要对失眠照护对象细致观察。

(二) 睡眠性呼吸暂停

睡眠性呼吸暂停是一种以睡眠期间发生的自我限制、10 s 以上没有呼吸的睡眠障碍。它有 3 种类型:阻塞性、中枢性和混合性。

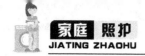

1. 阻塞性呼吸暂停 常有某些局部解剖结构的异常,如鼻息肉、鼻中隔异常或扁桃体肥大诱发。是一种具有潜在危险的睡眠呼吸障碍疾病,易并发心律失常、高血压甚至呼吸衰竭或猝死。其临床表现有打鼾、日间极度嗜睡等。

2. 中枢性睡眠呼吸暂停 中枢神经系统功能紊乱造成。表现为呼吸冲动暂消失,鼻腔气流和胸廓运动停止,血氧饱和度下降。照护对象在睡眠中容易唤醒,常主诉失眠和日间嗜睡。

3. 混合性睡眠呼吸暂停 两种类型的睡眠性呼吸暂停都可引起动脉血氧饱和度下降、低氧血症、高血压和肺动脉高压,而阻塞性呼吸暂停引起这些症状的程度,要远高于中枢性呼吸暂停。混合性睡眠呼吸暂停包含了前两者所具有的特征。

(三)睡眠剥夺

睡眠剥夺是指当睡眠受到干扰或被打断时,睡眠数量或质量的下降以及睡眠时间安排的昼夜颠倒。

1. 引起睡眠剥夺的原因有很多,如疾病(发热、呼吸困难或疼痛)、情绪应激、药物、倒时差、环境干扰以及轮班制工作等。

2. 睡眠剥夺可引起睡眠不足综合征,产生多种生理和心理症状,且个体反应差别很大,其症状的严重性与睡眠剥夺持续的时间有关。

3. 治疗睡眠剥夺最有效的措施是去除或纠正干扰因素。

二、睡眠评估

收集照护对象准确的睡眠资料,协助其获得最佳的睡眠,是家政服务员的重要职责之一。收集照护对象的睡眠资料如下:

1. 是否需要午睡及午睡的时间。

2. 每天睡眠的时长。

3. 睡眠前的习惯,如:睡眠时有无陪伴;阅读或看电视;放松活动的形式;是否使用安眠药,药物的种类和剂量;是否需要留灯或熄灯;对卧具的要求;对室内光线、声音及温度等的需要;对食物、饮料的需要等。

4. 通常何时入睡。

5. 入睡持续的时间。

6. 是否打鼾。

7. 夜间醒来的时间、次数和原因。

8. 睡眠深度。

9. 睡眠中是否有异常情况(失眠、呼吸暂停等),其严重程度、原因及对机体的影响。

10. 睡眠的效果,晨起是否感觉精力充沛。

三、促进睡眠的照护措施

(一)创造良好的睡眠环境

应尽可能根据照护对象的习惯,努力为其创造安静、清洁、通风、温湿度适宜、光线合适的良好环境。

1. 保证房间内空气的清新和流通,适宜的病室温度为 18～22 ℃,新生儿、老年人的房间室温应略高,以 22～24 ℃为宜,湿度应保持在 50%～60%。

2. 家政服务员应避免穿响底鞋,做到"四轻",即说话轻、走路轻、关门轻、操作轻。

3. 及时清理房间中的血、呕吐物、尿、排泄物等,避免异味影响照护对象的睡眠。

4. 夜间应拉上窗帘,尽量熄灯或使用地灯,避免晚间交谈以减少环境对睡眠的影响。

(二)满足照护对象的睡前习惯

家政服务员应尽可能地满足照护对象在就寝前的日常习惯。如有的人喜欢在睡前洗热水澡或洗漱;有的人则喜欢阅读、听音乐;有的人喜欢喝牛奶或喝热饮料等。应满足照护对象的需要,促进照护对象的睡眠。

(三)做好就寝前的准备工作

1. 为了使照护对象舒适入睡,应做好就寝前的照顾。如协助照护对象洗漱,用热水洗脸、洗手、洗脚,清洁会阴部和臀部,排空大小便,整理床单元,更换衣服等。

2. 家政服务员应积极采取措施增进照护对象的舒适感,如保持床铺的平整、清洁、干燥。帮助照护对象处于正确的卧位,枕、被舒适,也可适当给予背部按摩,促进放松。长期卧床的照护对象,应定时给予协助翻身、按摩等。

(四)保证照护对象的睡眠周期

家政服务员应在白天协助照护对象进行适当的活动,包括娱乐、运动以及其他社交活动以保持其日间的清醒,保证照护对象夜间的睡眠质量。同时在照护对象睡眠时避免一些不必要的唤醒,尽量减少对照护对象睡眠的影响。指导照护对象尽可能定时就寝及定时起床,养成规律的睡眠形态。

(五)减轻照护对象的心理压力

轻松愉快的心情有助于睡眠;相反,焦虑、紧张、忧虑、恐惧等情绪会影响睡眠。家政服务员要善于观察,及时发现照护对象的心理变化。

(六)睡眠障碍照护对象的处理

1. 对失眠的照护对象,提供促进睡眠的措施,如睡前喝少量的牛奶,进行放松和深呼吸练习等。避免就寝前饱餐或饮用咖啡、茶等含有咖啡因的食品,避免过量饮酒。依病情每天适度运动,但不要在睡前做剧烈运动。必要时遵医嘱给予镇静催眠药物治疗。还可通过推拿的方式治疗失眠。

(1)点压百会:家政服务员以双手指端按压照护对象头顶部百会穴处,持续点压 2～3 min,其余四指自然伸展于头两侧,力量由轻到重,沉稳着实,以照护对象能承受为度。

(2)分推前额:家政服务员以双手拇指指腹于照护对象前额正中分别向两侧分推至发鬓边缘,从印堂穴至上星穴依次反复推 2～3 min,力量由轻到重,沉稳着实,以照护对象能承受为度。

(3)按揉太阳:家政服务员以双手拇指或食指着力于照护对象两侧太阳穴处按揉 2～3 min,其余四指自然伸展于头两侧,力量由轻到重,沉稳着实,以照护对象能承受为度。

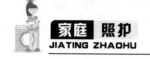

2. 对于睡眠性呼吸暂停的照护对象,应指导照护对象采取侧卧位,避免压迫气道,保持其通畅。加强夜间巡视,发现问题及时处理或就医。

案例讨论

刚刚 24 岁的周蒙,才工作 2 年,但是反复的失眠、多梦易惊醒却有 1 年了。周蒙说她的梦以噩梦为主,经常梦到有很多人要追杀她。醒后害怕、出汗,有时梦中大喊大叫,惊醒正熟睡的家人。每到晚上,周蒙就怕上床睡觉,要家人在床边陪伴她,一直到深夜太疲倦才朦朦胧胧地睡去,但是睡眠不深,一点声响都会把她惊醒。这样的睡眠导致周蒙白天感觉疲乏无力,记忆力减退,伴头痛头晕,无精打采,工作能力明显下降,与男朋友关系也越发紧张,常闹分手,周蒙觉得生活一片灰暗,甚至产生自杀的念头。

1. 请问周蒙的睡眠存在什么问题?
2. 你该怎么评估?
3. 如何改善她的睡眠障碍情况?

(袁 葵)

项目五
家庭特殊照护技术

学习目标

◎ **知识目标**

掌握生命体征的内容、正常值及异常。

掌握卧位、保护具使用及全范围关节运动情况的照护的相关知识。

掌握冷热疗法的目的、适应证、禁忌证和注意事项。

掌握各种呼吸道清理技术的目的、原因、注意事项。

掌握缺氧程度的判断、吸氧的适应证、流量计算及注意事项。

掌握临终照护对象的生理变化、心理变化以及照护措施。

熟悉人体力学的运用原则、增进舒适的方法和安全照护原则。

熟悉影响生命体征变化的因素。

熟悉各种药物的种类、给药途径、保管原则、注意事项。

熟悉各种助行器的种类、作用、应用范围、注意事项。

熟悉临终关怀、预立医疗自主计划、死亡、濒死等概念。

熟悉死亡标准及死亡过程分期。

了解生命体征的重要意义。

了解人体力学的重要意义,舒适、卧位的概念及影响因素。

了解影响冷热疗法疗效的因素。

了解临终关怀、预立医疗自主计划的重要意义。

◎ **技能目标**

会正确测量生命体征并简单处理异常情况。

会协助照护对象采取合适的体位并做好全范围关节运动。

会协助照护对象使用各种冷热疗法。

会协助照护对象使用正确的呼吸道清理技术。

会识别家庭制氧机的构造,协助照护对象根据情况使用不同的吸氧技术。

会协助照护对象服用不同种类的药物并处理突发情况。

会协助照护对象选择和使用各类助行器。

◎ **态度目标**

进行操作过程中要认真细致,具备爱心、耐心、细心,有关爱意识,操作轻柔、避免意外的发生。同时要熟悉照护对象的基本身体状况,为今后更好的照看提供有力的依据。

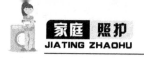

任务一 生命体征的观察与测量技术

实际案例

正确为照护对象测量生命体征

李爷爷,78岁,长期嗜酒,脾气暴躁,有高血压病史,按医嘱服药,右上肢活动障碍,能在协助下下床活动。近两日李爷爷因感冒出现面色潮红、咳嗽、咳痰、呼吸费力、偶感头晕等症状,请家政服务员为李爷爷测量生命体征。

在本案例中李爷爷有高血压病史,右上肢有活动障碍,测血压时要注意选择正确的部位,测量血压后要及时记录,这些血压的动态观察数据将会为医生提供用药依据。随着李爷爷感冒症状的出现,又出现了面色潮红、头晕、呼吸费力等呼吸道症状,为判断李爷爷是否发热应立刻测量体温、脉搏、呼吸、血压,同时家政服务员还要警惕李爷爷高血压并发症的发生,做到心中有数。本案例中介绍生命体征的测量。

问题讨论

1. 如何给李爷爷测量生命体征?
2. 李爷爷体温测量后读数是 38.5 ℃,需要进一步处理吗?
3. 何为高血压? 何为低血压? 测量血压时袖带缠得过松或过紧对血压有何影响?
4. 人体的哪些部位可以测量脉搏?
5. 测量生命体征的注意事项有哪些?

知识学习

生命体征是体温、脉搏、呼吸、血压的总称。生命体征受大脑皮质控制、自主神经调节,是机体内在活动的客观反映,是衡量生命活动的重要指标。正常情况下,生命体征在一定范围内相对稳定,家政服务员通过观察生命体征,及时收集有关资料,可为医务人员提供照护对象的健康资料。

一、体温的观察及照护

体温包括体核温度和体表温度。体核温度是指身体内部即胸腔、腹腔和中枢神经的温度,其特点是相对稳定且较体表温度高。体表温度是指身体表层的温度,易受环境温度的影响,低于体核温度。

(一)体温的形成及调节

1. **体温的形成** 体温是由糖、脂肪、蛋白质三大营养物质氧化分解而产生。三大营养物质在体内氧化分解时所释放的能量 50% 左右迅速转化为热能,以维持体温,并不断地散发到体外;其余 50% 左右的能量储存于三磷酸腺苷(ATP)内,供机体利用,最终转化为热能散发到体外。体温既是物质代谢的产物,同时也是物质代谢必不可少的条件,因为物质代谢过程需要一系列的酶促反应,而这些酶促反应要在一定的温度范围内才能进行。

2. **产热与散热**

(1)产热过程:人体以化学方式产热,主要的产热器官为肝脏和骨骼肌。通过骨骼肌的运动、食物的氧化分解、交感神经兴奋、甲状腺素分泌增多等产生热量。

(2)散热过程:人体以物理方式散热。人体最主要的散热器官是皮肤,呼吸和排泄也能散发少部分热量。散热的方式有辐射、传导、对流和蒸发。

① 辐射:指热量由一个物体表面通过电磁波传到另一个与其不接触的物体表面的散热方式。在低温环境中,辐射是主要的散热方式。影响辐射散热的因素包括环境的温度、有效的辐射面积、皮肤的温度及衣着的情况等。

② 传导:指热量直接传递给与之相接触物体的散热方式。其散热效果与所接触物体的导热性能、体积和温差有关。根据传导散热的原理,常用冰袋等给高热照护对象降温。

③ 对流:指通过气体或液体流动来交换热量的一种散热方式。对流是传导散热的一种特殊方式。对流依空气和液体的密度差异决定流速。如人体通过血液循环将热流传到体表而散发出去。

④ 蒸发:指液体变为气体的过程中吸收热量的一种散热方式。人体的呼吸道、皮肤随时都进行蒸发散热,尤其汗液蒸发可散发大量的体热,使体热不致淤积体内,导致体温升高。利用此原理可以通过温水或酒精擦拭降温。

3. **体温的调节** 在正常情况下,人体有调节体温相对恒定的能力。其调节方式分为生理性调节和行为性调节。

(1)生理性调节:指在下丘脑体温调节中枢控制下,随机体内外环境温度刺激,通过生理反应,调节机体产热与散热,控制产热与散热效应器的活动,将体温维持在一个调定点,约 37.0 ℃,使体温保持相对恒定。机体以自主性体温调节为主,包括以下两种方式:

① 温度感受器:外周分布于皮肤、黏膜、腹腔内脏,包括温觉和冷觉感受器,分别将冷热信息传向中枢。中枢温度敏感神经元分布于下丘脑等部位,包括热敏神经元和冷敏神经元,可将冷热刺激传向中枢。机体的温度感受器能经常感受体温的高低并发出反馈信息到达下丘脑的体温调节中枢,体温调节中枢根据这些反馈信息,不断地调整产热与散热活动。如通过血管的舒缩,骨骼肌及汗腺的活动,使体温维持恒定,与调定点一致。

② 体温调节中枢:位于下丘脑,前部为散热中枢,生理作用为:扩张皮肤血管,增加皮肤血流量,辐射散热;增加出汗和加速呼吸,蒸发散热;降低细胞代谢,减少肌肉活动,减少产热。后部为产热中枢,生理作用为:促使血管收缩,减少辐射;通过交感神经直接抑制汗腺,减少出汗;提高组织代谢率,增加组织氧化率;产生寒战,增加产热。

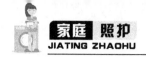

（2）行为性调节：是以生理性体温调节为基础，根据环境温度与个人对冷热的感觉来进行调节。如通过增减衣服，调整身体的活动量和姿势，开关门窗及使用空气调节器等行为调节体温。

（二）正常体温及生理变化

1. 正常体温　通常所说的正常体温不是一个具体的温度点，而是一定的温度范围。测量体温常以口腔温度、直肠温度、腋下温度为标准（表5-1-1）。其中，直肠温度最接近于体核温度，但在日常工作中，测量口腔温度和腋下温度更为方便。

表5-1-1　健康成年人不同部位的体温范围及平均值

部位	正常范围	平均温度
口温	36.6～37.2℃	37.0℃
腋温	36.0～37.0℃	36.5℃
肛温	36.5～37.7℃	37.5℃

2. 体温的生理性变化　体温可随昼夜、年龄、性别、运动、用药等因素而出现生理性波动，但其变化范围很小，一般不超过0.5～1℃。

（1）昼夜变化：一般清晨2～6时体温最低，下午2～8时体温最高，但波动范围不超过平均值上下0.5℃。这种昼夜节律性波动，与人体代谢活动、血液循环等周期性变化有关，如长期从事夜间工作的人员，可出现夜间体温升高，日间体温下降的情况。

（2）年龄：新生儿因体温调节中枢发育尚未完善，体温易受环境温度的影响而发生变化；儿童由于新陈代谢率高，体温略高于成人；老年人由于代谢率低、血液循环较慢、运动少，体温略低于成人。

（3）性别：一般女性皮下脂肪较男性厚，因此，女性体温稍高于男性约0.3℃。成年女性的基础体温随月经周期出现规律性的变化，与孕激素的周期性分泌有关，即排卵后，由于孕激素水平上升，体温会升高约0.2～0.3℃。

（4）环境：在炎热和寒冷的环境下，机体的散热受到抑制和加强，体温可暂时性地升高或降低。

（5）活动：活动可使机体代谢率增强，产热增高，体温可暂时性升高，所以，应在照护对象安静状态下测量体温。

（6）情绪：强烈的情绪反应会造成生理和心理上的压力，导致体温发生变化，如情绪激动、紧张时会出现体温升高现象。

（7）其他：日常生活中沐浴、进食、药物等因素均可使体温发生变化，在测量体温时也应考虑。

（三）异常体温及其照护

1. 体温过高　指体温调节中枢在致热源的作用下或因体温调节中枢功能障碍等原因，使体温调节中枢的调定点上移，产热增加而散热减少，体温升高超过正常范围，又称发热。

（1）发热的原因：大致分为两大类，即感染性发热和非感染性发热。各种病原微生物如病毒、细菌等感染引起的发热属于感染性发热；非感染性发热包括如免疫反应性发热、无菌性坏死组织的吸收引起的吸收热以及体温调节中枢功能失常引起的中枢性发热等。

发热是人体最常见的异常表现，是机体抵抗致病因子侵袭的生理性防御反应。此时，机体白细胞增加，抗体增多，肝脏解毒功能增强，物质代谢速度加快，从而使机体抵抗力增强，促使机体早日康复。但是如果高热持续不退，会使机体调节功能发生紊乱，而致神经系统、循环系统、呼吸系统、消化系统等各系统的功能及物质代谢发生变化，出现一系列的临床症状和体征。严重者可导致脑细胞的不可逆损害，引起严重的后遗症。

（2）发热程度的判断（以口腔温度为标准）

低　　热：37.5～38.0 ℃

中度热：38.1～39.0 ℃

高　　热：39.1～41.0 ℃

超高热：41.0 ℃以上

（3）发热过程及症状

① 体温上升期：其特点是产热大于散热。照护对象表现为畏寒、皮肤苍白、无汗、疲乏不适、常伴有寒战。体温上升的方式有骤升和渐升两种，如体温在数小时内升至高峰称骤升，常见于肺炎球菌性肺炎；如体温在数小时内逐渐上升，数日内达到高峰成为渐升，常见于伤寒等。

② 高热持续期：其特点是产热与散热在高水平上趋于平衡，体温维持在较高状态。照护对象表现为颜面潮红、皮肤灼热、口唇干燥、呼吸和脉搏加快、尿量减少，甚至惊厥、谵妄、昏迷。高热持续时间可因病情及治疗效果而异，持续数小时、数天甚至数周不等。

③ 退热期：其特点是散热增加而产热趋于正常，体温恢复至正常的调节水平。照护对象表现为大量出汗和皮肤温度降低。退热的方式有骤退和渐退两种，骤退时由于体温急剧下降，大量出汗，液体丢失过多，年老体弱和心血管系统疾患照护对象易出现血压下降、脉搏细速、四肢厥冷等循环衰竭症状，应严密观察并及时给予处理。渐退是指体温在数日内或更长时间内退至正常。

（4）体温过高的照护措施

① 降温：可根据照护对象情况采用物理降温。体温超过 39.0 ℃，可用冰袋或冰毛巾敷头部；体温超过 39.5 ℃，可用温水擦浴、酒精擦拭或大动脉冷敷。也可根据医生医嘱给予照护对象药物降温。行降温措施 30 min 后应再次测量体温，并做好记录。

② 病情观察：定时测量体温，高热者每 4 h 测量一次，体温恢复正常后改为每日2次。观察照护对象面色、呼吸、脉搏、血压、体温波动范围及伴随症状，如有异常反应及时就医观察治疗效果；观察饮水和饮食摄取量、尿量及体重的变化。

③ 补充营养与水分：高热照护对象对食物的消化和吸收功能降低，而机体的分解代谢增强，消耗增加，应给予高热量、高蛋白、高维生素、易消化的流质或半流质饮食，并少量多餐。高热时因呼吸加快、出汗增多，机体丢失大量水分，应鼓励照护对象多饮水。

④ 口腔照护：发热时口腔唾液分泌减少，黏膜干燥，加之照护对象机体抵抗力下降，

极易引起口腔炎、黏膜溃疡。家政服务员应提醒照护对象每天早晚刷牙,饭后漱口,保持口腔的清洁卫生。

⑤ 皮肤照护:体温上升期要注意保暖,如调节室温、加盖棉被等。退热时大量出汗,应及时为照护对象擦干汗液,更换衣被,保持皮肤的清洁干燥,以免着凉,并及时更换体位,预防压疮的发生。

⑥ 安全照护:高热时照护对象有可能烦躁不安、谵妄,故家政服务员要随时观察照护对象,以防照护对象坠床、舌咬伤,必要时用保护具保护照护对象。

⑦ 保证充足的休息与睡眠:高热时新陈代谢加快,照护对象能量消耗多,进食少,体质虚弱,家政服务员应安排安静的休息环境,给予照护对象舒适的体位,确保照护对象充足的休息与睡眠,减少能量的消耗,有利于机体康复。

⑧ 心理支持:家政服务员在照护对象高热时应随时陪伴,尽量满足照护对象的需要,给予其一定的精神安慰,缓解其紧张焦虑的情绪。

⑨ 健康教育:家政服务员不但要知道正确测量体温的方法,还要知道如何识别照护对象体温升高、正确进行物理降温、合理安排饮食和休息,并能教会照护对象这些内容。

2. 体温过低 指体温低于正常范围。当体温低于 35.0 ℃时称为"体温不升"。

(1) 体温过低的原因

① 体温中枢发育未成熟,常见于早产儿;

② 散热过多,如长时间暴露在低温环境中,使机体散热过多、过快;

③ 在寒冷环境中大量饮酒,使血管过度扩张热量散失;

④ 产热减少,如营养极度不良、极度衰竭,使机体产热减少;

⑤ 体温调节中枢受损,如颅脑外伤、脊髓受损;

⑥ 重症疾病或创伤,如败血症、大出血;药物中毒,如麻醉剂、镇静剂等。

(2) 低温过低的分度(以口腔温度为标准)

轻度:32.0～35.0 ℃

中度:30.0～32.0 ℃

重度:＜30.0 ℃,瞳孔散大,对光反射消失

致死温度:＜25.0 ℃

(3) 体温过低的症状:体温过低时照护对象常表现为颤抖、面色苍白,口唇、耳垂呈紫色,四肢厥冷、心跳和呼吸减慢、血压下降、尿量减少,甚至出现意识障碍导致昏迷。

(4) 体温过低的照护措施

① 观察病情:家政服务员应密切观察照护对象的生命体征,至少每小时测量体温一次,直至体温恢复正常并稳定,同时注意呼吸、脉搏、血压的变化。对治疗性体温过低者,应注意防止冻伤。

② 保暖:环境温度应控制在 24～26 ℃为宜。采取保暖措施,如加盖棉被等措施可防止体热散失,给予热饮料、足部放置热水袋等方法,以提高机体温度。新生儿、早产儿置温箱中保暖。

③ 心理支持:观察照护对象情绪及心理变化,做好心理疏导工作。

④ 健康教育:家政服务员不但要学会使用热水袋,还要教会照护对象及家属使用。

（四）体温测量工具

1. 体温计的种类及构造

（1）玻璃汞柱式体温计：又称水银体温计，分腋表、肛表和口表三种（图5-1-1）。

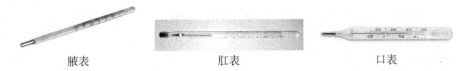

腋表　　　　　　　　　　肛表　　　　　　　　　　口表

图5-1-1　玻璃汞柱式体温计

（2）可弃式化学体温计：为一次性使用的体温计。其构造为含有对热敏感的化学指示点薄片（图5-1-2）。

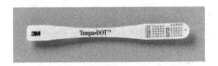

图5-1-2　可弃式化学体温计

（3）电子体温计：具有使用方便，测量准确，灵敏度高等特点。包括数字体温计、额温计、耳温计。（图5-1-3）

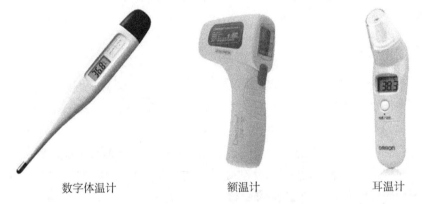

数字体温计　　　　　　　额温计　　　　　　　　耳温计

图5-1-3　电子体温计

2. 水银体温计破碎后的处理

（1）关闭室内所有的加热装置，打开窗户通风。

（2）戴手套、口罩，尽快收集水银。用湿润的小棉棒或胶带将洒落在地面上的水银收集起来，放进可封口的小瓶中，并在瓶中加入少量水，交给环保部门专门处理。

（3）不能收集的水银，可用硫黄粉末撒在水银洒落处。

3. 不慎咬断水银体温计的处理

（1）清除照护对象口腔中的玻璃碎片，安慰照护对象，并嘱咐照护对象多吃一些富含纤维素的食物，比如韭菜等，以促进汞的排泄。

（2）如若照护对象吞入水银，家政服务员要给照护对象喝牛奶，以在胃部形成保护

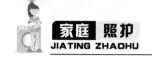

膜。吞入水银后的一两天内,一定要处理好照护对象的大便,两天内将大便排入便盆中,将大便交给环保部门专门处理。

二、脉搏的观察与照护

在每一个心动周期中,随着心脏的收缩和舒张,动脉内的压力发生周期性的变化,导致动脉管壁产生有节律的搏动,这种搏动可沿着管壁向周围动脉传播,在表浅动脉上可触摸到搏动,称为脉搏。

(一)脉搏的形成

当心脏收缩时,左心室将血液射入主动脉,主动脉内压力骤然升高,动脉管壁随之扩张;当心脏舒张时,动脉管壁弹性回缩。这种动脉管壁随着心脏舒缩而出现的周期性起伏搏动叫脉搏。因此,在正常情况下,脉率与心率是一致的,当脉搏微弱不易测定时,应测心率。

(二)正常脉搏及生理变化

1. 脉率 即每分钟脉搏搏动的次数。正常成人在安静状态下,脉率为 60～100 次/分,与呼吸之比为 4∶1～5∶1,脉率易受各种生理因素影响而发生变化。

(1)年龄:一般婴幼儿的脉率较快,成年人逐渐减慢,老年人稍微加快。

(2)性别:女性比男性稍快,一般每分钟相差约 5 次。

(3)活动、情绪:运动、情绪激动可使脉率加快,休息、睡眠时脉率减慢。

(4)药物、饮食:使用兴奋剂、进食、饮浓茶或咖啡能使脉率加快,使用镇静剂、洋地黄类药物、禁食可使脉率减慢。

(5)体形:身体瘦高者较矮胖者脉率慢。

2. 脉律 即脉搏跳动的节律性。它在一定程度上反映了心脏的功能,正常脉律跳动均匀规则,间隔时间相等。但小儿、青少年和一部分成年人有时可出现与呼吸周期相关的窦性心律不齐,吸气时加快,呼气时减慢,一般无临床意义。

3. 脉搏的强弱 即血流冲击血管壁的力量程度,是触诊时血液流进血管的一种感觉。脉搏的强弱取决于心输出量的多少、动脉的充盈程度和周围血管的阻力等,正常情况下脉搏强弱相同,以中等力量按压即可获得。

4. 动脉壁的情况 正常动脉壁光滑、柔软,富有弹性。

(三)异常脉搏及照护措施

1. 异常脉搏

(1)脉率异常

① 速脉又称心动过速:即成人在安静状态下脉率>100 次/分。常见于发热、甲状腺功能亢进、大出血、心力衰竭等照护对象。心脏通过代偿增加排血量来满足机体代谢的需要,一般体温升高 1 ℃,成人脉率每分钟约增加 10 次,儿童则增加 15 次。

② 缓脉又称心动过缓:即成人在安静状态下脉率<60 次/分。常见于颅内压增高、房室传导阻滞、甲状腺功能减退或服用某些药物,如地高辛等。

（2）节律异常

① 间歇脉：在一系列正常规则的脉搏中，出现一次提前而较弱的脉搏，其后有一较正常延长的间歇（即代偿性间歇），称间歇脉，亦称过早搏动。常见于各种器质性心脏病。

② 绌脉：又称脉搏短绌，是指单位时间内脉率少于心率。其特点是心律完全不规则，心率快慢不一，心音强弱不等。常见于心房纤颤。

（3）强弱异常

① 洪脉：当心肌收缩力增强，排血量增加，动脉充盈度增高，脉压差较大时，脉搏搏动强大有力。常见于高热、甲状腺功能亢进、主动脉瓣关闭不全等照护对象。

② 丝脉：当心肌收缩无力，心排出量减少，动脉充盈度降低时，脉搏搏动细弱无力，扪之如细丝。常见于心功能不全、大出血、休克、主动脉瓣狭窄等照护对象。

③ 交替脉：指节律正常而强弱交替出现的脉搏。常见于高血压性心脏病、冠心病等照护对象。

④ 奇脉：指平静吸气时脉搏明显减弱或消失。常见于心包积液和缩窄性心包炎等照护对象。

⑤ 水冲脉：当心输出量增加，脉压差增大时，出现脉搏骤起骤降，急促有力，触诊时感到有力的冲击。常见于甲亢、主动脉瓣关闭不全等照护对象。

（4）动脉壁异常：动脉硬化时管壁可变硬，失去弹性，有紧张条索感。

2. 脉搏异常的照护措施

（1）休息：家政服务员应指导照护对象合理的休息和活动，避免过度劳累，减少心肌耗氧量。

（2）密切观察：家政服务员要密切观察照护对象脉搏有无频率和节律的异常，脉搏跳动强弱和动脉壁情况。定时测量照护对象生命体征，观察服药后的反应。如用起搏器，应做好相应的照护。

（3）心理支持：家政服务员要了解照护对象的心理需求，安慰照护对象，缓解其紧张、焦虑和恐惧情绪。

（4）健康教育：家政服务员要教育照护对象情绪稳定，戒烟限酒，饮食要清淡易消化，勿用力排便。家政服务员要了解脉搏监测的重要性，掌握正确的监测方法。

（四）脉搏测量部位

脉搏测量的部位多选择浅表、靠近骨骼的大动脉，如桡动脉、颞动脉、颈动脉、肱动脉、腘动脉、足背动脉、胫后动脉和股动脉等。

三、呼吸的观察与照护

呼吸是指机体在新陈代谢过程中，不断地从外界环境中摄取氧气，并把自身产生的二氧化碳排出体外，即机体与外界环境之间的气体交换过程。它是维持机体新陈代谢和功能活动所必需的基本生理过程之一。

（一）呼吸过程及呼吸的调节

1. 呼吸过程　呼吸全过程由外呼吸、气体运输和内呼吸三个相互关联的环节组成。外呼吸又称肺呼吸，指外界环境与血液之间在肺部进行的气体交换，包括肺通气和肺换气两个过程。气体运输是指通过血液循环将氧气由肺运输到组织细胞,同时将二氧化碳由组织细胞运回到肺的过程。内呼吸又称组织呼吸,是指血液与组织细胞之间的气体交换过程。

2. 呼吸的调节

(1) 呼吸中枢:指在中枢神经系统内,产生和调节呼吸运动的神经细胞群。

(2) 呼吸的反射性调节

① 肺牵张反射:当肺扩张时可抑制吸气动作而产生呼气,当肺缩小时可引起呼气动作的终止而产生呼气。

② 本体感受性反射:呼吸肌本体感受器传入冲动所引起的反射性呼吸变化。

③ 防御性呼吸反射:包括咳嗽反射和喷嚏反射。

(3) 化学性调节 指动脉血中氧分压、二氧化碳分压以及氢离子浓度的改变对呼吸运动的影响。

(二)正常呼吸及生理变化

1. 正常呼吸 正常成人安静状态下的呼吸频率为16～20次/分。节律规则,呼吸运动均匀无声且不费力。呼吸与脉搏的比例为1:4,男性及儿童以腹式呼吸为主,女性以胸式呼吸为主。

2. 生理变化

(1) 年龄:年龄越小,频率越快。如新生儿呼吸约44次/分。

(2) 性别:同龄女性比男性呼吸频率稍快。

(3) 运动:剧烈运动时呼吸加快,休息、睡眠时呼吸减慢。

(4) 情绪:情绪强烈改变,如激动、愤怒、恐惧时会刺激呼吸中枢,导致屏气或呼吸加快。

(5) 其他:如血压变化较大时,可反射性影响呼吸;环境温度升高或海拔增加也可使呼吸加深加快。在高原地区时,空气稀薄,氧分压降低,呼吸会加深加快。

(三)异常呼吸及照护措施

1. 异常呼吸

(1) 频率异常

① 呼吸增快:成人呼吸频率每分钟超过24次,又称气促。常见于发热、疼痛、缺氧、甲亢等。一般体温每升高1℃,呼吸频率每分钟增加大约3～4次。

② 呼吸减慢:成人呼吸频率每分钟低于10次。常见于颅内压增高、安眠药中毒等。

(2) 节律异常

① 潮式呼吸:又称陈-施氏呼吸,是一种周期性的呼吸异常,周期可长达20～120 s,表现为呼吸由浅慢逐渐加深加快,达到高潮后,又逐渐变浅变慢,以至呼吸暂停(5～30 s),后又重复上述状态的呼吸,如此周而复始,其形态如潮水起伏。常见于中枢神经系统疾病,如脑炎、脑膜炎、颅内压增高、巴比妥类药物中毒等。

② 间断呼吸:又称毕-奥呼吸 表现为呼吸与呼吸暂停交替出现,其特点为有规律地呼吸几次后,突然停止呼吸,间隔一个短时间后又开始呼吸,如此周而复始。常见于颅内病变或呼吸中枢衰竭者。

（3）深度异常

① 深度呼吸：又称库斯莫式呼吸是一种深而规则的大呼吸，常见于糖尿病酮症酸中毒和尿毒症酸中毒。

② 浅快呼吸：是一种浅表而不规则的呼吸，有时呈叹息样。常见于呼吸肌麻痹、肺与胸膜疾病、濒死者。

（4）声音异常

① 蝉鸣样呼吸：即吸气时产生一种极高的似蝉鸣样音响，多因声带附近阻塞、空气吸入困难所致，常见于喉头水肿、痉挛、喉头异物。

② 鼾声呼吸：是由于气管或支气管内有较多的分泌物积蓄所致，表现为呼吸时发出一种粗大的鼾声，常见于昏迷和神经系统疾病。

（5）呼吸困难：指呼吸频率、节律和深浅度的异常，主要是由于气体交换不足、机体缺氧所致。照护对象主观上感到空气不足，呼吸费力；客观上表现为呼吸活动用力，呼吸频率、深度与节律异常。严重者出现张口抬肩、鼻翼翕动、端坐呼吸、发绀。

① 吸气性呼吸困难：由各种原因引起的喉、气管、大支气管的狭窄和阻塞。照护对象会出现吸气困难、呼气时间明显延长，严重者于吸气时出现胸骨上窝、锁骨上窝、肋间隙明显凹陷，称为"三凹征"。常伴有干咳及高调的吸气性喉鸣音。

② 呼气性呼吸困难：主要由于肺泡弹性减弱和/或小支气管痉挛狭窄、炎症阻塞所致。照护对象主要表现为呼气费力，呼气时间明显延长而缓慢，常伴哮鸣音。常见于支气管哮喘、慢性阻塞性肺疾病。

③ 混合性呼吸困难：由于肺部病变广泛或胸腔病变压迫肺组织使呼吸面积减少，影响换气功能所致。照护对象主要表现为吸气与呼气均感费力，呼吸浅快，常伴呼吸音减弱或消失，可有病理性呼吸音。常见于重症肺炎、大量胸腔积液、气胸等。

2. 呼吸异常的照护措施

（1）提供舒适的环境：保持环境整洁、安静、舒适，室内空气流通、清新，温度、湿度适宜，以利于照护对象放松和休息。

（2）加强观察：家政服务员应密切观察照护对象呼吸的频率、节律、深度、声音、形态有无异常；有无咳嗽、咳痰、咯血、发绀、呼吸困难及胸痛表现。观察照护对象用药后的效果及反应。

（3）提供营养和水分：呼吸异常的照护对象应选择易于咀嚼和吞咽的食物，注意补充水分，加强营养，避免过饱及食用产气食物，以免膈肌上升影响呼吸。

（4）吸氧：根据照护对象情况，在家庭条件允许的情况下，给予吸氧。

（5）心理支持：家政服务员应给予照护对象以安慰、疏导，消除照护对象的紧张、恐惧心理，稳定照护对象情绪。

（6）健康教育：家政服务员应指导和监督照护对象养成良好的生活习惯、戒烟限酒，教会照护对象有效咳嗽、排痰等。

四、血压的观察与照护

血压是血液在血管内流动时对血管壁的侧压力，一般指动脉血压。心脏收缩时，血液射入主动脉，此时动脉管壁所受的压力最大称为收缩压；心脏舒张时，动脉管壁弹性回缩，此时动脉管壁所受的压力最小称为舒张压。收缩压和舒张压之差称为脉压差。

（一）血压的形成及影响因素

1. 血压的形成　心血管系统是一个封闭的管道系统，在保证正常血容量的前提下，心室泵血和外周阻力是形成血压的两个基本因素。心室泵血时所产生的能量一部分以动能的形式克服阻力推动血液流动，一部分以势能的形式使主动脉弹性扩张而储存起来。当心室舒张时，主动脉壁回位再将势能转变为动能来推动心舒期血液流动。外周阻力可以使血液滞留于血管内而构成压力。

2. 影响血压的因素

（1）每搏输出量：在心率和外周阻力不变时，如果每搏输出量增大，心脏收缩期射入主动脉的血量增多，收缩压明显升高，而舒张压变化不大，因而脉压增大。所以收缩压的大小主要反映每搏输出量的大小。

（2）心率：在每搏输出量和外周阻力不变时，心率增快、心脏舒张期缩短，舒张末期主动脉内存留血量增多，造成舒张压明显增高，由于收缩压升高不如舒张压明显，因而脉压差减少。因此，心率主要影响舒张压。

（3）外周阻力：外周阻力的大小与小动脉和微血管的口径有关。在心输出量不变而外周阻力增大时，收缩压和舒张压均升高，但舒张压升高的幅度明显大于收缩压。因外周阻力增大时，血压向外周血管流动的速度减慢，使心脏舒张期末存留于动脉内的血量增多，因而舒张压明显升高。而心脏收缩期，由于动脉血压升高，使血流速度加快，动脉内增多的血量相对较少，所以收缩压的升高不如舒张压明显。因此，舒张压的高低主要反映外周阻力大小。

（4）循环血容量：多数成人的循环血容量约为 5 000 mL 且维持恒定。当循环血容量增加时，收缩压和舒张压均上升；反之，出血会使血压下降。失血量占全身血容量的 20%时，收缩压会下降 30 mmHg 左右。

（5）血液的黏滞度：血液的黏滞度由组成血液的成分决定，血液越黏稠，血液流量越缓慢，血压越高。

（6）动脉管壁的弹性：大动脉管壁的弹性对动脉血压有缓冲作用，当动脉血管硬化弹性降低时，缓冲能力下降，可致收缩压升高，舒张压降低，脉压差增大。随着年龄的增长，血管弹性降低，收缩压升高，舒张压降低，因而脉压差增大。

（二）正常血压及生理变化

1. 正常血压　测量血压一般以肱动脉血压为标准。正常成人安静状态下的血压范围为：收缩压 90～140 mmHg，舒张压 60～90 mmHg，脉压差 30～40 mmHg。

2. 生理变化

（1）年龄：血压有随着年龄增加而逐渐增高的趋势，并以收缩压升高更为明显，儿童血压的计算公式为：收缩压＝80＋年龄×2；舒张压＝收缩压×2/3。

（2）性别：一般成年男性的血压略高于成年女性，当更年期后，女性血压逐渐增高，与男性差别不大。

（3）昼夜和睡眠：通常清晨起床前血压最低，然后逐渐升高，至傍晚血压最高。睡眠不佳时血压可稍升高，睡眠的不同时相对血压也有影响。

（4）环境：寒冷环境中，由于血管收缩，血压可上升；高温环境下皮肤血管扩张，血压可略下降。

（5）体位：不同的体位可引起血压在一定范围的变化。立时血压高于坐位，坐位血压高于卧位，此种情况与重力引起的代偿机制有关。

（6）部位：一般右上肢血压高于左上肢 10～20 mmHg，因为右侧肱动脉来自主动脉弓的第一分支无名动脉，左侧肱动脉来自主动脉弓的第三分支左锁骨下动脉，右侧比左侧做功少，消耗的能量少，故血压偏高。下肢血压比上肢高 20～40 mmHg，因为股动脉脉管径粗，血流量大。

（7）体形：同年龄肥胖者的血压偏高。

此外，情绪激动、剧烈运动、吸烟可使血压升高，以收缩压升高为主，舒张压无明显变化。饮酒、摄盐过多、应用药物等对血压也有影响。

（三）异常血压及照护措施

1. 异常血压　正常人血压波动范围较小，保持相对稳定状态。当血压超过了正常范围即为异常血压。

（1）高血压：指在未使用降压药物的情况下，非同日 3 次测量诊室血压，收缩压≥140 mmHg 和/或舒张压≥90 mmHg。根据引起高血压的原因不同，将高血压分为原发性高血压与继发性高血压两大类。《中国高血压防治指南》高血压分类（2018 版）见表 5-1-2。

表 5-1-2　中国高血压防治指南高血压分类（2018 版）

分级	收缩压/mmHg		舒张压/mmHg
正常血压	<120	和	<80
正常高值	120～139	和(或)	85～89
高血压	≥140	和(或)	≥90
1级高血压(轻度)	140～159	和(或)	90～99
2级高血压(中度)	160～179	和(或)	100～109
3级高血压(重度)	≥180	和(或)	≥110
单纯收缩期高血压	≥140	和	<90

注：若收缩压、舒张压分属不同等级，则以较高的分级为准。

（2）低血压：指血压低于 90/60 mmHg。常见于大量出血、休克、急性心力衰竭等。

（3）脉压异常

① 脉压增大：常见于主动脉硬化、主动脉瓣关闭不全、动静脉瘘、甲亢等。

② 脉压减小：常见于心包积液、缩窄性心包炎、末梢循环衰竭等。

2. 异常血压的照护措施

（1）环境：家政服务员应为照护对象提供一个温湿度适宜、通风良好、光线适中的整

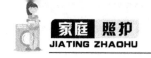

洁、安静、舒适的环境。

（2）饮食：家政服务员应为照护对象提供易消化、低盐、低脂、低胆固醇、高维生素、富含纤维素的饮食，避免辛辣刺激食物。高血压者应减少钠盐摄入，逐步降至 WHO 推荐的每人每日食盐 6 g 的要求。

（3）生活规律：良好的生活习惯是保持健康、维持正常血压的重要条件。家政服务员应协助照护对象保证足够的睡眠、养成定时排便的习惯、注意保暖和避免冷热刺激等。

（4）控制情绪：精神紧张、情绪激动、烦躁、焦虑、忧愁等都是诱发高血压的精神因素，家政服务员应协助照护对象随时调整情绪，保持心情舒畅。

（5）坚持运动：家政服务员应鼓励照护对象积极参加力所能及的体力劳动和适当的体育运动，以改善血液循环，增强心血管功能。鼓励照护对象采用每周 3～5 次、每次持续 30 min 左右中等强度的运动，如步行、快走、慢跑、游泳、气功、太极拳等，应注意量力而行、循序渐进。

（6）加强监测：家政服务员应密切监测照护对象的血压，在测量血压时要做到"四定"：定时间、定体位、定部位、定血压计；合理用药，注意监测药物治疗效果和不良反应，观察照护对象有无并发症发生。

（7）健康教育：家政服务员应指导照护对象生活有度、作息有时、修身养性、合理营养、戒烟限酒。

（四）血压计的种类和构造

1. 血压计的种类　常用的血压计主要有水银血压计（立式和台式两种）、无液血压计和电子血压计（壁式和腕式）三种。

2. 血压计的构造　血压计由以下三个部分组成。

（1）加压气球及压力活门：加压气球可向袖带气囊充气；压力活门可调节压力大小。

（2）袖带：袖带由内层长方形扁平的橡胶气囊和外层布套组成。选用大小合适的气囊袖带，气囊至少包裹 80% 上臂。大多数成人的臂围为 25～35 cm，可使用气囊长 22～26 cm、宽 12 cm 的标准规格袖带（目前国内商品水银柱血压计的气囊规格：长 22 cm、宽 12 cm）。肥胖者或臂围大者应使用大规格气囊袖带；儿童应使用小规格气囊袖带。因袖带太窄，须加大力量才能阻断动脉血流，测得数值偏高；袖带太宽，大段血管受阻，测得数值偏低。袖带上有两根橡胶管，一根与加压气球相连，另一根与压力表相通。

（3）血压计主体

① 水银血压计（台式和立式）（图 5-1-4）：又称汞柱血压计。由玻璃管、标尺、水银槽三部分组成。血压计盒盖内壁上固定有一根玻璃管，管面上标有双刻度为 0～300 mmHg，每小格相当于 2 mmHg，玻璃管上端和大气相通，其下端与水银槽相通。

② 无液血压计（图 5-1-5）：又称弹簧式血压计、压力表式血压计。外形似表，呈圆盘状，正面盘上标有刻度和读数，盘中央有一指针，以指示血压数值。

③ 电子血压计（腕式和壁式）（图 5-1-6）：袖带内有一换能器，有自动采样、电脑控制数字运算、自动放气程序，数秒钟内即可得到血压和脉搏数值。

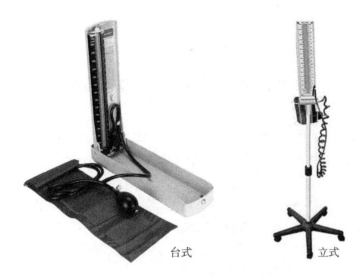

图 5 - 1 - 4　台式和立式水银血压计

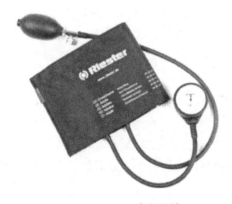

图 5 - 1 - 5　无液血压计

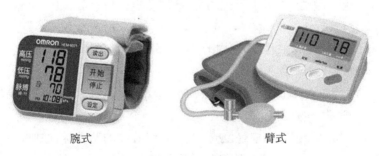

腕式　　　　　　　　　　臂式

图 5 - 1 - 6　电子血压计

操作步骤

正确为照护对象测量卧位生命体征

1. 目的

(1) 判断生命体征有无异常。

(2) 动态监测照护对象生命体征的改变,以防意外发生。

2. 评估

(1) 评估照护对象:评估照护对象身体状况、意识、心理状态及合作程度,测量部位皮肤完整、肢体活动度,以确定测量的部位与方法。

(2) 评估环境:评估有无影响照护对象生命体征测量的因素存在,测量前 30 min 避免激动、情绪紧张、沐浴、运动、进食、冷热疗法等。

3. 准备

(1) 人员准备:穿工作服、洗手、戴口罩,给照护对象安置舒适卧位。

(2) 环境准备:环境安静、整洁、光线充足,必要时关闭门窗。

(3) 物品准备:水银体温计(腋表)、消毒纱布、听诊器、水银血压计(台式)、笔、记录纸、手表。

4. 实施

(1) 测生命体征前安排照护对象舒适体位,进行沟通交流,排除影响因素。

(2) 生命体征测量。

① 体温测量

口温:将体温计的水银端倾斜放于舌下热窝处,嘱照护对象闭紧口唇,用鼻呼吸,勿用牙咬体温计,3 min 后取出。

腋温:擦干腋窝的汗液,将体温计水银端放于腋窝处,体温计紧贴皮肤,曲臂过胸,夹紧,10 min 后取出。

肛温:卧位:侧卧、俯卧、屈膝仰卧位均可,暴露测温部位;润滑肛表水银端,插入肛门 3～4 cm,3 min 后取出。

② 脉搏测量:协助手臂放松,手臂向上,家政服务员将食指、中指、无名指的指端放在照护对象的桡动脉表面,计数 30 s。

③ 呼吸测量:测量脉搏后手仍然按在照护对象的手腕上,观察照护对象的腹部或胸部的起伏,一呼一吸为一次,计数为 30 s。

④ 血压测量:协助照护对象取卧位或坐位(被测肢体的肱动脉、心脏、血压及零点处于同一水平位置,坐位时平第四肋,卧位时平腋中线)协助暴露被测肢体,打开血压计开关,驱尽袖带内空气,正确捆绑袖带于测量部位(袖带下缘距肘窝上 2～3 cm;袖带松紧度以可以放一指为宜),听诊器胸件置于肱动脉搏动处,轻加压(操作者蹲下,使目光与水银柱平行),松开气门匀速缓慢放气,速度以 4 mmHg 为宜,同时听搏动音并双眼平视水银柱下降所指刻度,当听到第一声搏动,所指刻度数值为收缩压,继续放气当听到声音突然

减弱或消失时,所指的刻度为舒张压。

(3) 准确读数,整理用物并记录。

5. 评价

(1) 照护对象能理解生命体征测量的重要性和必要性,能主动配合。

(2) 家政服务员操作正确,测量数据准确。

6. 注意事项

(1) 测量体温时,要选择合适的测量部位,精神异常、昏迷、呼吸困难、不能合作者及婴幼儿均不宜测量口温;腋下有创伤、炎症、汗液较多、肩关节受伤或过度消瘦者不宜测腋温;腹泻、心肌梗死者不宜测肛温。

(2) 对于脉搏跳动正常者,测量 30 s;异常者测量 1 min;脉搏细弱难以触诊时,应测心尖搏动 1 min。

(3) 测量血压时,要做到"四定":定时间、定部位、定体位、定血压计。发现血压听不清或异常时,应稍等片刻后重测。

(4) 测量生命体征前要避免影响生命体征测量的因素,若照护对象测量前有进食、饮水、吸烟、沐浴、坐浴、情绪激动、剧烈运动、紧张、恐惧、哭闹,应休息 30 min 再测。

实战演练

小朱,8 岁,夜间睡觉时体温较平日高,触摸其额头有些发烫,于是在家测口温,孩子迷糊中将口温计咬断,你作为家政服务员应如何进行紧急处理?

拓展学习

1. 体温计内水银为化学物质汞,属有毒物,若照护对象不慎咬破体温表,要尽快清除碎屑,用水漱口后尝试用食指刺激咽喉部催吐,快速喝点蛋清或牛奶,保护胃黏膜,减少毒素的吸收;可进食粗纤维饮食促进毒素的排出,以免发生汞中毒。

2. 在测量体温时要根据不同测量对象,选择不同的测量方法,保证服务对象的安全,以防意外的发生。

教学测评

可根据课堂学习中对相关知识的掌握程度及实际操作过程的态度、能动性、拓展学习进行考核。

项目	考核标准	得分
知识 (10 分)	认真听老师讲课(3 分)	
	听课过程中有无提出问题(3 分)	
	能否回答老师提出的问题(4 分)	

（续表）

项目	考核标准	得分
技能 （50分）	环境准备,自身准备,物品准备(2分)	
	评估照护对象情况并与照护对象沟通,取得配合(2分)	
	测量体温(6分) **测腋温**:擦干患者腋下的汗液,将体温计水银端放于患者腋窝深处并贴紧皮肤,协助患者屈臂过胸夹紧,防止滑脱。测量时间 10 min **测口温**:将水银端斜放于患者舌下热窝,闭紧口唇,用鼻呼吸,测量时间 3 min **测肛温**:先在肛表前端涂润滑剂,将肛温计的水银端轻轻插入肛门 3～4 cm,测量时间 3 min,并用卫生纸擦净肛门	
	测量脉搏:食指、中指、无名指的指端按压桡动脉,力度适中,以能感觉到脉搏搏动为宜,一般可以测量 30 s,脉搏异常者,测量 1 min,有异常及时去医院就诊(10分)	
	测量呼吸:将手放至诊脉部位似诊脉状,观察患者的胸腹部,一起一伏为一次呼吸,测量 30 s,呼吸不易观察时,用少许棉絮置于病人鼻孔前观察棉花吹动情况,计数 1 min(10分)	
	测量血压:协助采取坐位或卧位,保持血压计零点、肱动脉与心脏位于同一水平位置,驱尽袖带内空气,平整地缠于患者上臂中部,松紧以能放入一指为宜,下缘距肘窝 2～3 cm,按照要求测量血压,正确判断收缩压与舒张压(20分)	
态度 （20分）	测量生命体征前的准备充分,物品齐全(4分)	
	与照护对象沟通时语气温柔、语速缓慢、吐字清晰(4分)	
	操作时动作是否柔和、关心照护对象(4分)	
	清洁、整理(4分)	
	体位舒适、安全,注意保暖(4分)	
拓展 （20分）	能根据之前学习的知识、技能整合拓展学习的知识、技能(4分)	
	整合的知识、技能思路正确,内容准确(6分)	
	能正确表达并示教拓展内容(4分)	
	示教中准备充分、思路清晰、内容丰满、与同学有互动(6分)	
总分		

（王培红）

任务二　促进照护对象的舒适

实际案例

正确为照护对象更换体位

李爷爷,78 岁,长期嗜酒,脾气暴躁,有高血压病史,按医嘱服药,右上肢活动障碍,长期卧床,无生活自理能力,家政服务员需定期为李爷爷更换体位以防止压疮发生。

在本案例中李爷爷长期卧床,右上肢有活动障碍,更换体位时要注意患肢的保护,并使全身各部位均处于功能位置。

问题讨论

1. 如何给李爷爷更换体位?
2. 如若李爷爷侧卧于健侧应如何操作?
3. 如若李爷爷侧卧于偏瘫侧应如何操作?
4. 李爷爷脾气暴躁,若有伤害自身的行为时,家政服务员应如何处理?

知识学习

当人们处于最佳健康状态时,各种基本生理需要得到满足时,常常能体验到舒适的感觉。因此,家政服务员在居家照料照护对象时,应通过密切观察,分析影响舒适的因素,有针对性地为照护对象提供轻松安宁的环境,指导照护对象采取正确的体位进行休息和睡眠,运用人体力学原理搬运照护对象,增进照护对象的舒适度。

一、满足照护对象舒适的需要

(一)与舒适相关的概念

1. 舒适的定义　舒适是指处于轻松、安宁的环境状态下,个体所具有的身心健康、满意、没有疼痛、没有焦虑、轻松自在的自我感觉。

2. 舒适的内容

(1)生理舒适:即个体身体上的舒适感觉。

(2)心理舒适:即个体内在的自我意识,如信念、信仰、自尊、生命价值观等精神需求的满足。

（3）环境舒适：即与个体生存的物理环境相关的各种因素，如适宜的温度、湿度、声音、光线、色彩等使个体产生舒适的感觉。

（4）社会舒适：即个体、家庭和社会的相互关系，如各种人际关系的协调、家庭和社会关系的和谐统一等为个体带来的舒适感觉。只有这4个方面都满足了，个体才会觉得舒适。如果任何一个方面出现问题，个体即会感到不舒适。

3. 不舒适的定义　不舒适是指个体身心不健全或有缺陷，生理、心理需求不能全部满足，或周围有不良刺激、身体出现病理改变，身心负荷过重的一种自我感觉。

4. 舒适与不舒适之间的关系　舒适与不舒适之间没有明显的分界线，个体每时每刻都处在舒适和不舒适之间的某一点上，并不断变化着。当个体精神体力充沛，感觉安全和轻松，一切生理、心理需求都得到了满足，表明处于最高水平的舒适。而当生理、心理需求不能得到满足时，舒适的程度就会逐渐下降，最终被不舒适所取代。并且每个人因自身的生理、心理、社会、精神、文化背景及经历不同，对舒适的解释和体验也不相同，故家政服务员在判断照护对象舒适与不舒适的程度时，应注意个体差异，还需要家政服务员认真仔细地动态地观察和评估。

（二）影响舒适的因素

影响照护对象舒适的原因有很多，主要包括心理社会因素、身体因素和环境因素。这些因素往往相互关联、相互影响。

1. 心理社会因素　主要是社会角色、环境改变，需要未能得到满足造成的个人郁闷、失落、不愉快。

（1）焦虑或恐惧：担心疾病造成的危害，安全、生存需求得不到保障，害怕死亡；过分担心疾病对家庭、经济、工作造成的影响等均会使照护对象产生紧张、失眠、暴躁或回避有关疾病的问题等表现。

（2）角色适应不良：健康状况欠佳的照护对象因担心家庭、子女或工作等，出现角色适应不良，如角色行为冲突、角色行为紊乱等，使照护对象不能安心养病，影响康复。

（3）面对压力：担心未来必须应对的事件，表现为心事重重、欲言又止，常常失眠、易激惹，情绪无法控制。

（4）不受关心与尊重：由于家属的疏忽、冷落、照顾与关心不周全而引起照护对象心理不愉快。

2. 身体因素

（1）个人卫生：因疾病导致日常活动受限，生活不能自理，个人卫生状况不佳，如口臭、汗臭、皮肤污垢、瘙痒等均可引起不适，甚至影响其自尊。

（2）姿势或体位不当：如肢体缺乏适当的支撑物、关节过度屈曲或伸展、肌肉过度紧张或牵拉、疾病所致的强迫体位以及身体局部组织长期受压等原因致局部肌肉和关节疲劳、麻木、疼痛等均可引起不舒适。

（3）保护具或矫形器械使用不当：如约束带、绷带、石膏、夹板过紧，导致局部皮肤和肌肉受压，影响局部血液循环可引起疼痛、肿胀等。

（4）疾病影响：疾病所致的发热、疼痛、咳嗽、呼吸困难、口渴、恶心、呕吐、饥饿、腹胀等造成机体不适。

3. 环境因素

（1）不适宜的社会环境：如家政服务员进入照护对象家中，会让照护对象产生陌生感或不适应。

（2）不适宜的物理环境：包括因疾病关系改变的周围环境中的温湿度、色彩、光线、声音等诸多不适宜的情况。

（三）增进舒适的方法

舒适与不舒适都属于自我感觉，客观评估比较困难，并且不舒适常会导致个体产生焦虑而影响健康。家政服务员应通过仔细的观察，认真听取照护对象及其家属的倾诉，并结合照护对象的表情和行为，如面色、表情、姿势、活动能力、皮肤颜色等，准确地评估其舒适与不舒适的程度和引起不舒适的原因，并及时为其处理。

1. 加强观察，积极去除诱因　在照护过程中，家政服务员应细心观察，时刻关注照护对象的舒适程度，及时发现其不舒适并找出原因，做到预防在先或针对诱因处理。如长期卧床者，应评估其床单是否平整、照护对象卧位是否处于放松状态、各肢体是否处于功能位置等，一旦发现照护对象存在不舒适的诱因，应及时采取相应的措施去除诱因。

2. 互相信任，给予心理支持　家政服务员与照护对象、家属建立起相互信任的关系是提供心理支持的基础。对因心理因素引起不适的照护对象，家政服务员可采取不做评判的倾听方式，取得信任，使照护对象内心的压抑能得到宣泄，使情绪能得到有效地调整。

3. 角色尊重　家政服务员的言行对照护对象的心理舒适有很大的影响。家政服务员对照护对象应尊重，除了要有良好的服务态度，用亲切的语言、尊敬的称呼外，还应不断地听取照护对象对照护的意见。

4. 加强生活照护，建立优良环境　良好的生活照护和优良的生活环境能有效地促进舒适的程度，因此家政服务员要能正确地评估照护对象的生活自理能力及家庭环境，为照护对象提供需要的生活照护，建立优良的生活环境和照护环境。

（四）卧位

1. 相关概念

（1）卧位：是指照护对象休息和适应疾病治疗护理需要时所采取的卧床姿势。正确的卧位对减少疲劳、增进照护对象舒适感起到良好的作用。

（2）舒适卧位：是指身体各部位均处于合适的位置，感到轻松自在。

（3）舒适卧位的基本要求：要协助照护对象维持正确与舒适的卧位，家政服务员应了解舒适卧位的基本要求。

① 卧床姿势：应尽量符合人体力学的要求，将体重平均分配到身体的负重部位，维持关节处于正常的功能位置，体内脏器在体腔内拥有最大的空间。

② 经常更换体位：为避免局部长期受压而导致压疮，应至少每2h更换1次体位。

③ 身体活动：照护对象身体各部位每天均应活动，改变卧位时做全范围关节运动练习，禁忌证者除外。

④ 保护隐私：家政服务员在进行任何照护操作时，均应根据需要尽量减少照护对象身体的暴露，以保护照护对象隐私，促进照护对象身心舒适。

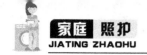

⑤ 受压部位：家政服务员应加强受压部位的皮肤照护，预防压疮的发生。

2. 卧位的分类

（1）按卧位的平衡性，可分为稳定卧位和不稳定卧位。卧位的平衡性与人体的重量、支撑面呈正比，与重心高度呈反比。

① 稳定性卧位状态下，照护对象感到舒适、轻松。

② 不稳定性卧位状态下，大量肌群处于紧张状态，易疲劳，照护对象感到不舒适。

（2）按卧位的自主性可分为主动卧位、被动卧位和被迫卧位三种。

① 主动卧位：是指照护对象根据自己的意愿和习惯采取最舒适、最随意的卧位，并能随意改变卧床姿势。

② 被动卧位：是指照护对象自身无力变换卧位，躺卧于他人安置的卧位。

③ 被迫卧位：是指照护对象意识清晰，有变换卧位的能力，但由于疾病的影响或治疗的需要，被迫采取的卧位。

3. 卧位与安全

（1）仰卧位：是休息、就寝、紧急抢救时使用的体位。仰卧时，将背部支撑起来，降低重心，具有安稳性，并且可使全身肌肉放松，所以体力消耗小。同时，能促进血液循环，但会给心肺功能不全的照护对象带来负担。仰卧位照护技术要点：

① 头部：将头枕在枕头上，按照护对象的意愿和舒适觉调整枕头的高度。

② 上肢：照护对象不能自主活动时，家政服务员应将上肢沿躯干自然摆放，掌心向上。

③ 腰部：在尾骨部插入靠垫来减轻压力。

④ 下肢：取自然平稳伸展位；向下肢插入靠垫，使下肢抬高，高于心脏水平；髋关节15°外转，膝关节前屈的良好体位；使足跟抬起来，不直接着床，以解除压力；长期卧床的照护对象，要在足关节处穿上足尖处防护装置；进行适当的下肢按摩。

（2）侧卧位：是睡眠和休息时常用的体位。该体位能放松腹肌，因此腹痛时常采用该种体位缓解；侧卧位可以避免呕吐物的误咽；侧卧位时，位于下侧的肋骨受压，会制约胸廓的呼吸运动，从而增加横膈肌的代偿作用，相反，虽然位于上侧的肋骨不受制约，能做正常的呼吸运动，但横膈肌因腹部内脏下垂而受到制约。照护对象因肺部疾病而不能采取半坐位时，有必要根据病变部位而改变侧卧位的方向。患有呼吸系统、心血管系统疾病的照护对象，左侧卧位时易使心脏血液排出量降低，可引起血压下降和脉搏加快等情况，此时要注意观察照护对象的呼吸状态。侧卧位的照护技术要点：

① 头部：头枕在与肩同高的枕头上。

② 上肢：侧卧位时需要调整左右位置，避免把处于侧卧位时上侧肢体的重量压在下侧肢体的肩前臂上，避免上侧的肩关节下垂；上侧肢体的肩和肘要适度地弯曲；取向后倾斜的姿势时，应将上肢放在枕头上。

③ 下肢：下侧的下肢髋关节前屈 60°～80°，膝关节前屈约 90°；上侧的下肢、髋关节和膝关节适度前屈；在双腿间放入枕头，避免两膝关节和内踝直接接触；在下侧的髋部和外踝的骨隆突部位放入薄垫圈以除去压力。

④ 腰部：髋部骨隆突部位放入薄垫圈以保护。

（3）偏瘫照护对象的体位

① 健侧肢体在下的侧卧位：偏瘫侧上肢前伸，至肩关节弯曲100°，插枕垫起，保持该体位；健侧肢体可取自由体位；下肢的髋关节和膝关节保持弯曲，在下面放置枕头垫起。

② 偏瘫侧肢体在下的侧卧位：身体稍向后倾斜，在背部放置枕头支撑；上身前倾，伸出下侧上肢与肩关节成直角，触摸背中线，确认肩胛骨的位置是否正确，肩胛骨要与胸廓保持平行；健侧下肢稍向前，在健肢下放入枕头保持这种姿势，这样可以使髋关节放松，下肢自然错开。此时，因为失去了可动区域，可用枕头等物品垫在下肢患肢脚上。

（4）半坐卧位：常用于端坐位的过渡阶段或休息时的体位。半坐卧位时，身体压力集中在骶尾部和大腿后部。如果没有很好的支撑和固定，很难保持良好体位。半坐卧位时，横膈肌下降，易于进行气体交换。同时，半坐卧位还可使心脏和肺的静脉回流血量减少，这种体位常用于呼吸困难和有心脏病的照护对象。肝脏的血流量比仰卧位低18%～44%。半坐卧位的照护技术要点：

① 上半身：半坐卧位的上身背部要与床接触得到支撑，但要避免背部紧贴床面，因为这样容易造成摩擦，使皮肤受损。

② 上肢：自然下垂。

③ 腰部：根据臀部皮下组织和肌肉含量（臀部的胖瘦），放适宜垫圈分散体重压力。

④ 下肢：摇起床支架，使膝屈成150°～160°，或者在腘窝处垫入枕头，适宜地进行足跟部的除压和预防足关节发生足下垂。

⑤ 半坐卧位时，对容易受压的坐骨结节、骶尾部应加以注意。

（5）端坐位：是准备步行、移动、更衣等动作训练时的体位，是从背部支撑到独立无支撑过渡时的体位。端坐位可刺激肩负全身重量的足部感受器，也是刺激知觉运动系统进行走路准备的体位。端坐位时，由于心脏位置抬高，会妨碍静脉血回流，容易造成下肢水肿，应经常进行观察。该种体位易受压的部位是坐骨结节，应注意防止坐骨神经损伤。端坐位照护技术要点：

① 上半身：背部无支撑，只靠脊柱骨骼肌支撑头部，易引起头部过度摇晃、前后倾斜等情况。

② 上肢：如有坐不稳，引起头和身体躯干摇晃失去坐位平稳的危险时，要加床护栏。

③ 下肢：为了保持下肢呈屈曲位，要在床尾将足底垫上软枕进行支撑。

④ 腰部：根据臀部皮下组织和肌肉的状况，插入适宜的垫圈分散身体压力，但是一定要在考虑体位稳定性的基础上，选择垫圈的厚度和硬度。

⑤ 压疮严重时，应注意观察坐骨结节隆突处的皮肤状况。

二、满足照护对象的安全需要

在马斯洛的人类基本需要层次理论中，安全需要是个体生理需要满足后，最迫切的第二层次需要，是需要优先满足的需要。对于照护对象而言，安全尤其重要，身体的不适使照护对象在日常生活中特别容易发生意外伤害，如跌倒、感染等。

（一）影响照护对象安全的因素

1. 感觉功能障碍　　良好的感觉功能是帮助人们了解周围环境，识别和判断自身行动

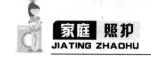

安全性的必要条件。任何一种感觉障碍，均会妨碍个体识别周围环境中存在的或潜在的危险因素而易受到伤害。如视力下降或视物模糊，可能发生撞伤、跌倒等意外伤害；脑卒中可导致一侧肢体的感觉障碍，可使该侧肢体对过高温度感受不敏感而受伤。

2. 年龄　可影响个人对环境感觉刺激的感知和理解，因而也影响个人采取适当的行动来保护自己。如儿童由于好奇、喜欢探索新鲜事物而容易发生意外伤害。

3. 身心健康状况　疾病状态下容易导致意外或伤害。如疾病导致身体虚弱，行动不便时易发生跌倒，免疫功能下降时则容易遭受感染。任何意识程度的改变都会影响个人的认知及反应能力。如焦虑或有其他情绪障碍时，由于注意力分散而无法警觉到环境中的危机，容易发生伤害；严重失眠者，会因智力活动受到影响而易出现工作失误甚至意外事故。

4. 对环境的熟悉度　家中陌生人的出现容易使人产生陌生、恐惧、焦虑等心理反应，因而缺乏安全感。而只有熟悉的人和事，才能使人较好地与他人进行沟通和交流，从中获得各种信息和帮助，从而增强安全感。

（二）照护对象安全照护的原则

为了避免各种因素对照护对象安全带来危险，家政服务员在日常的照护工作中要注意照护对象安全照护原则，以杜绝各种伤害的发生。

1. 尽早发现安全隐患　家政服务员要尽早发现潜在的安全隐患并采取积极有效的预防措施。

2. 防止坠床　加强对昏迷、意识不清、高位截瘫、烦躁不安者的管理，必须 24 h 陪护，躁动不安者应使用床栏或四肢约束带，以防坠床等意外事件的发生。

3. 精神疾病照护对象的照护　对有精神症状的照护对象应放在单人房间，房间内不得有锐气等危险物品，以防自杀或伤及他人。

4. 有自杀倾向照护对象的照护　有自杀倾向的照护对象应注意 24 h 监护。

（三）保护具使用

保护具是用来限制照护对象身体全部或某部位的活动，以达到维护照护对象舒适、安全与疾病治疗效果的各种器具。

1. 保护具的使用人群

（1）小儿因认知及自我保护能力尚未发展完善，尤其是 6 岁以下的儿童，易发生坠床、撞伤、抓伤等意外。

（2）高热、谵妄、昏迷、躁动等意识不清的照护对象以及长期卧床、虚弱、年老体弱者易发生意外。

（3）全身或局部皮肤瘙痒难忍的照护对象易发生意外。

（4）精神病病人。

2. 常用的保护具

（1）床栏（图 5-2-1）：又称床档，主要用于预防照护对象坠床。床栏必须两侧同时使用，安置稳妥，确保照护对象安全。

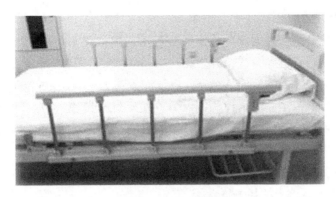

图 5-2-1　床栏

　　(2) 约束带：主要用于躁动的照护对象，限制身体或肢体的活动，防止照护对象自伤或坠床。

　　① 宽绷带：用于固定手腕及踝部。用时主要保护手腕与踝部皮肤，将绷带打成双套结，确保肢体不脱出，松紧度以不影响血液循环为宜，然后将绷带固定于床上。

　　② 肩部约束带(图 5-2-2)　用于固定肩部，防止照护对象坐起。使用时，将照护对象两侧肩部套上袖筒，腋下垫棉垫，两袖筒上的细带在胸前打结固定，两条较宽的长带子系于床头。无专门肩部约束带时，可用床单、围巾等替代。

　　③ 膝部约束带(图 5-2-3)　用于固定膝部，限制照护对象下肢活动。使用时，两膝、腘窝垫棉垫，将约束带横放于两膝上，宽带下的两头带固定一侧膝关节，然后将宽带系于床沿。无专门膝部约束带时，可用床单、围巾等替代。

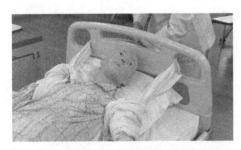

图 5-2-2　肩部约束带

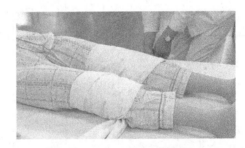

图 5-2-3　膝部约束带

　　(3) 支被架：主要用于肢体瘫痪或极度虚弱的照护对象，防止盖被压迫肢体而造成足下垂、足尖压疮和不适等。

　　(4) 保护具使用的注意事项

　　① 使用前需得到照护对象或家属同意，且只能短期使用，使用时应保持肢体及各关节功能位置，以保证照护对象的舒适、安全。

　　② 使用时，约束带下需垫棉垫，固定松紧适宜，约每隔 2 h 要放松 1 次，每隔15 min要观察 1 次，以防被约束部位发生血液循环障碍、皮肤破损、坠床、撞伤等。必要时为照护对象进行局部按摩，以促进血液循环。

　　③ 家政服务员应 24 h 陪护使用约束带的照护对象，确保满足照护对象被约束期间的各种需要；并随时检测约束情况，以确保照护对象安全。

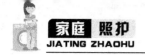
（四）全范围关节运动

全范围关节运动是指根据每一特定关节可活动的范围来对此关节进行屈曲和伸展的运动，是维持关节可动性的有效锻炼方法。关节活动范围练习是指关节在其活动的特定范围内进行屈曲和伸展的运动，以维持、恢复和改善关节功能，防止关节挛缩和粘连的有效的锻炼方法。全范围关节运动练习可分为主动性全范围关节运动练习和被动性全范围关节运动练习。前者适用于躯体可移动的照护对象，后者适用于卧床等需要他人协助完成全范围关节运动练习的照护对象。活动受限的照护对象应尽早开始全范围关节运动练习，每天应做2～3次。

1. 全范围关节运动中的相关概念

（1）屈曲：关节弯曲或头向前弯。

（2）伸展：关节伸直或头向后仰。

（3）伸展过度：关节伸直或头向后仰超过一般的范围。

（4）外展：远离身体中心。

（5）内收：移向身体中心。

（6）内旋：旋向中心。

（7）外旋：自中心向外旋转。

2. 各关节的活动形式和范围（表5-2-1）

表5-2-1　各关节的活动形式和范围

活动部位	屈曲	伸展	伸展过度	外展	内收	内旋	外旋
脊柱	颈段前屈35° 腰段前屈35°	后伸35° 后伸20°			左右侧屈30°		
肩部	前屈135°	后伸45°		90°	左右侧屈30°	135°	45°
肘关节	150°	0°	5°～10°		45°		
前臂						前臂80°	旋后100°
腕关节	掌屈80°	背伸70°		桡侧偏屈50°		尺侧偏屈35°	
手关节	掌指关节90° 近侧指间关节120° 远侧指间关节60°～80°			拇指屈曲50°		过伸45° 屈曲80° 外展70°	
髋关节	150°	0°	15°	45°		40°	60°
膝关节	135°	0°	10°		30°		
踝关节	背屈25°	跖屈45°					

操作步骤

正确协助照护对象翻身侧卧

1. 目的

(1) 协助不能起床的照护对象更换卧位,增进舒适感,预防压疮、坠积性肺炎。

(2) 便于家政服务员更换床单、整理床铺或背进行部皮肤护理等。

2. 评估

(1) 评估照护对象:评估照护对象身体状况,意识、心理状态及合作程度,有无管道或伤口。

(2) 评估环境:环境温湿度适宜,照护对象感觉安全、舒适。

3. 准备

(1) 人员准备:穿工作服、洗手、戴口罩。

(2) 环境准备:环境安静、整洁、光线充足,必要时关闭门窗。

(3) 物品准备:必要时准备干净衣裤或床单等。

4. 实施

(1) 跟照护对象充分沟通,获得照护对象的配合。鼓励照护对象积极主动参与。

(2) 照护对象仰卧,双手放于胸部或腹部,两腿屈曲。手放于胸腹部,可以防止重心分散,减少摩擦力,容易翻身;同时也可避免翻身时将手臂压在身下。

(3) 家政服务员两腿分开 10~15 cm,以保持身体平衡。

(4) 将照护对象移向家政服务员侧床沿,将照护对象近侧肩部托起,一手伸入肩部,并用手臂托扶头颈部,另一手移至对侧肩部,抬起照护对象上身移至近侧后,再托起照护对象臀部,双下肢移近床沿并屈膝,使照护对象尽量靠近家政服务员。

(5) 家政服务员一手托肩,一手托膝,轻轻将照护对象转向对侧,背向家政服务员。

(6) 安置照护对象肢体各关节处于功能位置,防止关节挛缩,促进舒适。

(7) 在照护对象背部、胸前、两膝间垫上软枕,以扩大支撑面。必要时使用床栏。

(8) 观察照护对象受压部位皮肤情况,进行背部皮肤护理。

5. 评价

(1) 照护对象能理解翻身的重要性和必要性,能主动配合。

(2) 家政服务员操作正确,未引起照护对象皮肤损伤。

(3) 翻身过程中,照护对象感觉舒适、安全。

6. 注意事项

(1) 注意节力原则:协助不能起床的照护对象更换卧位要注意使用节力原则。翻身时尽量让照护对象靠近家政服务员身体,使重力线通过支撑面来保持平衡。

(2) 切忌拖拉:协助照护对象翻身时,应将照护对象身体稍抬起再行翻身,切忌拖、拉、推等动作,以免擦伤皮肤。

(3) 观察受压部位皮肤:协助照护对象更换卧位时,应注意观察照护对象受压部位皮肤情况,并酌情确定翻身间隔时间。

(4) 有石膏固定的照护对象翻身时应注意患处位置及局部肢体血液循环情况,防止

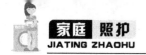
受压。身体有管道或伤口者,翻身前后都应检查管道及伤口敷料情况,翻身后不要压到管道和伤口。

实战演练

女性,45岁,因脑卒中致一侧肢体瘫痪,尿失禁,行留置导尿术。出院后一直由家政服务员小刘负责照护患者,为了预防压疮,小刘严格遵医嘱每1~2 h为患者翻身1次。

拓展学习

照护对象除了不能自理外,还存在一侧肢体功能障碍及带有留置导尿管,家政服务员除了要定时为照护对象翻身外,还应在翻身过程中注意患肢是否受压,导尿管是否通畅,有无受压、逆流等意外的发生。

教学测评

对于本任务,可根据学生听课及为偏瘫照护对象翻身完成情况对学生进行考核。可从知识、技能、态度及拓展学习几个方面进行考核。

项目	考核标准	得分
知识 (10分)	认真听老师讲课(3分)	
	听课过程中有无提出问题(3分)	
	能否回答老师提出的问题(4分)	
技能 (50分)	与照护对象沟通,并取得配合(5分)	
	照护对象仰卧,双手放于胸部或腹部,两腿屈曲(5分)	
	家政服务员两腿分开10~15 cm,以保持身体平衡(5分)	
	将照护对象移向家政服务员侧床沿,方法正确(10分)	
	家政服务员一手托肩,一手托膝,轻轻将照护对象转向对侧,背向家政服务员(5分)	
	安置照护对象各关节处于功能位,防止关节挛缩,促进舒适(10分)	
	在照护对象背部、胸前、两膝间垫上软枕,以扩大支撑面,必要时使用床栏(5分)	
	观察照护对象受压部位皮肤情况,进行背部皮肤护理(5分)	
态度 (20分)	正确及时为照护对象翻身(4分)	
	与老人沟通时语气是否温柔、语速是否缓慢、吐字是否清晰(6分)	
	操作时动作是否柔和、是否关心照护对象(6分)	
	能正确实施背部照护(4分)	

（续表）

项目	考核标准	得分
拓展 （20分）	能根据之前学习的知识、技能整合拓展学习的知识、技能（4分）	
	整合的知识、技能思路正确，内容准确（6分）	
	能正确表达并示教拓展内容（4分）	
	示教中准备充分、思路清晰、内容丰满，与同学有互动（6分）	
总分		

（王培红）

任务三　冷、热疗法

学习单元 1　冷、热疗法基本知识

相关链接

热免疫疗法将越来越受到关注

近年来，免疫检查点抑制剂（ICI）在各瘤种中广泛应用，但疗效仍然有限。ICI 因缺乏肿瘤抗原识别和抗肿瘤 T 淋巴细胞浸润而产生肿瘤免疫逃逸，限制其疗效。研究表明，热疗可增加肿瘤免疫微环境的免疫原性，促进 NK 细胞和 CD8＋T 细胞的有效性和功能。此外，热疗可以诱导肿瘤细胞释放大量 HSP70 等热休克蛋白，刺激 NK 细胞和抗原呈递树突细胞的活性，这些肿瘤抗原的递呈可引起特异性抗肿瘤免疫反应。

此外，外泌体释放增加也提供了肿瘤抗原。在免疫反应过程中，热疗不仅会促进淋巴细胞向肿瘤部位的浸润，还可增加 CD8＋T 细胞的细胞毒活性。热疗联合 ICI 相比手术、放化疗等总体不良反应更为可控，适用于晚期转移性恶性肿瘤的非手术治疗，未来进一步需立足于明确 ICI 治疗的生物标志物，寻找合适人群；实时测温、精确控温、精准热疗。期待两种治疗方式能有更多层面的协作，进一步增加疗效，增添更为多样性的治疗手段。

放疗可以增加肿瘤免疫原性，诱导肿瘤细胞凋亡并释放新抗原，促进免疫细胞浸润，重调免疫微环境，并且能产生远隔效应和免疫治疗的记忆效应，而免疫检查点抑制剂又可以一定程度克服放疗所致的免疫抵抗，所以说两者可谓相辅相成。随着医疗技术的发展进步，肿瘤治疗已迈向多学科、多种治疗手段联合的新时代，放疗、热疗、免疫治疗三者的强强联合，势必会为患者带来更多的选择，更好的治疗效果，未来前景可期。

（摘自：中国抗癌协会《中国恶性肿瘤学科发展报告（2021）》——肿瘤热疗未来展望篇）

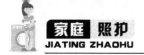
问题讨论

1. 冷热疗法能对机体产生什么样的作用？
2. 哪些因素会影响冷热疗法的效果？

知识学习

冷、热疗法是一种常用的物理治疗方法。该方法通过高于或低于人体温度的物质作用于体表皮肤，达到局部和（或）全身效果的一种治疗方法。在实施该种治疗方法前，应了解冷、热相关知识，以确保照护对象安全。

一、冷、热疗法的概念

冷、热疗法是利用低于或高于人体温度的物质作用于体表皮肤，通过神经传导引起皮肤和内脏器官血管的收缩和扩张，从而改变机体各系统体液循环和新陈代谢，达到治疗目的的一种方法。

二、冷、热疗法的效应

（一）生理效应

冷、热应用使机体产生不同的生理效应，其效应是相对的（表5-3-1）。

表5-3-1　冷、热疗法的生理效应

生理指标	生理效应	
	用热	用冷
血管舒张/收缩	舒张	收缩
细胞代谢率	增加	减少
需氧量	增加	减少
毛细血管通透性	增加	减少
血液黏稠度	降低	增加
血液流动速度	增快	减慢
淋巴流动速度	增快	减慢
结缔组织伸展性	增强	减弱
神经传导速度	增快	减慢
体温	上升	下降

（二）继发效应

继发效应是指用冷或用热超过一定时间，产生与生理效应相反的作用。如热疗可使血管扩张，但持续用热30～60 min后，则血管收缩；同样，持续用冷30～60 min，则血管扩张,这是机体避免长时间用冷或用热对组织的损伤而引起的防御反应。因此,冷、热疗法应有适当的时间,以 20～30 min 为宜,如需反复使用,中间必须给予 1 h 的休息时间,让组织有一个复原的过程,防止产生继发效应而抵消应有的生理效应。

三、影响冷、热疗法效果的因素

(一) 方式

无论是冷疗还是热疗,均有湿法和干法两种方式。冷、热应用方式不同效果也不同。因为水是一种良好的导体,其传导能力及渗透能力比空气强,所以同样的温度,湿冷、湿热的效果优于干冷、干热。

(二) 部位

不同厚度的皮肤对冷、热反应的效果不同,皮肤厚的区域,如脚底、手心,对冷、热的耐受性大,冷、热疗法效果比较差;皮肤较薄的区域,如前臂内侧、颈部,对冷、热的敏感性强,冷、热疗法效果比较好。不同深度的皮肤对冷、热反应不同,皮肤浅层,冷觉感受器较温觉感受器浅且数量多,故浅层皮肤对冷敏感。血液循环也能影响冷、热疗法的效果,血液循环良好的部位,可增强冷、热应用的效果。因此,为高热照护对象实施物理降温时,可将冰袋放置于颈部、腋下、腹股沟等体表大血管流经处,以增加散热。

(三) 时间

冷、热应用的时间对治疗效果有直接影响,在一定的时间内其效应是随着时间的增加而增强,以达到最大的治疗效果。如果时间过长,则会产生继发效应而抵消治疗效应,甚至还可引起不良反应,如疼痛、皮肤苍白、冻伤、烫伤等,甚至造成组织细胞死亡。

(四) 温度

冷、热疗法的温度与机体体表的温度相差越大,机体对冷、热刺激的反应越强;反之,则越小。环境温度也可影响冷、热疗法的效果,如环境温度高于或等于身体温度时用热疗法,则传导散热被抑制,热效应会增强;而在干燥冷环境中用冷疗法,则散热会增加,冷效应会增强。

(五) 面积

冷、热疗法的效果与应用面积大小有关。冷、热应用面积大,则冷、热疗法的效果就较强;反之,则较弱。但须注意使用面积越大,照护对象的耐受性越差,且会引起全身反应,如大面积热疗法,导致广泛性周围血管扩张,血压下降,若血压急剧下降,照护对象容易发生晕厥;而大面积冷疗法,导致血管收缩,并且周围皮肤的血液分流至内脏血管,使照护对象血压升高。

(六) 个体差异

年龄、性别、机体状况、精神状态、居住习惯、肤色等也会影响冷、热疗法的效应。

1. 年龄　婴幼儿由于神经系统发育尚未完成,对冷、热的适应能力有限;而老年人由于其功能减退,对冷、热刺激反应的敏感性降低,反应比较迟钝。

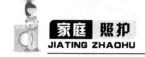

2. 性别　女性对冷、热刺激较男性敏感。

3. 机体状况　对昏迷、血液循环障碍、血管硬化、感觉迟钝等照护对象，因其对冷、热的敏感性降低，尤其要注意防止烫伤与冻伤。

4. 居住地区　长期居住在热带地区者对热的耐受性较高，而长期居住在寒冷地区者对冷的耐受性较高。

5. 肤色　浅肤色比深肤色对冷、热的反应更强烈。

案例讨论

女性，15 岁，某日放学后突然颜面潮红、皮肤灼热、扁桃体肿大，意识清醒。测量体温 39.8 ℃，脉搏 105 次/分，呼吸 25 次/分。

1. 如何用物理方法降温？

2. 在实施过程中应注意些什么？

学习单元 2　为照护对象实施冷疗技术

实际案例

张奶奶，70 岁，平日体健，在走路时不慎绊到一块砖头，摔倒，自诉脚踝疼痛难忍，局部擦伤，少量出血，自觉除脚踝处有疼痛无其他明显不适，作为家政服务员，应如何处理？

在本案例中，张奶奶身体健康，但年纪较大，摔倒后发生多处损伤，所以在救治过程中把握"摔倒不要急于扶起"，全面查看有无意识不清、有无肢体疼痛、畸形、关节异常、肢体位置异常等全身情况，确定只为局部的脚踝扭伤，可先进行冷敷处理，48～72 h 后再热敷处理。

问题讨论

1. 为何在进行冷热疗法时要进行全身及局部的评估？

2. 何时进行冷敷？何时进行热敷？

3. 在家庭中如何准备所需用物？

4. 操作时要注意什么问题？

知识学习

冷疗法分为干冷和湿冷两大类，家政服务员应了解冷疗法应用的特点，熟悉冷疗法的目的、方法、禁忌证，以确保照护对象安全有效地使用冷疗法。

一、目的

（一）控制炎症扩散

冷疗可使局部血管收缩，血流减少，细胞的新陈代谢和细菌的活力降低，从而限制炎症的扩散，故适用于炎症早期的照护对象。

（二）减轻局部充血或出血

冷疗可使局部血管收缩，血流量减少，血流速度减慢，毛细血管通透性降低，从而减轻局部充血、止血；冷疗还可因血流减慢，血液的黏稠度增加，有利于血液凝固而控制出血，故适用于局部软组织损伤的初期、鼻出血等的照护对象。

（三）减轻疼痛

冷疗可抑制细胞的活动，减慢神经冲动的传导，降低神经末梢的敏感性而减轻疼痛；同时冷疗使血管收缩，毛细血管壁的通透性降低，渗出减少，从而减轻由于组织充血、肿胀而压迫神经末梢所引起的疼痛，适用于急性损伤的初期、牙痛、烫伤等照护对象。

（四）降低体温

冷疗直接与皮肤接触，通过传导与蒸发的物理作用，来降低体温，促进照护对象舒适，故适用于高热、中暑等照护对象。

二、禁忌

（一）血液循环障碍

冷疗可使局部血管收缩，继续加重血液循环障碍，导致组织缺血、缺氧而变性坏死，因此对大面积组织受损、全身微循环障碍、休克、周围血管病变、动脉硬化、糖尿病、神经病变、水肿等照护对象，不宜冷疗。

（二）慢性炎症或深部化脓病灶

因冷疗使局部血流量减少，影响炎症的吸收。

（三）组织损伤、破裂

因冷疗可降低血液循环，增加组织损伤，且影响伤口愈合。尤其大范围组织损伤，应禁用冷疗。

（四）对冷过敏

对冷过敏的照护对象冷疗后可出现荨麻疹、红斑、关节疼痛、肌肉痉挛等现象。

（五）冷疗的禁忌部位

1. 枕后、耳廓、阴囊处　用冷易引起冻伤。
2. 心前区　用冷可导致反射性心率减慢、心律不齐，甚至发生心房纤颤。
3. 腹部　用冷易引起腹痛，甚至腹泻。
4. 足底　用冷可致反射性末梢血管收缩，影响散热；还可引起一过性冠状动脉收缩。

（六）昏迷

感觉异常、年老体弱者慎用。

三、冷疗常用的工具与方法

（一）冰袋

冰袋是最常用的局部冷疗工具。需要降温、减少出血和缓解局部疼痛的照护对象常需使用。常用的冰袋包括自制冰袋和化学冰袋两种。

1. 自制冰袋　把砸碎的小冰块放入冷水盆中，融去冰块棱角，将冰袋斜放于桌面上，向其中放入 1/2 容量的冰块，再放入少量冷水。排出袋中气体后封闭袋口，检查有无漏水，套上布套。

2. 化学冰袋　该种冰袋维持时间 2 h，具有方便实用的特点。

3. 冰袋的使用方法

（1）高热者：将冰袋放于头部和体表大血管流经处（颈部两侧、腋窝、腹股沟等）。

（2）烫伤、软组织损伤初期　将冰袋置于损伤部位。

4. 冰袋使用的注意事项

（1）随时观察：随时观察冰袋有无漏水、是否破裂。观察用冷局部皮肤色泽，防止冻伤。一旦发现异常，应立即停止使用。

（2）冰袋使用时间不超过 30 min。与皮肤接触的冰袋表面温度以 15 ℃ 为宜，10 ℃ 以下会引起痛觉，皮肤温度应控制在 30 ℃ 以上。

（二）温水/乙醇（酒精）擦浴

1. 概念　温水或酒精擦浴是指利用 32～34 ℃ 温水或 25％～35％ 的酒精接触身体皮肤，通过温水或酒精的蒸发、传导作用增加机体的散热，达到降温的目的。

2. 温水或酒精擦浴的部位　颈部、腋下肘窝、腹股沟、腘窝等血流量较大的部位。忌擦胸前区、腹部、后颈、会阴部、脚心等对冷刺激敏感、容易引起不良反应的部位。

操作步骤

正确为高热照护对象实施温水/酒精擦浴

1. 目的　为高热照护对象降温

2. 评估

（1）评估照护对象的体温、意识状态活动能力、合作程度及心理反应。

（2）评估照护对象有无酒精过敏史及皮肤状况，有过敏史或皮肤损伤者用温水擦浴。

3. 准备

（1）人员准备：穿工作服、洗手。

（2）环境准备：环境清洁、调节好室内温度，关闭门窗，必要时用围帘遮挡。

（3）物品准备：浴巾、毛巾、热水袋、冰袋、32～34 ℃ 温水或 25％～35％ 的酒精。必要时准备便器、干净衣裤。

4. 实施

（1）与照护对象充分沟通，告知对方温水或酒精擦浴可以降温，清洁皮肤，促进舒适，以取得照护对象的理解与配合。

（2）协助照护对象取合适体位，头部放冰袋，以协助降温，并防止头部充血而致头痛；足底放热水袋，以促进足底血管扩张而减轻头部充血，使照护对象感到舒适。

（3）将浴巾垫于照护对象身下，小毛巾浸湿后拧至半干，缠于手上成手套状，以离心方向擦拭。擦拭完毕后，用浴巾擦干皮肤。具体擦拭顺序如下：

① 双上肢：仰卧位　颈外侧—上臂外侧—手臂

　　　　　　　　　侧胸—腋窝—上臂内侧—手心

② 腰背部：侧卧位　颈下肩部—臀部

③ 双下肢：仰卧位　髋部—大腿外侧—足背

　　　　　　　　　腹股沟—大腿内侧—内踝

　　　　　　　　　臀下—大腿后侧—腘窝—足跟

（4）每侧肢体擦拭时间 3 min，全过程 20 min 内完成，以防发生继发效应。擦浴过程中要时刻观察照护对象反应，有无出现寒战、面色苍白、脉搏、呼吸的异常，如有异常，立即停止擦拭。

（5）擦拭完毕，取下热水袋，将照护对象安置于舒适体位。

（6）整理使用过的浴巾、毛巾、脸盆等物品。

（7）擦浴 30 min 后给照护对象测量体温，若体温低于 39 ℃则可取下头部冰袋。

5. 评价

（1）操作程序正确，动作轻柔。

（2）擦拭过程中照护对象无寒战、不适等不良反应。

（3）擦浴完成后 30 min 为照护对象测量体温，体温下降，则达到擦浴的目的。

6. 注意事项

（1）因温水/酒精擦浴为全身用冷，擦浴过程中，要随时观察照护对象局部皮肤状况及照护对象反映，发现异常应立即停止擦浴。

（2）胸前区、腹部、后颈、会阴部、脚心为擦浴的禁忌部位。新生儿高热时禁用酒精擦浴。

（3）颈部、腋下、掌心、腹股沟、腘窝等血管丰富处，应稍用力擦拭，并停留时间延长一些，以利于散热。

（4）擦浴时，以轻拍的方式进行，避免摩擦方式。

（5）每侧肢体擦拭时间 3 min，全过程 20 min 内完成，以防发生继发效应。

实战演练

小儿，14 个月，夏天吹空调睡觉，当天晚上发现不出汗，家长没有在意。第二天，小儿开始发烧，最高 40.5 ℃，无汗，口服布洛芬后仅出少量汗，退热效果不佳。家长给患儿喝

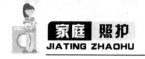

藿香正气水,用药后仍不出汗,在送去医院治疗前,你作为家政人员还可以怎样处理?

拓展学习

本案例介绍的是一个高热病人的处理。在生活中,小儿高热引发的惊厥时有发生,在用药处理效果不明显时应积极进行物理降温,千万不能捂。家政人员将患儿安置到阴凉通风处,四肢裸露在外,用32~34 ℃温水擦浴,以离心方向边擦边按摩。

教学测评

对于本任务,可根据学生听课及操作情况对学生进行考核。可从知识、技能、态度及拓展学习几个方面进行考核。

项目	考核标准	得分
知识 (10分)	认真听老师讲课(3分)	
	听课过程中有无提出问题(3分)	
	能否回答老师提出的问题(4分)	
技能 (50分)	洗手、戴口罩(2分)	
	向照护对象(家属)解释,并选取合适的体位(3分)	
	头部放冰袋(5分)	
	足底放热水袋(5分)	
	毛巾缠成手套状(5分)	
	擦拭双上肢,体位、方法正确(6分)	
	擦拭腰背部,体位、方法正确(8分)	
	擦拭双下肢,体位、方法正确(8分)	
	撤下热水袋(3分)	
	舒适卧位,整理物品(3分)	
	半小时后测体温,体温低于39 ℃取下头部冰袋(4分)	
态度 (20分)	准备的用物齐全(4分)	
	能正确评估照护对象意识、合作程度、自理能力(8分)	
	操作完毕后能正确处理使用过的物品(8分)	
拓展 (20分)	能根据之前学习的知识、技能整合拓展学习的知识、技能(4分)	
	整合的知识、技能思路正确,内容准确(6分)	
	能正确表达并示教拓展内容(4分)	
	示教中准备充分、思路清晰、内容丰满、与同学有互动(6分)	
总分		

学习单元 3　为照护对象实施热疗技术

实际案例

　　张某,20岁,平日体健,但一到生理期时就下腹坠痛,全身发寒,四肢酸软无力。作为家政服务员,应如何处理?

　　在本案例中,张某身体健康,仅出现生理痛,故家政服务员可以在其生理期期间,为其进行热疗。

问题讨论

　　1. 热疗时应评估哪些内容?
　　2. 在家庭中如何准备所需用物?
　　3. 操作时要注意什么问题?

知识学习

一、目的

(一) 促进炎症的消散和局限

　　热疗使局部血管扩张,血液速度加快,有利于组织中毒素、废物的排出;同时促进血液循环,加快新陈代谢,增加白细胞的吞噬能力,使机体局部或全身的抵抗力和修复力增强。因而炎症早期用热,可促进炎性渗出物吸收与消散;炎症后期用热,可促进白细胞释放蛋白溶解酶,使炎症局限。

(二) 减轻疼痛

　　热疗可降低痛觉神经兴奋性,又可改善血液循环,加速致痛物质排出和炎性渗出物吸收,解除对神经末梢的刺激和压迫,因而可减轻疼痛。同时,热疗可使肌肉、肌腱和韧带等组织松弛,增强结缔组织伸展性,增加关节的活动范围,减轻肌肉痉挛、僵硬、关节强直所致的疼痛。常用于腰肌劳损、胃肠痉挛的照护对象。

(三) 减轻深部组织的充血

　　热疗可使皮肤血管扩张,体表血流量增多,因而可相对减轻深部组织的充血。

(四) 保暖与舒适

　　热疗可使局部血管扩张,促进血液循环,将热带至全身,使体温升高,并使照护对象感到舒适,故适用于年老体弱、早产儿、危重、末梢循环不良者。

二、禁忌

（一）急腹症尚未明确诊断前

热疗虽能减轻疼痛，但易掩盖病情真相，贻误诊断和治疗，有引发腹膜炎的危险。

（二）各种脏器出血

热疗可使局部血管扩张，增加脏器的血流量和血管通透性而加重出血。

（三）面部危险三角区

因面部危险三角区血管丰富且无静脉瓣，与颅内海绵窦相通，热疗可使该处血管扩张，血流增多，致细菌和病毒进入血循环，炎症扩散，造成严重的颅内感染和败血症。

（四）软组织损伤或扭伤初期（48 h 内）

热疗可促进局部血液循环，加重皮下出血、肿胀、疼痛，故软组织损伤如挫伤、扭伤或砸伤等早期忌用热疗。

（五）其他

1. 皮肤湿疹　热疗可加重皮肤损伤，热疗也会使照护对象增加痒感而不适。
2. 急性炎症　如牙龈炎、中耳炎、结膜炎等，热疗可使局部温度升高，有利于细菌繁殖及分泌物增多，加重病情。
3. 金属移植部位　金属是热的良好导体，用热易造成烫伤。
4. 恶性病变部位　热疗可使正常与异常细胞加速新陈代谢而加重病情，同时又可促进血液循环而使肿瘤扩散、移位。
5. 心、肝、肾功能不全者　大面积热疗可使皮肤血管扩张，减少了内脏器官的血液供应，加重病情。
6. 孕妇　热疗会影响胎儿的生长。
7. 肢体麻痹、感觉异常者慎用。

三、热疗常用的工具及方法

（一）热水袋

热水袋是以橡胶制成的袋囊，在袋囊中装入热水，再将热水袋装入袋套内或用毛巾包裹放置在所需部位，达到取暖的目的。

1. 使用热水袋可能出现的危害　使用热水袋不当，可能出现低温烫伤。皮肤长时间接触高于体温的低热物体，如接触 70 ℃的温度持续 1 min，接触近 60 ℃的温度持续 5 min 以上时，就会造成烫伤，这种烫伤就叫"低温烫伤"。容易发生低温烫伤者一般是晚上睡觉不易苏醒和感觉迟钝的照护对象。

2. 低温烫伤的表现　创面疼痛感不十分明显，仅在皮肤上出现红肿、水泡、脱皮或者发白的现象，面积不大，烫伤皮肤表面看上去烫伤不太严重，但创面深，严重者甚至会造成深部组织坏死，如果处理不当，严重的会发生溃烂，长时间无法愈合等。

3. 热水袋的安全使用方法

（1）热水袋表面应完好，无破损，无漏水现象。

（2）使用热水袋时，水温不可过高，一般人群50℃左右为宜，老年人或感觉障碍者应低于50℃为宜。灌水后，排尽袋内空气，拧紧盖子，并在热水袋外面套装防护布套。

（3）老年人、小儿在使用热水袋时应放置在距离身体10 cm处。睡前放置，睡觉时取出更为安全。

（4）患有糖尿病、脑卒中的照护对象，由于存在感觉、运动功能障碍，痛觉、温觉消退或消失，不宜使用热水袋。如必须使用，则应加强看护。

（二）湿热敷

1. 湿热敷的作用　湿热敷一般用湿布敷法，穿透力强，能利用热传导促进血液循环，帮助炎症吸收或促进消散；可作用于深层组织，使痉挛的肌肉松弛而止痛。常用于慢性炎症及痛症（患处没有发红或发热的症状），如慢性腰颈痛、慢性退化性膝关节炎、肌肉疲劳或痉挛等。在推拿的运用上，常用于手法操作后辅以湿热敷，有祛风散寒、温经通络、活血止痛的作用，还可以加强手法治疗的效果、减轻手法刺激所产生的局部不良反应。

2. 湿热敷的禁忌　患有急性炎症、皮肤炎、血栓性静脉炎、外周血管疾病的照护对象，患处有伤口、刚愈合的皮肤、过分疼痛或肿胀、失去分辨冷热的能力（如部分糖尿病照护对象）、不能明白指示的照护对象（如患有严重阿尔茨海默症）都不宜使用湿热敷。

3. 湿热敷的应用范围及温度控制

（1）常用的湿热敷（表5-3-1）

表5-3-1　常用的湿热敷

分类	应用范围
非无菌性湿热敷	范围广泛、常用于消炎、镇痛
无菌性湿热敷	用于眼部及外周伤口的热敷
药液湿热敷	用于辅助治疗

（2）湿热敷的温度控制：以50～60℃热水浸透湿布，拧干，家政服务员用自己的手腕掌侧测试敷布温度是否适当，必须不烫手时才能敷于照护对象患部。

操作步骤

正确为照护对象实施湿热敷

1. 目的　消炎、消肿、解痉、止痛

2. 评估　评估照护对象局部皮肤伤口情况，活动能力及合作程度

3. 准备

（1）人员准备：穿工作服、洗手。

（2）环境准备：环境清洁、调节好室内温度，关闭门窗，必要时用围帘遮挡。

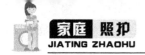
（3）物品准备：长钳2把、敷布2块、浴巾、小毛巾、棉垫、凡士林、脸盆、热水、凡士林、棉签、纱布。

4. 实施

（1）与照护对象充分沟通，告知对方湿热敷可以消炎、止痛、促进伤口愈合，以取得照护对象的理解与配合。

（2）协助照护对象取合适体位后暴露患处。

（3）在患处涂凡士林，并在受敷部位盖一层纱布以保护皮肤。

（4）敷布浸入50～60 ℃热水中，长钳夹起拧至半干，以不滴水为度。试温时，将敷布放在手腕内侧，以不烫手为宜。可用热源或及时更换盆内热水以维持水温，若照护对象感觉过热，可掀起敷布一角散热；若热敷部位有伤口，须按无菌技术处理伤口，折叠敷布于患处，并盖上棉垫。

（5）每3～5 min更换1次敷布，持续15～20 min，以防止发生继发效应。

（6）观察局部效果及反应（皮肤颜色、全身情况），以防烫伤。

（7）热敷完毕后，擦干热敷部位，并整理床铺，清洗消毒物品。

5. 评价

（1）操作程序正确，动作轻柔。

（2）热敷过程中照护对象无不适症状及继发效应。

6. 注意事项

（1）维持热水温度，可用热水袋放置在敷布上再盖以浴巾。

（2）面部热敷者，敷后30 min方可外出，以防受凉感冒。

（3）热敷过程中，应注意观察局部皮肤情况，及时更换敷布，以保持适当的温度。

实战演练

李奶奶，70岁，平时体健，近期因搬重物不慎扭伤腰，腰部持续疼痛5天，医生建议卧床休息的同时对腰部进行湿热敷，作为家政服务员，应如何实施该操作？

拓展学习

本案例介绍的是一个老年人腰部扭伤的处理。在生活中，老年人身体肌肉扭伤需要热疗时有发生，作为家政服务员应明确该类问题发生初期不可使用热疗，以免加重伤情。

教学测评

对于本任务，可根据学生听课及操作情况对学生进行考核。可从知识、技能、态度及拓展学习几个方面进行考核。

项目	考核标准	得分
知识 (10 分)	认真听老师讲课(3 分)	
	听课过程中有无提出问题(3 分)	
	能否回答老师提出的问题(4 分)	
技能 (50 分)	洗手、戴口罩(4 分)	
	向照护对象(家属)解释,并选取合适的体位(3 分)	
	暴露患处并在患处涂凡士林(4 分)	
	敷布浸入水中,长钳夹起拧至半干,以不滴水为宜(6 分)	
	试温时,将敷布放在手腕内侧,以不烫手为宜(6 分)	
	多方法维持水温,若照护对象感觉过热,可掀起敷布散热(8 分)	
	3～5 min 更换一次敷布,持续 15～20 min(6 分)	
	观察局部效果及反应(皮肤颜色、全身情况),以防烫伤(8 分)	
	舒适卧位,整理物品(5 分)	
态度 (20 分)	准备的用物齐全(4 分)	
	能正确评估照护对象意识、合作程度、自理能力(8 分)	
	操作完毕后能正确处理使用过的物品(8 分)	
拓展 (20 分)	能根据之前学习的知识、技能整合拓展学习的知识、技能(4 分)	
	整合的知识、技能思路正确,内容准确(6 分)	
	能正确表达并示教拓展内容(4 分)	
	示教中准备充分、思路清晰、内容丰满,与同学有互动(6 分)	
总分		

(王培红)

任务四　促进呼吸的照护技术

学习单元 1　呼吸道清理技术

实际案例

正确协助照护对象清理呼吸道

刘爷爷,83 岁,因慢性支气管炎、肺气肿 5 年并发肺部感染 2 周,目前肺部感染已基本控制,但因年老体弱、长期卧床而咳痰无力,偶有气急、发绀等缺氧症状,今天早饭后又

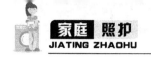
出现痰多气急症状。作为家政服务员,请协助刘爷爷清理呼吸道,保持呼吸道通畅。

在本案例中,刘爷爷为慢性支气管炎患者,近两周来并发肺部感染,年老体弱、长期卧床,咳嗽咳痰无力,需要家政服务员协助翻身、叩背、深呼吸、有效咳嗽等呼吸道清理技术,保持呼吸道通畅,清理过程中注意观察面色、呼吸等生命体征变化。本案例中介绍协助刘爷爷翻身、叩背、深呼吸、有效咳嗽,清理呼吸道保持气道通畅。

问题讨论

1. 为什么要给刘爷爷进行呼吸道清理?
2. 常见的呼吸道清理技术有哪几种?
3. 实施呼吸道清理技术的注意事项有哪些?
4. 如何正确指导刘爷爷清理呼吸道?
5. 如何判断和评估照护对象是否需要进行呼吸道清理?
6. 在本案例中,应如何为刘爷爷清理呼吸道?

知识学习

清理呼吸道低效是指个体由于不能及时、有效地清除呼吸道内的分泌物和阻塞物而导致呼吸道受阻的状态。咳嗽是维持呼吸道清洁,防止液体积存于肺部的重要方法。及时清除呼吸道分泌物、保持呼吸道通畅是改善通气、防止和纠正缺氧与二氧化碳潴留的前提。家庭照护中,呼吸道清理技术包括深呼吸、有效咳嗽、咳痰、翻身、肺叩、气道湿化和雾化吸入。

一、深呼吸和有效咳嗽、咳痰

(一)适用人群

适用于神志清醒能咳嗽的照护对象。

(二)有效咳嗽、咳痰的方法

1. 照护对象取坐位,双脚着地,身体稍前倾,双手环抱一个枕头,有助于膈肌上升。

2. 进行数次深而缓慢的腹式呼吸,于深吸气末屏气。然后缩唇,缓慢地通过口腔尽可能地呼气。

3. 再深吸气后屏气 3~5 s,从胸腔进行 2~3 次短促有力的咳嗽,张口咳出痰液,咳嗽时收缩腹肌,或用自己的手按压上腹部,帮助咳嗽。或病人取俯卧屈膝位,可借助膈肌、腹肌收缩增加腹压,有效咳出痰液。

(三)注意事项

1. 经常变换体位也有利于痰液咳出。

2. 对胸痛的病人,为避免因咳嗽而加重疼痛可指导病人用双手或枕头轻压伤口的两侧,起固定或扶持作用。咳嗽时从两侧按压伤口,以抵制咳嗽所致的伤口局部牵拉。

3. 照护者应定时指导照护对象进行深呼吸和有效的咳嗽、咳痰,保证呼吸道的通畅,防止肺不张等并发症。

二、翻身、肺叩

(一)翻身

1. 翻身的意义　翻身改变体位可改善呼吸功能,有利于呼吸道分泌物的排出,预防肺部感染和泌尿系统感染;同时可以改变血管内压,促进血液循环,预防发生压疮,关节挛缩及深静脉血栓形成;也有利于肢体功能的恢复,对康复有积极的意义。瘫痪患者通过翻身变换卧位姿势还能刺激全身的反应和活动。

2. 翻身的要求　长时间卧床的照护对象,日间每 2 h 翻身 1 次,夜间可稍延长翻身的间隔时间,3~4 h 翻身 1 次。在病情允许的情况下,鼓励照护对象自主翻身,家政服务员在其自理能力不足时提供协助。

(二)肺叩

1. 肺叩的原理　肺叩是利用空气震动的原理使粘附在气管壁上的痰液松动,协助病人排出肺部分泌物,保持呼吸道通畅。

2. 适用人群　用于久病体弱、长期卧床、排痰无力的照护对象,禁用于未经引流的气胸、肋骨骨折及有病理性骨折史、咯血、低血压及肺水肿等病人。

3. 方法　叩击者右手五指并拢呈空杯状(图 5-4-1),以手腕力量,由肺底自下而上、由外向内迅速而有节律地叩击胸壁,震动呼吸道,每肺叶反复叩击 1~3 min。叩击时发出一种空而深的拍击音则表明手法正确。

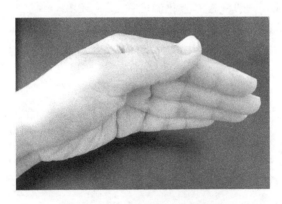

图 5-4-1　五指并拢成空杯状

4. 肺叩时间　叩背排痰的时间宜选在餐后 2 h 至餐前 30 min 进行,清晨、睡前是叩背最佳时间。避免在病人生命体征不稳定时或进食前后进行。

5. 禁止肺叩的部位　脊柱、胸骨、切口上和胸腔引流管处、肾区、肝区、脾区、女性乳房,避免直接在赤裸的皮肤上叩击。

6. 禁止肺叩的疾病　未经引流的气胸、肋骨骨折及有病理性骨折史、咯血、低血压及肺水肿等病人。

7. 注意事项

(1) 痰液黏稠不易咳出时,可喝水或做雾化吸入后再进行叩背。

(2) 每次叩背的部位要与上一次的部位重叠 1/3,不可遗漏。

(3) 叩击一侧背部后再叩击另一侧,每侧叩击次数不少于 3 遍。

(4) 在叩背过程中要注意保暖和观察照护对象身体反应,如有不适应立即停止操作。

三、气道吸入疗法

(一) 概念

雾化吸入疗法是药液经雾化状装置变成微小的雾粒或雾滴,随呼吸进入呼吸道,由于雾化后药物颗粒较小,可直达细支气管,作用于局部,达到呼吸道黏膜湿润、消炎祛痰、解痉、平喘等治疗目的。

(二) 常用药物

低渗盐水(0.45%盐水)、抗生素、痰溶解剂、支气管舒张剂、激素等。

(三) 常用的气道吸入疗法

分为氧气雾化吸入法、超声波雾化吸入法和空气压缩雾化吸入法三种。适用于肺部感染、支气管痉挛、痰液黏稠而不易咳出者。

(四) 注意事项

1. 使用时防止窒息。

2. 避免湿化过度 湿化时间不宜过长,一般以 10~20 min 为宜。

3. 控制湿化温度 一般应控制湿化温度在 35~37 ℃。

4. 防止感染 严格采用无菌操作,加强口腔护理。

5. 观察 观察各种吸入药物的不良反应,激素类药物吸入后应指导病人漱口,避免真菌性口腔炎发生。

操作步骤

正确为照护对象清理呼吸道分泌物

1. 准备工作

(1) 环境准备:环境温度 18~22 ℃,湿度 50%~60%,根据季节因地制宜调节室温。

(2) 家政服务员准备:着装整齐,洗手戴好口罩。

(3) 物品准备:纸巾、枕头或靠垫,必要时准备屏风,保护照护对象隐私。

2. 评估沟通

(1) 家政服务员向照护对象说明操作的目的,告诉照护对象操作的意义、过程及注意事项以配合治疗,取得理解和支持,以免引起不必要的误会。

(2) 家政服务员与照护对象及家属进行交谈,评估照护对象的身体情况,观察生命体征,有无呼吸急促、口唇发绀、痰鸣音等。

3. 选择合适体位　根据照护对象的情况选择合适体位,如病情许可可取坐位。刘爷爷身体较虚弱,协助其翻身取侧卧位,用枕头和靠垫给予一定的支撑。

4. 与刘爷爷沟通交流　在肺叩前先与刘爷爷交流,讲解操作的意义、过程及注意事项。家政人员可以说:"刘爷爷,您肺部感染这几天痰液比较多,您自己一直躺在床,又没什么力气,痰咳不出来,我帮您做个肺部叩击,也就是拍背,利用拍背的力量帮您把痰液松动一下才能把痰液排出来。您要放松,不要紧张,我不会让您难受的,您好好配合我,等会儿我再教您慢慢地把痰咳出来,这样好吗?

5. 操作方法

(1) 叩击部位用薄毛巾包盖或穿棉质衣服以保护,避免直接叩击引起皮肤发红,避免覆盖物过厚而降低叩击时的震荡效果。

(2) 家政服务员五指并拢成空杯状,利用腕力有效叩击背部。叩背的原则是从下至上、从外至内,每个肺叶 1～3 min,频率在 120 次/分为宜。

(3) 叩背时手部的肌肉及手腕放松,手水平接触照护对象的背,再水平离开皮肤。方法正确时,家庭服务员操作时手不感觉疼痛,照护对象背部的皮肤不红和不感觉痛。

(4) 肺叩时避开心脏、女性乳房、脊柱、骨突部位及肝脾肾等脏器,避开拉链、纽扣等硬物。避免直接在赤裸的皮肤上叩击。

6. 有效咳嗽　叩背结束后鼓励照护对象有效咳嗽。家政服务员自己先示范一遍,方法是先深吸气,然后憋气 2 s 左右,再做咳嗽的动作,连续咳嗽 2～3 次,重复 2～3 次,有利于将痰咳出。如痰液黏稠较难咳出时,多喝水或做雾化吸入后再进行叩背。

7. 口腔、面部清洁　照护对象咳痰后要给其漱口、做好口腔护理,去除痰液气味,清洁面部。

8. 整理用物、记录　协助调整舒适体位,让病人躺平,安置舒适卧位。询问病人的感受,观察痰液情况,复查生命体征、肺部呼吸音及啰音变化。根据需要记录。

实战演练

正确为照护对象清理呼吸道

王大爷,72 岁,患慢性支气管炎一周,目前生命体征平稳,生活基本自理,偶有胸闷、气急症状,痰液较多,今天早上起床后又出现胸闷、气急,痰液黏稠,咳痰费力症状,作为家政服务员,请为李大爷利用肺叩、雾化吸入、有效咳嗽等方法清理呼吸道。

方法指导:针对王大爷的情况,可按照上述方法先进行雾化吸入湿化痰液、协助肺叩,注意叩背排痰的时间、体位及方法,肺叩完毕后指导王大爷进行有效咳嗽。

拓展学习

本案例介绍的是协助慢性支气管患者有效清理呼吸道,在具体实施过程中,需采用雾化吸入、叩背等方法为照护对象清理呼吸道。

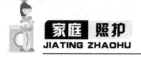

教学测评

项目	考核标准	得分
知识 (10分)	认真听老师讲课(3分)	
	听课过程中有无提出问题(3分)	
	能否回答老师提出的问题(4分)	
技能 (50分)	操作前环境、自身及物品的准备(6分)	
	根据实际情况,选择合理的清理呼吸道方法(6分)	
	操作前与照护对象的充分沟通(4分)	
	根据照护对象病情选择合适的体位与时机(5分)	
	对照护对象实施正确有效的清理呼吸道方法(16分)	
	观察排痰的量及性质(5分)	
	清理呼吸道中有无病情变化及不良反应(4分)	
	向照护对象告知注意事项(4分)	
态度 (20分)	选择的清理呼吸道方法有效,得到照护对象的理解和配合(4分)	
	与老人沟通时语气是否温柔、语速是否缓慢、吐字是否清晰(6分)	
	操作时动作是否柔和、是否关心照护对象(6分)	
	能及时与照护对象进行沟通(4分)	
拓展 (20分)	能根据之前学习的知识、技能整合拓展学习的知识、技能(4分)	
	整合的知识、技能思路正确,内容准确(6分)	
	能正确表达并示教拓展内容(4分)	
	示教中准备充分、思路清晰、内容丰满,与同学有互动(6分)	
总分		

学习单元 2　氧气吸入技术

实际案例

正确为照护对象进行氧气吸入

　　李大爷,66岁,患慢性支气管炎一周,目前生命体征平稳,生活基本自理,偶有胸闷、气急症状,今天中饭后又出现胸闷、气急、口唇发绀症状,作为家政服务员,请为李大爷进行氧气吸入。

问题讨论

1. 为什么要给李大爷进行氧气吸入？
2. 氧气吸入的技术有哪几种？
3. 氧气吸入的注意事项有哪些？
4. 如何正确指导李大爷配合治疗？
5. 如何判断和评估照护对象是否需要进行氧气吸入？

知识学习

氧气吸入法又称氧气疗法，在人体缺氧或将要出现缺氧的时候，通过吸入高于空气中氧浓度的氧气来提高患者肺泡内的氧分压，提高动脉血氧含量，纠正由各种原因造成的缺氧状态，以改善组织缺氧，促进代谢，维持机体生命活动，是一种较安全有效的治疗方法。

一、氧气吸入法的作用

吸氧可改善人体的生理、生化内环境，促进代谢过程的良性循环，以达到治疗疾病、缓解症状、促进康复和预防病变、增进健康的目的。实践证明，氧气疗法以其独特的治疗机理，对临床各科的急性、慢性缺血缺氧性病症和因缺氧引起的继发性疾病，能够起到有效的治疗作用。适当吸氧还有改善微循环状况，减轻为保持一定肺泡气体氧分压所必需的呼吸系统负荷量，减轻为保持一定的动脉血氧分压所必需的心肌负荷量等效果。

一般来说，用于纠正病理性缺氧，作为疾病辅助治疗手段的，称为氧疗；其中用于危重病人和意外事故受害者的，称为输氧急救；用于补充繁重脑力劳动者、老年人、孕妇和慢性病康复期病人的生理性缺氧，以及补充各种环境性缺氧，作为预防缺氧的，称为氧保健。而且在进行氧疗的同时，切记不可忽略及时确诊病因；不可忽视遵医嘱服用对症药物；不可忽视治疗缺氧的并发症。

二、氧疗的副作用

过度吸氧对人体有害，若供氧不适当，长时间吸入高浓度氧或高压氧，可导致氧中毒，对机体产生毒害作用。

（一）氧中毒

长时间高浓度吸氧可产生氧的毒性作用，影响到肺、中枢神经系统、红细胞生成系统、内分泌系统及视网膜，尤其对肺和眼的损伤更为严重，可造成慢性肺部疾患及眼晶体后纤维增生而致视力障碍。一般情况下连续吸纯氧 6 h 后即可出现恶心、烦躁不安、面色苍白、咳嗽、胸痛症状；吸氧 24 h 后，肺活量可减少；吸纯氧 1～4 天后可发生呼吸困难。氧中毒的程度主要取决于吸入气的氧分压及吸入时间。

（二）吸收性肺不张

呼吸空气时，肺内含有大量不被血液吸收的氮气，构成肺内气体的主要成分。当高浓度氧疗时,肺泡气中氮逐渐为氧所取代,PaO_2 升高,PO_2 增大,肺泡内的气体易被血液吸收而发生肺泡萎缩。这种现象,在通气少、血流多的肺局部表现得更为明显。故高浓度氧疗时可产生吸收性肺不张。

三、缺氧

(一)缺氧的分类

1. 轻度缺氧　无明显的呼吸困难,仅有轻度发绀,神志清楚。

2. 中度缺氧　发绀明显,呼吸困难,神志正常或烦躁不安。

3. 重度缺氧　显著发绀,"三凹征"明显(胸骨上、锁骨上和肋间隙凹陷),照护对象失去正常活动能力呈昏迷或半昏迷状态。

(二)氧气吸入的适用范围

1. 患呼吸系统疾患而影响肺活量者,如哮喘、支气管、肺气肿、肺不张等。

2. 心功能不全,使肺部充血而致呼吸困难者,如心力衰竭时出现的呼吸困难。

3. 各种中毒引起的呼吸困难,使氧不能由毛细血管渗入组织而产生缺氧,如巴比妥类药物中毒、一氧化碳中毒等。

4. 昏迷病人如脑血管意外或颅脑损伤病人。

5. 某些外科手术后患者,大出血休克患者,分娩产程过长、胎心音异常等。

6. 易缺氧人群　中老年人、孕妇、长期从事脑力劳动的学生、机关干部等。

四、供氧装置

目前供氧装置有三种:氧气瓶供氧、中心管道供氧、制氧机供氧。

(一)氧气筒供氧装置

氧气筒供氧装置(图5-4-2)由氧气筒、总开关、压力表、减压表、流量表、湿化瓶组成。氧气筒为柱形无缝筒,筒内可耐高温达 15.5 MPa,容纳氧约 6 000 L,总开关在筒的顶部,可控制氧气的放出。使用时,将总开关向逆时针方向旋转 1/4 周,即可放出足够的氧气,不用时可顺时针方向将总开关旋紧。

1. 压力表　从表上的指针能测知筒内氧气的压力,以 MPa 表示。如指针指在 12 刻度处,表示筒内压力为 12 MPa。压力越大,则说明氧气贮存量越多。

2. 减压器　是一种弹簧自动减压装置,将来自氧气气筒内的压力减低至 0.2～0.3 MPa,使流量平衡,保证安全,便于使用。

3. 流量表　用于测量每分钟氧气流出量,流量表内装有浮标,当氧气通过流量表时,吹动浮标,从浮标上端平面所指刻度,可测知每分钟氧气的流出量。

4. 湿化瓶　用于湿润氧气,以免呼吸道黏膜被干燥所刺激。瓶内装入 1/3 或 1/2 的冷开水,通气管浸入水中,出气管和鼻导管相连。

5. 安全阀　由于氧气表的种类不同,安全阀有的在湿化瓶上端,有的在流量表的下端。当氧气流量过大、压力过高时,内部活塞即自行上推,使过多的氧气由四周小孔流出,以保证安全。

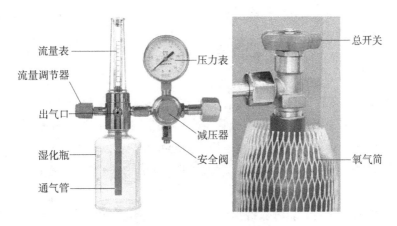

图 5-4-2　氧气筒供氧装置

（二）制氧机供氧装置

制氧机利用分子筛物理吸附和解吸技术，内装填分子筛，在加压时可将空气中氮气吸附，剩余的未被吸收的氧气被收集起来，经过净化处理后即成为高纯度的氧气。分子筛在减压时将所吸附的氮气排放回空气中，在下一次加压时又可以吸附氮气并制取氧气，整个过程为周期性地动态循环过程，分子筛并不消耗。制氧机使用方便，移动轻巧，更适合家庭、养老院使用（图 5-4-3），是目前家庭中使用最多的一种供氧装置。

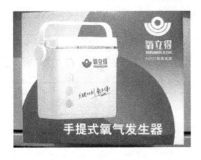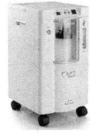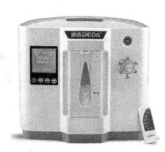

图 5-4-3　制氧机

1. 制氧机使用方法（以氧立得制氧机为例）

（1）使用氧立得制氧机时，请将印有商标的一面朝向家政服务员。

（2）把提手向前方推倒，解除上盖的密封锁定，打开盖子。

（3）向内桶左面的过滤加湿仓和右面的反应仓加清水至水位线。

（4）向内桶右面的反应仓加入制氧剂，先放 A 剂，后放 B 剂。

（5）盖好上盖（导管插孔在左面），把提手扳回正上方锁紧。

（6）插好导管和鼻塞，开始吸氧，由观察窗看到供氧情况。

（7）气泡消失，表示供氧完毕；打开上盖，取出内桶，倒出残液，冲洗干净保存。

2. 氧立得制氧机使用注意事项

（1）购买制氧机的照护对象应仔细阅读说明书后再使用。

（2）保持导管插孔，导管和鼻塞畅通，以免胀裂制氧器，器皿内溶液喷出。

（3）内桶左面加湿过滤仓，只能用清水，不得放入药剂。水位不宜太高，超过水位线易导致瓶中的水逸出或进入吸氧管。水温影响产品供氧反应速度：水温过高时，供氧时间缩短，平均供氧量增多；水温过低时，供氧时间延长，平均供氧量减少，不宜使用热水。

（4）制氧机开启工作时，切勿使流量计浮球置于零位上；制氧器使用中请注意保持直立，切勿倾斜反倒，以免器皿内溶液由导管溢出；制氧器不用时，请将提手扳下，以避免上盖密封圈长期受压变形；制氧机要放置平稳，否则会增加制氧机运转的噪声。

（5）制氧剂在干燥阴凉处存放，如果受潮、过热造成结块、涨包或超期，只是产氧量略减，仍可使用。

（6）用制氧机灌装氧气袋时要特别注意，氧气袋灌满后一定要先拔掉氧气袋插管后，再关闭制氧机开关，否则易造成湿化瓶的水负压反吸进入制氧机，造成制氧机故障。

（7）制氧器在贮存运输中需轻拿轻放，谨防高处跌落及重压。严禁横放、倒置、潮湿或阳光直射。制氧机较长时间不用时，请切断电源，倒掉湿化瓶中的水，制氧机表面擦拭干净，用塑料罩罩好，置于无阳光照射的干燥处保存。

五、氧气疗法

低于 25% 的氧浓度则和空气中氧含量相似，无治疗价值；高于 70% 的浓度，持续时间超过 1~2 天，则发生氧中毒。对缺氧和二氧化碳滞留并存者，应以低流量、低浓度持续给氧为宜。慢性缺氧病人长期二氧化碳分压高，其呼吸主要靠缺氧刺激颈动脉体和主动脉弓化学感受器，沿神经上传至呼吸中枢，反射性地引起呼吸。若高浓度给氧，则缺氧反射性刺激呼吸的作用消失，导致呼吸抑制，二氧化碳滞留更严重，可发生二氧化碳麻醉，甚至呼吸停止。故掌握吸氧浓度至关重要。

（一）缺氧程度及其氧流量

1. 轻度缺氧　氧流量 1~2 L/min。

2. 中度缺氧　氧流量 2~4 L/min。

3. 重度缺氧　氧流量 4~6 L/min。

氧流量与氧浓度的换算，可用以下公式计算：吸氧浓度（%）＝21＋4×氧流量（L/min）

表 5-4-1　氧流量与氧浓度对照表

氧流量/(L/min)	1	2	3	4	5	6	7	8	9
氧浓度/%	25	29	33	37	41	45	49	53	57

（二）氧疗方法

1. 鼻塞和鼻导管吸氧法　这种吸氧方法设备简单，使用方便。鼻塞法有单塞和双塞两种：单塞法选用适宜的型号塞于一侧鼻前庭内，并与鼻腔紧密接触（另一侧鼻孔开放），吸气时只进氧气，故吸氧浓度较稳定。双塞法（图 5-4-4）为两个较细小的鼻塞同时置于双侧鼻孔，鼻塞周围尚留有空隙，能同时呼吸空气，病人较舒适，但吸氧浓度不够稳定。鼻导管法是将鼻导管经鼻孔插入鼻腔顶端软腭后部，鼻导管插入长度为鼻尖至耳垂的

2/3,该方法吸氧浓度恒定,但时间长了会有不适感且易被分泌物堵塞。

鼻塞、鼻导管吸氧法一般只适宜低流量供氧,若流量较大会因流速和冲击力大让人无法耐受且易导致气道黏膜干燥。目前最常用的是双塞法吸氧,适用于长期用氧的病人。

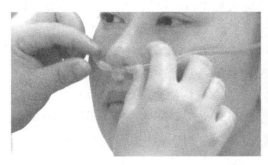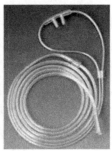

图 5‐4‐4　双侧鼻塞法

2. 面罩吸氧法　可分为开放式和密闭面罩法。开放式是将面罩置于距病人口鼻 1～3 cm 处,适宜小儿,可无任何不适感。密闭面罩法是将面罩紧密罩于口鼻部并用松紧带固定,适宜较严重缺氧者,氧流量需 6～8 L/min,感觉较舒适,无黏膜刺激及干吹感觉。但氧耗量较大,存在进食和排痰不便的缺点。

3. 氧气枕法　转移照护对象途中,可用氧气枕。氧气枕为一长方形橡胶枕,枕的一角有橡胶管,上有调节器以调节流量。使用前先将枕内灌满氧气,接上湿化瓶、导管或漏斗,调节流量即可给氧。

4. 氧气帐法　一般应用于儿科抢救时,无氧气帐时,可用塑料薄膜制成帐篷,其大小约为病床的一半,氧气经过湿化瓶,由橡皮管通入帐内。氧流量需 10～12 L/min,吸入的氧浓度才能达到 60%～70%。每次打开帐幕后,应将氧流速加大至 12～14 L/min,持续 3 min,以恢复帐内原来的氧浓度。

5. 氧疗注意事项

(1) 严格遵守操作规程,注意用氧安全,切实做好"四防",即防震、防火、防热、防油。吸氧时周围严禁烟火和易燃品,至少距火炉 5 m,暖气 1 m,氧气表及螺旋扣勿涂油,也不可用带油的手拧螺旋扣。

(2) 使用氧气筒吸氧时要注意氧气筒应放于阴凉处,搬运时轻拿轻放,避免倾倒撞击,防止爆炸。氧气筒内的氧气不可用尽,压力降至 0.5 MPa 应更换氧气筒,以防止灰尘进入筒内,再次充气时引发爆炸。对未用或用空的氧气筒,应分别注明"满"或"空"的标志,以免急用时错搬。

(3) 吸氧过程中,密切观察缺氧状态有无改善,氧气装置有无漏气,是否通畅等。通过观察照护对象的脉搏、血压、精神状态、皮肤颜色、温度与呼吸方式等有无改善来衡量氧疗效果,还可通过医院测定动脉血气分析判断疗效,选择适当的用氧浓度。如呼吸困难等症状减轻或缓解,心跳正常或接近正常,则表明氧疗有效。否则应寻找原因,及时就医。

(4) 高浓度供氧不宜时间过长,一般认为吸氧浓度>60%,持续 24 h 以上,则可能发

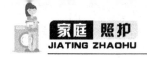

生氧中毒。对慢性阻塞性肺病急性加重照护对象给予高浓度吸氧可能导致呼吸抑制,使病情恶化,一般应给予控制性(即低浓度持续)吸氧为妥。

(5)氧疗注意加温和湿化,呼吸道内保持 37 ℃温度和 95％～100％湿度是黏液纤毛系统正常清除功能的必要条件,故吸入氧应通过湿化瓶和必要的加温装置,以防止吸入干冷的氧气刺激损伤气道黏膜,致痰干结和影响纤毛的"清道夫"功能。

(6)防止污染和导管堵塞,对鼻塞、输氧导管、湿化加温装置,呼吸机管道系统等应经常定时更换和清洗消毒,以防止交叉感染。吸氧导管、鼻塞应随时注意检查有无分泌物堵塞并及时更换。以保证有效和安全的氧疗。

(7)供氧应先调节流量,然后连接鼻导管;停氧时,应先分离鼻导管接头,再关流量表小开关,以免一旦关开倒置,大量气体会冲入呼吸道损伤肺组织。

操作步骤

正确为照护对象吸氧

1. 准备工作
(1)环境准备:室内温度、湿度适宜,通风良好,减少探视。
(2)家政服务员准备:着装整齐,洗手,戴好口罩。
(3)物品准备:制氧机、蒸馏水、纱布、鼻导管、记录单、棉签、污物盒、弯盘。
2. 评估照护对象
(1)询问、了解照护对象身体状况,向照护对象解释,取得配合。
(2)评估照护对象的鼻腔情况。
3. 操作要点
(1)准备好用物并置于照护对象床前,协助取舒适卧位(半卧位)。
(2)用棉签清洁鼻孔。
(3)将氧气装置与供氧装置接通后,连接鼻导管,调节氧流量。
(4)检查氧气装置是否通畅,然后将鼻导管轻轻插入照护对象鼻孔,并进行固定。
4. 指导照护对象
(1)根据病情,指导照护对象进行有效呼吸。
(2)告知照护对象不要自行摘除鼻导管或调节氧流量。
(3)告知照护对象如感到鼻咽部不适或胸闷憋气,应及时告知家政服务员。

实战演练

李奶奶,76 岁,一个月前因支气管炎肺部感染,经医院治疗病情稳定后转至社区家庭病房。由家政服务员对其进行家庭照护,医生建议继续氧疗一段时间。

方法指导:针对李奶奶的情况,可按照上述方法进行操作,注意病情稳定的长期吸氧的照护对象,应给予低流量吸氧。

教学测评

对于本任务,可根据学生听课及为张奶奶喂食完成情况对学生进行考核。可从知识、技能、态度及拓展学习几个方面进行考核。

项目	考核标准	得分
知识 (10分)	认真听老师讲课(3分)	
	听课过程中有无提出问题(3分)	
	能否回答老师提出的问题(4分)	
技能 (50分)	操作前环境、自身及物品的准备(4分)	
	根据实际情况,选择合理的氧疗装置(10分)	
	操作前与照护对象的充分沟通(4分)	
	根据照护对象病情选择合适的体位(5分)	
	氧疗前有无正确评估照护对象(8分)	
	清洁鼻腔并保证通畅(5分)	
	氧疗中有无密切观察效果及不良反应(10分)	
	向照护对象告知注意事项(4分)	
态度 (20分)	选择的氧疗方法有效,得到照护对象的理解和配合(4分)	
	与老人沟通时语气是否温柔、语速是否缓慢、吐字是否清晰(6分)	
	操作时动作是否柔和、是否关心照护对象(6分)	
	能及时为照护对象进行沟通、整理(4分)	
拓展 (20分)	能根据之前学习的知识、技能整合拓展学习的知识、技能(4分)	
	整合的知识、技能思路正确,内容准确(6分)	
	能正确表达并示教拓展内容(4分)	
	示教中准备充分、思路清晰、内容丰满、与同学有互动(6分)	
总分		

(应　瑛　周　芸)

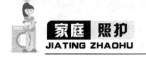

任务五　用药照护

学习单元 1　协助照护对象正确服用口服药

正确协助照护对象坐位服药

　　张爷爷,76岁,因老年性黄斑变性眼盲1月余,目前患流行性感冒,咳嗽较多,照护对象有自主活动能力,但因眼盲而用药不便。现为中午,作为家政服务员,请协助张爷爷服用咳嗽糖浆。

　　在本案例中,张爷爷为眼盲老人,自主活动无障碍,但用药剂量准备困难,需要家政服务员协助用药,以治疗感冒咳嗽症状。张爷爷为眼盲者,药物剂量准备困难,故在协助其用药时,需要注意药量的准确性及糖浆服用的注意要点。本案例中介绍协助张爷爷用药的方法及用药后的观察。

问题讨论

　　1. 为什么要协助张爷爷用药?

　　2. 如何帮助张爷爷保管常用药物?

　　3. 在本案例中,应如何协助张爷爷用药?

　　4. 思考不同药物不同的给药方法及用药的注意要点。

　　5. 思考照护对象吃错药后应如何紧急处理。

知识学习

一、药物的基本知识

(一)药物的作用

　　1. 预防疾病　药物作用于人体后,可调节机体的免疫功能,达到提高机体对某种疾病的抵抗力,从而预防疾病。如卡介苗、乙型肝炎疫苗等。

　　2. 疾病诊断　在疾病的诊断中,一些疾病常需要使用某种药物以协助检查,确定诊断。如肾造影、胆囊造影的用药等。

3. 治疗疾病　治疗疾病是药物的主要功能。药物可杀灭病原微生物,调节机体生理功能,达到治疗疾病的作用,如各类抗生素、抗高血压药、抗心律失常药、降血糖药等。

4. 补充身体所需要的物质　对某些因缺乏某种物质所引起的疾病,可通过补充这些药物而达到治疗的作用。如维生素 D、钙剂、铁剂等。

(二)药物的种类

1. 内服药　有片剂、丸剂、散剂、胶囊、溶液等。

2. 外用药　有溶液、洗剂、搽剂、粉剂、滴剂、栓剂、酊剂、软膏等。

3. 注射药　有溶液、油剂、结晶剂、粉剂、混悬剂等。

4. 其他　喷雾剂、粘贴敷剂、胰岛素等

(三)给药途径

根据用药的目的不同,给药的途径也不同,常用的给药途径有:口服、舌下含化、吸入、注射(皮下、肌内、静脉及穴位等)、直肠给药、局部外敷、局部滴药等方法。另外,有些老人因疾病治疗的需要,还需要从椎管、胸腔或腹腔内给药。

(四)药物的保管原则

1. 照护对象居室内储存的药物数量不可过多,以免过期失效或变质。

2. 药瓶或药袋上要清楚地写上药名、每片药的剂量、药的用法、开药的日期、医院等。凡字迹不清或无标签的药都不能使用。

3. 药物要分类存放,内服药与外用药应分别放置,以免急用时拿错、误服而发生危险。药物要避光,放在干燥、阴凉、清洁处,能让照护对象容易拿取的地方。

4. 容易挥发、潮湿或风化的药物(如碘酊、酒精、复方甘草片、酵母片等)要放于瓶子内盖紧。对于栓剂、水剂药和遇热容易变质的药物(如胰岛素、眼药水等)应放于冰箱里;对于遇光可变质的药(如维生素 C、氨茶碱等)应装入有色、密盖的瓶内。

5. 药物应固定放在家政服务员与照护对象及其家属都知道的地方。每天早晨可以将照护对象一天的药量分别放于几个药杯或小空瓶内,以免忘记服用或误服。

二、口服给药的相关知识

(一)一般口服药物的相关知识

1. 检查药物的质量　仔细检查药物的名称、剂量、服药的时间、药物的质量和有效期,对标签不清、变色、发霉、粘连、有异味等或超过有效期的药严禁服用。如药瓶标签上注明有效期为 2022/7/30,就表明该药可用到 2022 年 7 月 30 日。

2. 要按时用药　由于各种药物的吸收和排泄速度不同,要做到延长药效和保持药物在体内维持时间的连续性和有效的血浓度,必须要按时服药。

3. 一日三次　如服抗生素类药物,服药时间为 7:00~8:00,15:00~16:00,22:00。

4. 饭前或空腹　在没吃饭或吃饭前 30 min 服用。一般促进食欲的药应在饭前服用,如胃蛋白酶合剂、吗丁啉等。

5. 饭后　饭后 30 min 服用。助消化及对胃有刺激的药应饭后服用,如阿司匹林等。

6. 食间服用　是指两餐之间,而不是一顿饭的中间,如果忘记服用,也可在下顿饭前服用。如果服药时间错过 1～2 h,也不要太在意,可将下次服药的时间向后推,不必将熟睡中的照护对象唤醒服药。

7. 服药的剂量要准确　药物的剂量与疗效和毒性有着密切的关系,所以每次的剂量都要按医生的要求服用,不能因照护对象自己感觉好转或没有效果就自行减少剂量或加大剂量,如果照护对象认为药物效果不明显或已经好转,应坦率地告知医生,由医生决定药物或剂量的更换。也不可以因为忘记服药而将几次药量一次服进,这是很危险的。取药时先要洗净双手,按照医生的要求取出应服用的剂量,放入小杯或小勺内再服用;取水药要使用量杯,并将计量刻度对准视线,以便能看清楚计量;服油剂或滴剂时应先在小杯或小勺内放入少量凉开水后,再将药滴入小杯或小勺内服用,以便保证所服药量的准确。

8. 服药的姿势要正确　采取站立、坐或半卧位,因平卧服药容易发生误咽呛咳,使药物进入胃内的速度减慢,影响药物吸收。对卧床照护对象也尽可能协助其坐起服药,服药后 10～15 min 再躺下。对不能坐起的照护对象,服药后尽可能多喝水,以使药物冲下。

9. 服药后要多喝水

(1)任何药物都要溶解于水中才容易吸收产生药效。服药前需先饮一口水以湿润口腔,服药中还需要多喝水(不少于 100 mL),以防止药物在胃内形成高浓度而刺激胃黏膜,尤其是不可将药片干吞咽下,这样可能会使药片粘附在食管上或滞留于食管狭窄处,药物在食管存留时间过长,可刺激或腐蚀食道黏膜造成损伤。

(2)服药应用温开水,不要用茶水、咖啡或酒类服药。

(3)服磺胺类、解热药更要注意多喝水,以防因尿量少而致磺胺结晶析出,引起肾小管阻塞,损害肾脏功能。

(4)服发汗药后多喝水是为了增强药物的疗效。

(二)特殊口服药物的相关知识

1. 服用铁剂、酸类的药对牙齿有损害,要用吸管服用,服后要漱口以免损害牙齿,服用心脏病的药时(如强心苷类),服用前要测脉搏,如每分钟少于 60 次或节律不整应立即报告医生。

2. 对难以下咽的药物,可将药片碾碎后加水服用,不可将大片掰开成两半吃,这样容易损伤食管。另外也不可将药粉直接倒入口腔再服水,以免药粉在食管堵塞。糖衣和胶囊包装的药一般整颗吞服。

3. 止咳糖浆对呼吸道有安抚作用,服后不需要喝水。照护对象在服药的过程中,家政服务员要随时注意观察用药的效果和不良反应。

(三)吃错药的紧急处理方法

1. 保持镇静,不要慌乱。

2. 先查清楚吃错什么药,并采取相应的措施。

(1)误服解热镇痛药、维生素类药、助消化药,只需观察,不必采取措施。

(2)误服外用药、剧毒药就必须采取紧急措施。要尽快催吐,用筷子或勺刺激老人的咽喉部使其呕吐,以减少毒物吸收,并立即送医院抢救。

(3)误服碘酒,应迅速服用一些米汤或浓面汤,同时催吐。

(4)误服过量的安眠药,要保持呼吸道通畅,采用催吐法,尽快送医院治疗。

（四）使用膏剂的方法

1. 使用前先将患处或穴位处的皮肤用热毛巾或鲜姜片擦净。

2. 将膏药在暖气、热水壶或火炉上烤一下，使其变热变软，揭开贴患处。贴后注意观察，如果发现局部疼痛、瘙痒或红肿起泡，要取下停用。

操作步骤

协助照护对象正确服药

1. 准备工作

（1）环境准备：清洁、干燥、光线充足。

（2）家政服务员准备：穿戴整洁，洗手，无长指甲等。

（3）物品准备：温开水、纸巾（或老人自己的毛巾）、咳嗽糖浆。

2. 与张爷爷沟通交流　在协助用药前，需与照护对象进行沟通交流，告知照护对象即将要服用什么药物，分别是何作用，需要采取何种体位，取得照护对象配合。

家政服务员应在照护对象右侧跟其交流，家政服务员："张爷爷，现在已经 11:30 了，到了您用药时间了，来，我扶您到沙发上坐下（两手搀扶引导张爷爷），就在您正前方，大概向前走五步左右就到了，您不要害怕，我扶着您，您慢慢走。（张爷爷坐好后）张爷爷，我帮您背后垫个软枕，我这会儿就给您喝咳嗽糖浆，然后您在沙发上休息一会儿。"

3. 坐位协助给药

（1）家政服务员与照护对象面对面坐，也可以并排坐。

（2）核对确认照护对象的药物，查看药名、有效期及药的质量。

（3）将温开水递到照护对象手中，让照护对象先喝一口水，再将糖浆递给照护对象，待照护对象喝下后，告知老人"张爷爷，止咳糖浆对呼吸道有安抚作用，服后不需要喝水"。放下药杯，协助照护对象擦净口周围。

4. 口服用药的拓展知识

（1）服用片剂时，若有大片药难以咽下，可将其研成粉状并加水搅拌成糊状再服用。

（2）服用水剂时，先将药水摇匀，一手将量杯上举使其刻度与视线平齐，另一手持药瓶（将标签面放于掌心），倒药液至所需刻度，计量准确后倒入药杯再服用。

（3）服用油剂溶液或按滴数计算的药液时，先将少许凉开水倒入小勺中，再将药液按照应服的剂量滴入凉开水中一起服用。

（4）服用中药大蜜丸时，可根据照护对象的具体情况将药丸搓成小丸，以便服用。

（5）服用中药冲剂时，将药粉用温开水冲调后再服用。

5. 操作后整理　操作完毕，协助张爷爷恢复体位，整理好药物，洗净双手。

实战演练

王某，女性，27 岁，公司职员，考取驾照第一年。王某开车去市区某购物中心，取停车卡时不慎致刹车松懈，车辆滑行，导致其胸腰部剧烈疼痛后失去知觉，被他人送入医院诊

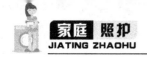

断为截瘫,在医院治疗 3 周后出院回家,王某父母雇佣家政服务员小琴在家照顾王某。小琴上班后的第一项工作就是协助王某服药。

方法指导:针对王某的情况,因其不能坐起,所以在照护时要注意发生误咽呛咳,服药后尽可能多喝水,以使药物冲下。

拓展学习

本案例介绍的是家政服务员协助截瘫卧床的王某服用口服药,在具体实施过程中,需要注意发生误咽和呛咳,服药后尽可能可多喝水,以使药物冲下。

教学测评

对于本任务,可根据学生听课及为王某用药完成情况对学生进行考核。可从知识、技能、态度及拓展学习几个方面进行考核。

项目	考核标准	得分
知识 (10 分)	认真听老师讲课(3 分)	
	听课过程中有无提出问题(3 分)	
	能否回答老师提出的问题(4 分)	
技能 (50 分)	用药前环境、自身及物品的准备(4 分)	
	根据照护对象情况给予正确的用药方法(10 分)	
	用药前与照护对象充分沟通(4 分)	
	根据照护对象病情选择合适的用药姿势(6 分)	
	根据药物种类选择正确的给药途径(10 分)	
	用药过程中观察照护对象的感受及用药后的反应(8 分)	
	用药后及时为照护对象清洁、整理(4 分)	
	用药后药物的妥善保管(4 分)	
态度 (20 分)	准备的药物符合病情及药物性质(4 分)	
	沟通时语气是否温柔、语速是否缓慢、吐字是否清晰(6 分)	
	操作时动作是否柔和、是否关心照护对象(6 分)	
	能及时为照护对象进行用药前后的清洁、整理(4 分)	
拓展 (20 分)	能根据之前学习的知识、技能整合拓展学习的知识、技能(4 分)	
	整合的知识、技能思路正确,内容准确(6 分)	
	能正确表达并示教拓展内容(4 分)	
	示教中准备充分、思路清晰、内容丰满,与同学有互动(6 分)	
总分		

学习单元 2　协助照护对象使用外敷药

实际案例

协助照护对象正确使用外敷药

　　李奶奶,78 岁,因弯腰取物时不慎扭伤送医,就诊后拍片未见骨折,医生开具了几贴外敷中药回家修养,目前病情稳定。作为家政服务员,应如何协助李奶奶使用外敷药。

　　在本案例中,医生给李奶奶开的是中药外敷,家政服务员应协助照护对象正确敷药,注意照护对象的局部皮肤情况和用药后的效果。

问题讨论

　　1. 为什么要给李奶奶使用外敷药?

　　2. 使用外敷药时有什么要求?

　　3. 使用外敷药时要注意哪些问题?

　　4. 在本案例中,应如何协助李奶奶使用外敷药?

知识学习

一、中药外敷法的相关概念

　　中药外敷法的作用可以分为直接作用和间接作用。虽然,中药外敷法可使用范围很广,并且优点很多,可以弥补内治法的不足,但应注意预防不良反应。

　　1. 直接作用　直接作用就是指药理本身的作用,通过皮肤的吸收和渗透,进入人体内,然后随血液循环达到病处,从而发挥药理功能。

　　2. 间接作用　间接作用是指通过对敷药部位或者穴位的不断刺激,来达到对机体的神经、体液、组织、器官等功能的调节。

二、中药外敷法的注意事项

　　(1) 敷药前,应先清洗敷药部位。敷好药以后,应包扎固定好,以防药物流出。

　　(2) 对于一些特殊人群,中药外敷法是不能使用的。如儿童,因为他们的皮肤比较娇嫩,所以不能使用刺激性强的药物,且敷药时间不宜过长。

　　(3) 如对药物有过敏反应,应及时对症处理。

　　(4) 热敷时,应控制好温度,以免烫伤皮肤。

　　(5) 敷药后,如出现不适反应或现象,应及时终止,并采取相应措施。

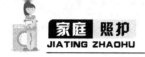
（6）敷药部位的皮肤，如有破损，则严禁使用刺激性药物。

（7）外用的药物，严禁内服。

操作步骤

协助照护对象正确使用外敷药

1. 工作准备

（1）环境准备：环境整洁，温湿度适宜，关闭门窗。

（2）家政服务员准备：服装整洁，洗净并温暖双手。

（3）物品准备：温开水、纸巾（或照护对象自己的毛巾）、中药外敷贴剂。

2. 沟通　家政服务员协助照护对象说明操作方法、目的和注意事项，以取得合作。

3. 协助照护对象取合适体位，暴露患处，注意保暖，必要时遮挡屏风。

4. 需临时调制药物时，将药末倒入碗内，将调和剂调成糊状。

5. 取下原敷料，以盐水棉球擦洗皮肤上的药迹，观察皮肤情况及效果。

6. 根据敷药面积，取大小合适的棉纸或薄胶纸，用油膏刀将所需药物均匀平摊于棉纸上，薄厚适中。

7. 将有药的棉纸四周反折后敷于患处，以免药物受热溢出污染衣被，加盖敷料固定。

8. 敷药后，注意观察局部情况，若出现红疹、瘙痒、水泡等过敏现象，应暂停使用。

9. 协助衣着，整理床单位。

10. 整理用物，洗手。

实战演练

王爷爷，82岁，近日发现肘部出现一肿疡，医生开了一个疗程的中药外敷，请问，家政人员应如何协助敷药。

方法指导：针对王爷爷的情况，可按照上述方法进行操作，但协助王爷爷敷药时要注意，敷药面积要超过肿势范围：一是防止毒邪扩散，起箍毒作用；二是通过药物作用以束毒邪，提脓拔毒。在外贴敷料固定时也要注意，因为是肘部，是活动的关节部位，要注意无张力固定。

拓展学习

本案例介绍的是协助王爷爷中药外敷，在具体实施过程中，需注意照护对象关节部位外敷固定的方法和外敷面积。

教学测评

对于本任务,可根据学生听课及协助王爷爷中药外敷完成情况对学生进行考核。可从知识、技能、态度及拓展学习几个方面进行考核。

项目	考核标准	得分
知识 (10分)	认真听老师讲课(3分)	
	听课过程中有无提出问题(3分)	
	能否回答老师提出的问题(4分)	
技能 (50分)	用药前环境、自身准备(4分)	
	用物准备齐全(6分)	
	用药前与照护对象的充分沟通(4分)	
	选择合适的用药姿势(6分)	
	根据药物种类用药方法正确(8分)	
	用药过程中观察照护对象感受及用药后反应(10分)	
	用药后有无及时为照护对象清洁、整理(6分)	
	用药后药物的妥善保管(4分)	
态度 (20分)	准备的药物符合病情及药物性质(4分)	
	与照护对象沟通时语气温柔、语速缓慢、吐字清晰(6分)	
	操作时动作柔和、关心照护对象(6分)	
	能及时为照护对象进行用药前后的清洁、整理(4分)	
拓展 (20分)	能根据之前学习的知识、技能整合拓展学习的知识、技能(4分)	
	整合的知识、技能思路正确,内容准确(6分)	
	能正确表达并示教拓展内容(4分)	
	示教中准备充分、思路清晰、内容丰满,与同学有互动(6分)	
总分		

学习单元3　协助照护对象使用滴眼液

实际案例

正确协助照护对象使用滴眼液

王奶奶,76岁,因左眼视力模糊就医,医生诊断为左眼老年性白内障,预约3天后行左眼白内障摘除术,建议术前3天应用左氧氟沙星眼药水,每日每2h1次,1次1滴。小丁作为家政服务员协助王奶奶正确使用滴眼液。

在本案例中,王奶奶视力模糊,滴眼液滴入频次及用量都有严格的要求,作为家政服务员需要协助其使用滴眼液。

问题讨论

1. 使用滴眼液时有什么要求?

2. 使用滴眼液时要注意哪些问题?

3. 在本案例中,应如何协助王奶奶正确使用滴眼液?

知识学习

滴眼药水的相关注意事项

1. 滴眼药水前,要洗净双手。

2. 用药时,应仔细核对药名及浓度,以免使用错误。

3. 瓶口开启后,不要接触其他物品,包括眼睑、睫毛等,用完后盖紧,以免污染药物。使用污染的药液,可能会引起细菌性角膜炎。

4. 同时使用两种或两种以上眼药水,在滴过一种后,需间隔5~10 min,再滴另一种。如需同时使用眼药水和眼药膏,应先用眼药水再用眼药膏。

5. 用药次数应遵医嘱或说明书,不要随意少用或停用。用完药应到医院复查,由医生决定是否停药或换药。

6. 眼药应密闭保存在阴凉遮光处,不宜放在温度较高或阳光直射的地方,以免失效。眼药水、眼药膏一经打开,要在一定时间内用完,以免疗效降低或失效。眼药水出现异常混浊或变色则不能再用。

7. 使用药物期间,如症状加重、出现过敏反应或其他异常时,应立即停药并及时就医。

操作步骤

协助照护对象使用滴眼液

1. 工作准备

(1) 环境准备:环境整洁,温湿度适宜。

(2) 家政服务员准备:服装整洁,洗净并温暖双手。

(3) 物品准备:滴眼液,毛巾或纸巾。

2. 沟通　家政服务员向照护对象说明操作方法,以取得合作。

3. 摆放体位　家政服务员协助照护对象取仰卧或坐位。

4. 洗手。

5. 拧开眼药水盖子，正确放置盖子，避免污染。

6. 打开盖后先挤出一滴废弃。

7. 叮嘱照护对象眼向上注视，用左手中指和无名指轻拉下眼皮成袋状；右手持眼药水。

8. 取仰卧或坐位，头稍后仰，睁开双眼以一手食指轻轻固定下眼睑于眼眶下缘（请勿压迫眼球）。另一手持眼药水瓶，距离眼约 3 cm 高处，垂直向下滴 1～2 滴眼药水进入下穹隆即可，松开下眼睑，闭目休息 5 min。不可以眨眼，并用手指轻轻按压眼内角鼻泪管处，至少 2 min，以减慢药液的排掉。

9. 涂眼药膏　左手指将下眼睑向下方牵拉，右手持药膏瓶将药膏挤在下眼睑内约 1 cm 的长度，旋转药膏瓶，使药膏断离，叮嘱照护对象闭眼休息片刻。

10. 两种眼药水不能同时滴，应相隔 5～10 min。若需同时点眼药水和抹眼药膏，应先点眼药水后隔 5 min 再抹眼药膏。

11. 阿托品类眼药水，滴后应用棉球或棉签压迫泪囊区 2～3 min。

实战演练

王奶奶如约入院手术，左眼白内障摘除术后恢复较好，已回家修养，医生建议在家滴注左氧氟沙星滴眼液每日 4 次，每次 1 滴。

方法指导：针对王奶奶的情况，滴眼药水过程中应密切观察手术部位。

拓展学习

本案例介绍的是协助王奶奶滴眼药水，在具体实施过程中，需注意用药的注意事项。

教学测评

对于本任务，可根据学生听课及为王奶奶用药完成情况对学生进行考核。可从知识、技能、态度及拓展学习几个方面进行考核。

项目	考核标准	得分
知识 （10 分）	认真听老师讲课（3 分）	
	听课过程中有无提出问题（3 分）	
	能否回答老师提出的问题（4 分）	
技能 （50 分）	用药前环境、自身准备（4 分）	
	用药前与照护对象的充分沟通（6 分）	
	用药姿势正确（6 分）	
	用药方法正确（5 分）	

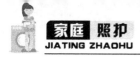

（续表）

项目	考核标准	得分
技能 （50分）	知晓用药注意事项（12分）	
	用药过程中观察照护对象的感受及用药后的反应（6分）	
	用药后及时为照护对象清洁、整理（6分）	
	用药后药物的妥善保管（5分）	
态度 （20分）	准备的药物符合病情需要（4分）	
	与照护对象沟通时语气温柔、语速缓慢、吐字清晰（6分）	
	操作时动作柔和、关心照护对象（6分）	
	能及时为照护对象进行用药前后的清洁、整理（4分）	
拓展 （20分）	能根据之前学习的知识、技能整合拓展学习的知识、技能（4分）	
	整合的知识、技能思路正确，内容准确（6分）	
	能正确表达并示教拓展内容（4分）	
	示教中准备充分、思路清晰、内容丰满，与同学有互动（6分）	
总分		

学习单元4　协助照护对象使用胰岛素

实际案例

协助照护对象正确使用胰岛素

张爷爷，79岁，患糖尿病20余年，一直在家注射胰岛素，血糖控制稳定，半月前外出买菜滑倒致右桡骨骨折，现术后以石膏托固定回家休养，因儿女工作繁忙，由家政服务员照顾，作为家政服务员要帮助张爷爷注射胰岛素。

问题讨论

1. 使用胰岛素时要注意哪些问题？
2. 在本案例中，应如何协助张爷爷正确使用胰岛素？

知识学习

一、胰岛素相关知识

（一）胰岛素的种类

1. 超短效。
2. 短效。

3. 中效预混。

4. 长效。

（二）胰岛素治疗适应证

1. 1型糖尿病（胰岛素绝对不足）。

2. 2型糖尿病发生下列情况必须用胰岛素治疗　非酮症高渗性昏迷、乳酸酸中毒、酮症酸中毒，肝功能及肾功能不全或并发中重度并发症，妊娠期及哺乳期，经过最大剂量口服降糖药治疗后糖化血红蛋白含量>7%者等。

（三）胰岛素不同注射方式与注射装置

1. 常用胰岛素注射工具　胰岛素专用注射器、胰岛素笔、胰岛素泵。

2. 注射方式　皮下注射，但短效胰岛素可以静脉注射。

3. 注射部位　上臂侧面及稍向后面、大腿外侧、臀部、腹部（有硬结、瘢痕、脐周5 cm不能注射），胰岛素注射部位应多处轮换（采取大轮换、网格划分的小轮换，间距2.5 cm，约两手指宽）（图5-5-1）。

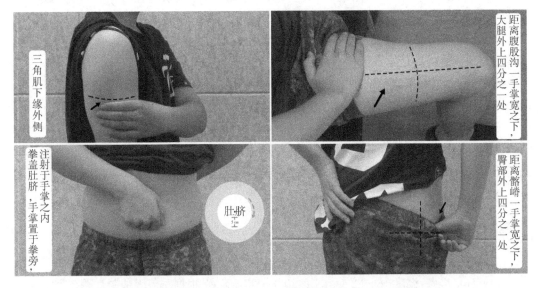

图5-5-1　注射部位

4. 胰岛素注射的手法

（1）对于较长的针头，进针前先捏起皮肤，使用拇指和食指、中指捏起真皮层，远离肌肉层。

（2）注射角度对于较长的针头，45°进针有助于降低肌肉注射的风险。

（3）注射深度，选择合适的针头长度由于体脂分布不同以及皮肤厚度随年龄的增加而变薄，建议使用5 mm超短针头无须捏起皮肤，垂直进针即可确保皮下注射。

（4）完成注射后，应等待至少5～10 s后再拔除针头，以避免漏液的发生。当胰岛素剂量超过10 U，注射后应先停留5 s，退出一半针头再停留5 s，然后再拔出针头，这过程一直继续按住推键，注射完毕勿用棉签按压。

（四）胰岛素的副作用

1. 低血糖。

2. 增加体重。

3. 水肿。

4. 过敏。

5. 皮下脂肪营养不良,局部脂肪萎缩或增生。

（五）胰岛素的储存

未启封的胰岛素,储存温度为 2～8 ℃,冷藏保存(不得冷冻),超过标签上有效期的胰岛素不得使用。启封的瓶装胰岛素、胰岛素笔芯(注射针头刺穿橡胶塞后),应放在冰箱或室温环境(25 ℃),可保存一个月,应避免光和热,存放在阴凉干燥的地方。

（六）胰岛素使用的注意事项

1. 患病期间,不可以随意停止注射胰岛素,并做好照护对象血糖检测。

2. 去餐馆进餐,最好把胰岛素带到餐馆,在进餐前注射,以防在餐馆等待时间过长,引起低血糖。

3. 外出旅游携带胰岛素应避免冷、热交替及反复震荡;不可托运胰岛素,应随身携带。

4. 自我注射胰岛素的照护对象应根据胰岛素起效时间按时进餐。

5. 注射部位选择应考虑运动情况,注射时避开运动所涉及的部位。

6. 胰岛素专用注射器及针头应一次性使用,注射装置与胰岛素剂型应匹配,忌混用。

7. 禁止将使用过的注射器和针头的针帽重新盖回,应废弃至专门盛放尖锐物品的容器中。容器装 2/3 满后盖上盖,密封后贴好标签,放在指定地点。

操作步骤

1. 准备工作

（1）环境准备:温度 18～22 ℃,湿度 50％～60％为宜,根据季节因地制宜调节室温。

（2）家政服务员准备:衣着整齐,洗净双手,戴好口罩。

（3）物品准备:治疗盘、消毒液、棉签、胰岛素笔、一次性使用无菌针(诺和针)。

（4）准备好食物。

2. 评估交流

（1）向照护对象说明操作的目的,以取得合作。

（2）评估照护对象病情、血糖、过敏史、注射部位皮肤情况。

3. 选择常用注射部位　腹部(离脐 5 cm)。

4. 协助照护对象取合适的体位。

5. 消毒,安装诺和针、摇匀药液、排尽空气。

6. 再次核对注射剂量。

7. 消毒注射范围大于 5 cm×5 cm。

8. 再次摇匀药液。

9. 查对后进针(垂直注射),右手固定,缓慢注射,药液推注完毕后停留 15 s 拔针。

10. 协助照护对象整理衣服。

11. 整理用物,洗手。

实战演练

李奶奶,76 岁,患有糖尿病、高血压 10 余年,近日因口服降糖药控制不佳,血糖升高,在医院治疗半月病情稳定后回家。回家后由家政服务员对其进行家庭照护,需根据医嘱给李奶奶口服降压药和注射胰岛素。作为家政服务员,请协助李奶奶用药。

方法指导:针对李奶奶的情况,可按照上述方法进行操作,但需注意注射胰岛素需参照下面拓展学习中的方法。

拓展学习

本案例介绍的是为患糖尿病 10 余年的照护对象注射胰岛素,在具体实施过程中,需与照护对象进行很好的沟通解释,熟练掌握胰岛素的注射方法,使照护对象信任,避免用药错误。家政服务员在注射时,应严格查对,使剂量准确无误,以防用药错误而引起意外发生。

教学测评

对于本任务,可根据学生听课及为李奶奶用药完成情况对学生进行考核。可从知识、技能、态度及拓展学习几个方面进行考核。

项目	考核标准	得分
知识 (10 分)	认真听老师讲课(3 分)	
	听课过程中有无提出问题(3 分)	
	能否回答老师提出的问题(4 分)	
技能 (50 分)	用药前环境、自身准备(4 分)	
	用物准备齐全,胰岛素笔针头安装正确(10 分)	
	用药前与照护对象的充分沟通(4 分)	
	评估病情、血糖正确(6 分)	
	注射部位选择正确(8 分)	
	注射方法正确(10 分)	
	用药过程中观察照护对象的感受及用药后的反应(4 分)	
	用药后药物的妥善保管(4 分)	

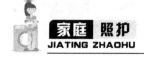

（续表）

项目	考核标准	得分
态度 (20分)	准备的药物符合病情需要(4分)	
	与照护对象沟通时语气温柔、语速缓慢、吐字清晰(6分)	
	操作时动作柔和、关心照护对象(6分)	
	能及时为照护对象进行用药前后的清洁、整理(4分)	
拓展 (20分)	能根据之前学习的知识、技能整合拓展学习的知识、技能(4分)	
	整合的知识、技能思路正确,内容准确(6分)	
	能正确表达并示教拓展内容(4分)	
	示教中准备充分、思路清晰、内容丰满,与同学有互动(6分)	
总分		

（应　瑛　余锡芬）

任务六　各种助行器的使用

学习单元 1　协助照护对象使用助行器

实际案例

正确协助照护对象使用拐杖上下楼梯

李爷爷,63岁,因小脑萎缩致平衡失调,行走时出现步态蹒跚,目前医生建议不可卧床过久,需加强功能锻炼,行走时可使用拐杖,照护对象需协助其活动,作为家政服务员,请协助李爷爷使用助行器上下楼梯。

在本案例中,李爷爷为平衡失调患者,居住在2楼,生活能部分自理,轻度活动障碍,为保证安全,可借助助行器来增加身体的稳定性,但是使用不适当的辅助工具不但阻碍康复的进展,甚至还会有不良后果。本案例家政服务员要帮助李爷爷选择合适的助行器具,正确使用助行器具,确保上下楼梯的安全。

问题讨论

1. 为什么要协助李爷爷使用助行器?
2. 在本案例中,应如何协助李爷爷上下楼梯?

3. 本案例中李爷爷采用何种助行器更合适?
4. 思考使用不同助行器的注意要点。

知识学习

一、助行器的概念

助行器是指辅助人体支撑体重、保持平衡和行走的工具。他们的作用是支撑体重、保持平衡、辅助步行,让腿脚不方便的照护对象,甚至失去行走能力的照护对象能够自理,完成一些日常活动,能够和正常人一样外出散步。常用的助行器可分为拐杖、步行器等。

二、助行器的种类

(一) 拐杖

根据拐杖的结构和使用方法,可将其分为手杖、前臂杖、平台杖和腋杖四大类。家政服务员应根据照护对象的身体状况,帮助选择合适的拐杖,并教会其正确使用拐杖。

1. 手杖　为一只手扶持以助行走的工具。常用于手有一定握力,且有一定平衡能力的下肢功能障碍者和体弱者,对提高步行的稳定性及改善步态有帮助。手杖有以下几种:

(1)"T"形单足手杖(图 5-6-1):用木材或铝合金制成。适用于握力好、上肢支撑力强的照护对象,如偏瘫者的健侧肢体、老年人等。

(2)问号形单足手杖(图 5-6-2):用材和适用对象基本与"T"形单足手杖相同。

(3)三足手杖(图 5-6-3):由于三个足呈"品"字形,比以上两种均稳定。用于平衡能力稍欠佳而使用单足手杖不安全的照护对象。

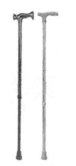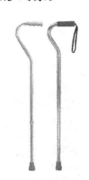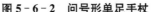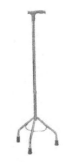

图 5-6-1　"T"形单足手杖　　　　图 5-6-2　问号形单足手杖　　　　图 5-6-3　三足手杖

(4)四足手杖(图 5-6-4):由于有四足,支撑面广而更为稳定。用于平稳能力欠佳、臂力较弱或上肢患有帕金森病、用三足手杖不够安全的照护对象。手杖的制作材料,单足的一般为木材,三足和四足的现在多为铝合金,高度可以调节。把手的形状以与支柱呈斜角、下有沟槽便于手指抓握的最方便。

(5)前臂杖(图 5-6-5):又称洛氏拐,把手的位置和支柱的长度可以调节,夹住前臂的臂套为折叶式,有前开口和侧开口两种。此拐可单用也可双用,适用于握力差、前臂力

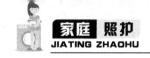

较弱但又不必用腋杖者。其优点为轻便、美观,而且用拐手仍可自由活动,例如需用该手开门时,手可脱离手柄去转动门把,但却不用担心拐杖脱手,其原因是臂套仍把拐保持在前臂上,此拐缺点是稳定性不如腋杖。

(6)平台杖(图5-6-6):又称类风湿拐,装有前臂托板、固定带和把手,利用前臂支撑的杖类助行器。用于手关节损害严重的类风湿患者或手部有严重外伤、病变而无法握住拐杖者。

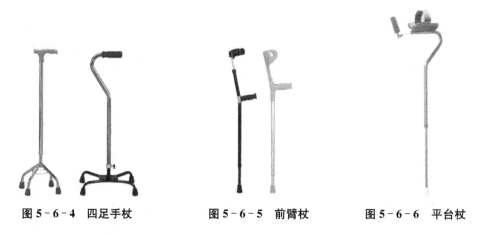

图5-6-4　四足手杖　　　　图5-6-5　前臂杖　　　　图5-6-6　平台杖

2. 腋杖　是一种人们熟悉、价格低廉、最常用的助行器,具有较好减轻下肢承重和保持身体平衡的作用。腋杖可靠稳定,但笨重、外观不佳,常用于截瘫或外伤较严重的照护对象。

(1)腋杖分类:分为标准式与长度可调式两种(图5-6-7),前者不能调节,一般为木制;后者可调范围达122～153 cm。

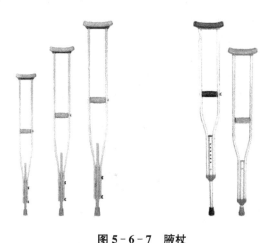

图5-6-7　腋杖

(2)腋杖负重:腋杖负重点仍是扶在把手上的腕和手,腋垫抵住胸壁不是为了负重而是为了帮助稳定肩部,保持平衡。拐托上可装海绵拐托套,避免在腋窝处严重压迫神经。

(3)腋杖的优点:能较好改善平衡功能;为负重受限者提供功能性行走;上下楼梯时能够使用。

（4）腋杖的缺点：由于三点式站立，基底大，所需面积较大；在拥挤的地方使用，存在安全问题；若使用不当或长期使用，易致腋窝、血管神经受损。

3. 拐杖长度的选择　选择合适长度的杖是保障照护对象安全、最大限度地发挥杖的功能的关键。

（1）手杖长度：让照护对象穿上鞋或下肢矫形器（支具）站立。肘关节屈曲150°，腕关节背伸，小趾前外侧15 cm至背伸掌面的距离即为手杖的长度。

（2）腋杖长度：确定腋杖长度最简单的方法是：身长减去41 cm的长度即为腋杖的长度。站立时大转子的高度即为把手的位置。测量时照护对象应着常穿的鞋站立。若照护对象下肢或上肢有短缩畸形，可让照护对象穿上鞋或下肢矫形器仰卧，将腋杖轻轻贴近腋窝。在小趾前外侧15 cm与足底平齐处即为腋杖最适当的长度。肘关节屈曲150°，腕关节背伸时的掌面即为把手部位。

4. 拐杖类型的选择　手杖适用于偏瘫照护对象或单侧下肢瘫痪照护对象，前臂杖和腋杖适用于截瘫照护对象。

（1）手杖的选择：上肢和肩的肌力正常才能使用手杖，如偏瘫照护对象的健侧、下肢肌力较好的不完全性截瘫照护对象。握力好、上肢支撑力强的照护对象可选用单足手杖，如果平衡能力和协调能力较差，应选用三足或四足手杖。

（2）前臂杖、腋杖的选择

① 双下肢瘫，可使用双腋杖步行；单下肢完全瘫痪使用一侧腋杖步行。

② 下肢不完全瘫痪时，根据下肢残存肌力情况，选用腋杖、前臂杖。

③ 用标准型腋杖训练，如照护对象将腋杖立起，以手扶住把手亦能步行，则可选前臂杖。

④ 上肢肌力减弱时：肱三头肌肌力减弱时，肘的支持力降低，选用肱三头肌支持片型腋杖；肘关节的稳定性较差时，选有前臂支持片的腋杖或前臂杖；腕关节伸肌肌力差、腕稳定性较差时，选有腕关节固定带的前臂杖或腋杖。

（3）平台杖的选择：肘关节屈曲挛缩、不能伸直时，可选用平台杖；手关节损害严重的类风湿照护对象或手部有严重外伤、病变而无法握住拐杖者适用平台杖。

（二）步行器

步行器也称助行架，是另外一种常见的助行器。它一般是用铝合金材料制成，是一种三边形（前面和左右两侧）的金属框架，底下有四个脚支撑。它提供前、左、右三个方向的稳定和保护，可将患者保护在其中，更能保持平衡，比拐杖和手杖更加稳固。适用于腿脚受伤、下肢手术后早期、使用拐杖吃力的照护对象及步态不稳、腿脚无力的老年人。

1. 步行器的种类

（1）交替式步行器（图5-6-8）：体积较小，无脚轮，可调节高度。使用时先向前移动一侧，然后再移动余下的一侧向前，如此来回交替移动前进。适用于立位平衡差，下肢肌力差的照护对象，其优点是上厕所也很方便。

（2）固定型步行器（图5-6-9）：框架结构不允许左右交替移动，必须由使用者抬起框架或向前放，然后迈步和移动身体，移动性好，但速度慢。适合于下肢肌力弱、平衡功能较差但上肢力量较强者，如下肢损伤或骨折不允许负重的照护对象。

（3）前轮式步行器（图5-6-10）：容易移动，用于上肢肌力差，单侧或整个提起助行器有困难者。此时前轮着地，提起步行器后脚向前推即可。

（4）四轮式步行器（图5-6-11）：又称步行台，此车与上三种不同。一是有四个轮，移动容易；二是不用手握操纵，而是将前臂平放于垫圈上前进，但使用时要注意身体保持与地面垂直，否则易滑倒。适用于下肢功能障碍，手、腕力弱不能抬起助行器步行的照护对象。

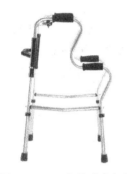
图5-6-8　交替式步行器

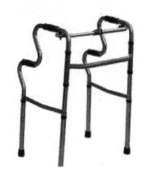
图5-6-9　固定型步行器

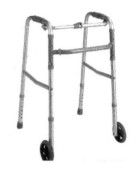
图5-6-10　前轮式步行器

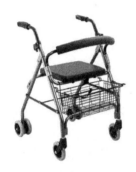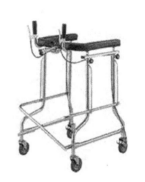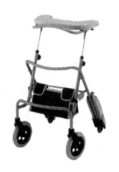
图5-6-11　四轮式步行器

2. 步行器的作用

（1）保持平衡：扩大下肢支撑面积，维持平衡，保证步行安全，增强肌力和耐力。如照护对象非中枢性失调的下肢无力、下肢痉挛前伸不佳。

（2）支撑体重：肌肉无力时帮助支撑身体，分担体重，减轻下肢关节应力负荷，减少患腿负重，如截瘫、脑瘫、骨关节病等。

（3）增强肌力：通过支撑锻炼上肢伸肌及有关肌肉，增强肌力和全身耐力。

（4）帮助行走：帮助完成日常生活和工作需要的行走辅助；保持平衡、缓解疼痛；帮助恢复正常行走步态。

3. 步行器的选择

（1）步行器高度选择同手杖。

（2）步行器的扶手选择：要以防滑为原则；保证扶手抓握松软舒适，防止手部磨损；宜选择宽厚适合手形的扶手。

三、助行器的使用方法

(一)手杖的使用方法

手杖的使用方法较简单,这里介绍三点步行法、两点步行法和利用单只手杖、楼梯扶手上下楼梯法。

1. 手杖三点步行法 手杖放患侧,绝大部分照护对象以伸出手杖—伸出患足—伸出健足的顺序步行,少数照护对象以伸出手杖—伸出健足—伸出患足的方式步行。三点步行法分后型、并列型及前型三型。

(1)后型:健足迈出的步幅较小,健足落地后足尖在患足尖之后。步行稳定性好,恢复早期照护对象常用此种步行方式。

(2)并列型:健足落地后足尖与患足尖在一条横线上。

(3)前型:健足迈出的步幅较大,健足落地后足尖超过患足尖。此种步行稳定性最差。

2. 手杖两点步行 同时伸出手杖和患足并支撑体重,再迈出健足,手杖与患足作为一点,健侧足作为一点,交替支撑体重的步行方式。该方式步行速度快,适合于瘫痪程度较轻、平衡功能好的照护对象。

3. 利用单只手杖、楼梯扶手上下楼梯法

(1)利用单只手杖和楼梯扶手上楼梯:开始时健手扶楼梯扶手,手杖放患侧下肢;健手先向前向上移动;健侧下肢迈上一级楼梯;将手杖上移;最后迈上患侧下肢。

(2)利用单只手杖和楼梯扶手下楼梯:健手先向前向下移;手杖下移;患侧下肢下移;健侧下肢下移。

(二)拐杖的使用方法

以持双腋杖步行为例,根据腋杖和足移动顺序不同,分为以下几种形式。

1. 摆至步 是开始步行时常用的方法,主要利用背阔肌来完成,步行稳定,具有实用性,但速度较慢,适用于道路不平,人多、拥挤的场合下使用。方法如下:先同时伸出两支腋杖;支撑并向前摆身体使双足同时拖地向前,到达腋杖落地点附近。

2. 摆过步 常在摆至步成功后开始应用。步幅较大、速度快,姿势轻美观。适用于路面宽阔、行人较少的场合。方法如下:行进时双侧拐同时向前方伸出,照护对象支撑把手,使身体重心前移,利用上肢支撑力使双足离地,下肢向前摆动,双足在拐杖着地点前方位置着地,再将双拐向前伸出取得平衡,故又称迈越。开始训练时易出现屈膝、躯干前屈、跌倒,应加强保护。此种步行方式在拐杖步行中速度最快,一般在恢复后期使用。

3. 四点步行 步行速度较慢,但稳定性好,步态与正常步行相近似,训练难度小,适用于恢复早期,是双下肢运动功能障碍照护对象经常采用的步行方式之一。方法:先伸出左侧腋杖,迈出右足,再伸出右侧腋杖,最后迈出左足,故又称四动作或四点步行。适用于骨盆上提肌肌力较好的双下肢运动功能障碍照护对象。

4. 三点步行 步行速度快,稳定性良好,是常用的步行方式之一。适用于一侧下肢患病,且患侧不能负重的照护对象,如一侧下肢骨折,一侧下肢麻痹的小儿麻痹照护对象等。方法是先将两侧腋杖同时伸出,双侧腋杖先落地,后迈出患侧足或不能负重的足,最后再将对侧足(健侧足)伸出。

5. 两点步行　常在掌握四点步行后训练,虽稳定性不如四点步行,但速度比四点步行快,步行环境与摆过步相同。方法是一侧腋杖和对侧足同时伸出作为第一着地点,然后另一侧腋杖和另一侧足再向前伸出作为第二着地点,如此反复进行的步行方式称为两点步。

(三) 步行器的使用方法

首先调整步行器高度,让照护对象尽量抬头挺胸向前走;步行场地有障碍物时,应在训练前移开或改变步行路线;在照护对象为熟练使用步行器时,需跟随加以保护。

1. 步行器基本步态　提起步行器放在前方(上肢远方);向前迈一步,落在步行器两后足连线水平附近,如一侧下肢较弱则先迈弱侧下肢,再迈另一侧下肢。

2. 步行器摆至步　将步行器两侧同时前移,双足同时迈至前移后的步行器双足连线处。

3. 使用步行器注意事项

(1) 行走前检查步行器的脚底衬垫是否有老化磨损,发现问题须及时更换。

(2) 检查步行器的四个脚是否同样长短,能否放平稳。

(3) 行走时不要穿拖鞋,尽量穿有牢固保护、防滑的鞋。

(4) 行走时不要把步行器太靠前放,否则易摔倒,一般是自己正常行走一步的距离。

(5) 坐下或起身时不要依靠在步行器上,否则容易使步行器翻到,发生危险。

(6) 避免在湿滑的路面上行走,如果不可避免,请放慢脚步。

(7) 地面上如有地毯、电线之类物品应小心移动,避免绊倒摔跤。

(8) 在使用步行器前或使用中要循序渐进,逐步适应。

操作步骤

指导并协助照护对象使用手杖

1. 准备工作

(1) 环境准备:环境安全,室外温度适宜,空气质量优,晴天,适合李爷爷户外活动。帮李爷爷选择质地柔软舒适的服装和防滑鞋,避免衣服裤子不合适带来的安全隐患。

(2) 家政服务员准备:洗手、穿戴整洁,无长指甲等。准备合适的助行器,评估其性能是否良好,保证使用安全。

(3) 物品准备:评估照护对象的一般情况:身高、体重、全身情况、疾病诊断;评估照护对象的行走能力和肢体活动能力;评估照护对象认知和合作能力。

根据李爷爷目前身体状况,家政服务员为其选择四脚手杖出行并调节手杖的高度。

2. 与李爷爷沟通交流　在指导使用四脚手杖前先与李爷爷交流,讲解使用方法和注意事项。家政服务员可以说:"李爷爷,今天是我们第一次使用手杖,我先示范一遍给您看。您不要着急,慢慢来,听我的指令来行走,这样好吗?"

3. 手杖的使用(以三点步行法为例)

(1) 手杖三点步行法　家政服务员先示范一遍。

① 先嘱咐李爷爷两脚并拢,做好站立和行走的准备。

② 手杖向前,手杖的下端着力点在同侧脚旁 15 cm 处。

③ 向前先迈出健侧脚,再跟上患侧脚。

④ 拄拐杖时肘弯曲角度以 150°为宜。

(2) 使用手杖上、下台阶的方法

① 上台阶:先把手杖放在上一个台阶上,先上健侧脚,再跟上患侧脚。

② 下台阶:拐杖先放在下一个台阶,先下患侧脚,再跟健侧脚。

4. 观察并指导　家政服务员要密切观察照护对象使用情况,可在旁搀扶以免发生意外。发现错误动作及时纠正,以免发生危险。

实战演练

张奶奶,73 岁,两个月前因车祸致左侧股骨颈骨折,行全髋置换术后 1 个月,复查后医生建议张奶奶可下床活动,活动时必须借助助行器具。现由家政服务员协助张奶奶使用助行器下床活动。

方法指导:根据张奶奶的情况,因患腿无法负重可以选择无轮步行器。需要家政服务员掌握步行器的使用方法及注意事项。

拓展学习

本案例中张奶奶为外伤患者,术后早期锻炼适合选择步行器,加上患肢不可负重,因此步行器应选择无轮式更加合适。无轮式牢固不易滑动,行走速度相对较慢但比较安全。

1. 准备工作(同手杖)

2. 沟通交流

3. 步行器的使用

(1) 检查步行器是否完好,连接处有无松动。

(2) 根据照护对象的身高和需求调节步行器的高度,一般以上臂弯曲 90°为宜。

(3) 步行器应置于照护对象前 20 cm 处,老人站立在框内。

(4) 步行器四个脚放置在地上时一定要稳。

(5) 双手握住扶手,向前移动步行器约一步距离。

(6) 患腿向前移动重心。

(7) 稳定后移动正常腿向前一步,适当落在患腿前方。

(8) 重复这些步骤向前行走　移动:步行器—正常腿—患腿

4. 宣教

(1) 使用前告知照护对象步行器的意义和重要性,做好解释工作,取得患者的配合。

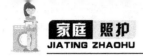

（2）告知照护对象在使用步行器时避免重心过于前倾或后仰,易造成跌倒。

（3）教育照护对象在使用步行器后如有不适及时告知执行人员。

5．注意事项

（1）迈步时不要过于靠近步行器,否则会有向后跌倒的危险。

（2）步行时不要把步行器放得离患者太远,否则会扰乱平衡,使步行器的底部不能牢固地放在地面负重。

（3）使用轮式步行器时要求路面要平整,上下坡时能灵活运用车闸以保安全。

教学测评

对于本任务,可根据学生听课及协助张奶奶使用步行器的完成情况对学生进行考核。可从知识、技能、态度及拓展学习几个方面进行考核。

项目	考核标准	得分
知识 （10分）	认真听老师讲课（3分）	
	听课过程中有无提出问题（3分）	
	能否回答老师提出的问题（4分）	
技能 （50分）	使用步行器前环境、自身准备（4分）	
	帮助照护对象选择合适的服装和鞋子（6分）	
	步行器性能评估（10分）	
	使用步行器前与照护对象的充分沟通（5分）	
	根据照护对象病情选择合适的步行器（5分）	
	正确指导步行器的使用方法（14分）	
	对各种步行器的注意事项掌握熟练（6分）	
态度 （20分）	准备的步行器符合病情需要（4分）	
	与照护对象沟通时语气温柔、语速缓慢、吐字清晰（6分）	
	示范时动作规范、督促照护对象按照循序渐进的原则进行锻炼（6分）	
	能耐心帮助照护对象完成步行器的训练工作（4分）	
拓展 （20分）	根据之前学习的知识、技能整合拓展学习的知识、技能（4分）	
	整合的知识、技能思路正确,内容准确（6分）	
	能正确表达并示教拓展内容（4分）	
	示教中准备充分、思路清晰、内容丰满,与同学有互动（6分）	
总分		

学习单元 2　协助照护对象使用轮椅

实际案例

正确协助照护对象使用轮椅完成日常生活

顾爷爷,76 岁,因中风后致左侧肢体瘫痪卧床。作为家政服务员,我们要协助顾爷爷进行肢体功能锻炼,为提高顾爷爷的生活质量,需协助顾爷爷利用轮椅完成一些日常生活,或者借助轮椅进行室外活动。

本案例中,顾爷爷为中风偏瘫患者,为锻炼顾爷爷心脑肺功能,预防并发症的发生,医生建议顾爷爷利用轮椅进行室外活动,呼吸新鲜空气。案例中顾爷爷平时卧床休息,家政服务员应正确掌握协助照护对象单人徒手由轮椅转移至床的方法,并能很好地帮助顾爷爷完成室外活动。

问题讨论

1. 为什么要协助顾爷爷使用轮椅?
2. 在本案例中,应如何协助顾爷爷单人徒手由轮椅转移至床?
3. 本案例中顾爷爷利用轮椅可以完成哪些日常生活?

知识学习

轮椅是装有轮子可以帮助替代行走的椅子,是用于伤员、病员、残疾人居家康复、周转运输、就诊、外出活动的重要移动工具。分为电动和手动折叠轮椅。轮椅它不仅能满足肢体伤残者和行动不便人士的代步,更重要的是方便家属移动和照顾照护对象,使照护对象借助轮椅进行身体锻炼和参与社会活动。除了作为代步工具外使用者还可以通过轮椅锻炼身体,以增强大脑皮层压缩的协调关系,改善心血管系统的功能,减少并发症的发生,提高对生活的兴趣和信心。

一、轮椅的分类

(一)普通轮椅

普通轮椅又称手动折叠轮椅(图 5－6－12),一般由可折叠框架、前后车轮、左右护膝和脚踏板、左右可拆卸扶手、把手刹车装置、座椅、靠背、医学影像资料袋、便盆、接尿袋挂钩等部分组成。手摇轮椅在普通轮椅的基础上增加了手摇装置。

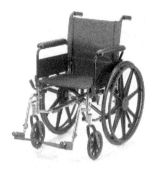

图 5-6-12　普通轮椅

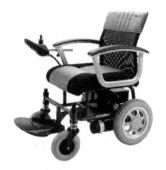

图 5-6-13　电动轮椅

（二）电动轮椅

电动轮椅又称智能轮椅（图 5-6-13），在普通轮椅的基础上增加了电子助力系统，减轻了使用者的体力消耗。智能轮椅在电动轮椅的基础上增加了定位移动、站立移动、遥控移动以及相关互联网＋辅助生活。

二、轮椅的选择

1. 座位宽度要适宜，太窄不但上下轮椅时比较困难，还容易使臀部和大腿的组织受到挤压。

2. 座位长度要适宜，太短易造成局部皮肤受压过多，太长会压迫腘窝部，影响局部血液循环。

3. 座位高度要适宜，座位太高，轮椅不能入桌旁，太低则坐骨承受压力过大。

4. 为了坐姿舒服和防止褥疮发生，轮椅的椅座上应放置坐垫。

5. 椅背高度越高，稳定性越好；椅背越低，上身及上肢活动范围就越大。

6. 适宜的扶手高度不但能有助于保持正确的身体姿势和平衡，还可使上肢放置在舒适的位置上。

三、轮椅清洁保养

1. 长期反复使用轮椅，轮椅难免会被血液、呕吐物、排泄物污染，被污染的轮椅应先去污，再擦拭、消毒，避免交叉感染。

2. 每周对轮椅进行清洁、消毒。可选用紫外线照射消毒，照射距离 25～60 cm。照射时间 20～30 min。

3. 轮椅使用前或者应定时检查各螺丝是否松动，若有松动，要及时紧固。

4. 正常使用中应每 3 个月进行 1 次检查，确保所有零部件使用良好。

5. 轮椅在使用过程中如遇雨淋应及时擦干，正常使用的轮椅也应经常用细软抹布擦拭并涂上防锈蜡，使轮椅保持光亮、美观。

6. 轮椅座架的连接螺丝为松连接，严禁旋紧。

四、常用的几种轮椅用法

（一）坐轮椅的正确方法

双手放在扶手内，双脚放在脚踏板上，背贴近轮椅背，扣上安全带，保持坐姿平衡。

（二）坐轮椅的错误方法

双手放在扶手外，双脚吊挂在脚踏板旁边。衣物过长易卷入轮椅转动的部位。坐得太靠前，安全带易松脱或佩戴失效。

（三）轮椅的正确使用方法

1. 四轮着地法　在平地上推动轮椅时，轮椅保持水平推或四轮着地，照护对象臀部坐稳，身躯保持平衡，家政服务员站在轮椅的后面，两手扶住车把平衡向前推进。

2. 二轮着地法　前小轮上翘，大轮着地，轮椅后倾，使重心落在大轮上。

3. 上台阶　家政服务员用一只脚踩后倾杆，二轮着地法，翘起前小轮推上台阶，手柄向后下方拉，再将大轮滚上台阶。

4. 下台阶　照护对象和家政服务员背向前进方向，家政服务员在前，轮椅在后，提起车把，先把后轮移到台阶下，以两后轮为支撑点缓慢抬起前轮，再把前轮移到台阶下。

5. 上坡　通过转换车轮方向向前推进，轮椅与斜坡相交呈"S"形，使轮椅在斜坡上能够立足平稳。

6. 下坡　照护对象和家政服务员都背向前进的方向，家政服务员在前，轮椅在后，调整行走的速度，缓慢下坡。

五、使用轮椅的注意事项

1. 确认照护对象的身体状况是否可以使用轮椅。如中风照护对象患侧肢体因失去功能容易卡在脚板下面，易被绊倒。

2. 检查轮椅是否完好、刹车是否安全、车胎是否有气。

3. 周围空间尽量宽敞，清除障碍物，以免影响轮椅的使用。

4. 使用轮椅过程中要注意与照护对象交流，事先向照护对象说明前进方向和注意事项等。

5. 行走过程中观察道路前后情况，随时注意照护对象面色，询问照护对象有无不适。

6. 坐在轮椅上时要绑好安全带，松紧适宜，以手掌可穿过为宜。

7. 使用轮椅过程中，要求平稳移动轮椅，避免突然加速、减速和改变方向，避免车体有大的震荡，防止照护对象发生意外。

操作步骤

1. 工作准备

（1）环境准备：环境安全，室外温度适宜，空气质量优，晴天，适合顾爷爷户外活动。帮助顾爷爷选择质地柔软舒适的服装，避免衣服裤子不合适带来的安全隐患。

（2）照护对象准备：评估照护对象体形、体重及配合程度。

（3）家政服务员准备：洗手、穿戴整洁，无长指甲等。

（4）物品准备：准备好轮椅，评估其性能是否良好，使用安全。根据顾爷爷目前身体状况，确保其可以单人徒手完成轮椅至床的转移。

2. 与顾爷爷沟通交流　在使用轮椅前先与顾爷爷交流，讲解使用轮椅的目的和注意事项。家政服务员可以说："顾爷爷，今天外面天气很好，您好久没有出去晒太阳了，今天我用轮椅带您出去透透气好吗？等一下我们要从床上转移到轮椅上，还会从轮椅转移到床上，您听我的指令，配合我就好，可以吗？"

3. 单人徒手由轮椅至床的转移

（1）轮椅靠床边成45°或90°角；锁住刹闸，扶起脚踏板。

（2）协助照护对象身体尽量前倾；家政服务员弯腰，用肩膀承托照护对象的头部，将照护对象的臀部向前移动。

（3）家政服务员与照护对象的双膝紧靠，家政服务员用肩胛抱法。

（4）家政服务员利用身体后倾，借力将照护对象拉起。

（5）家政服务员向床边移动脚步；将照护对象转身移至床边，安顿坐下；给照护对象选择舒适的体位。

4. 轮椅移动的注意事项

（1）家政服务员应该将轮椅与床形成一个窄角，否则操作时既费力又容易伤害自己。

（2）从轮椅过渡到床时，轮椅不应正对床摆放，不应是180°角。

5. 使用轮椅的安全隐患　如中风照护对象患侧肢体因失去功能容易卡在脚板下面，易被绊倒，要特别引起重视。

实战演练

胡奶奶，83岁，因年老体弱，平时卧床休息，自述不习惯床上大小便，经常憋尿憋便，为此医生建议可借助轮椅完成如厕。

本案例中，胡奶奶神智清，沟通良好，因年老体弱，又卧床时间过久，行动比较迟缓，现在需利用轮椅协助如厕。家政服务员必须掌握由轮椅至坐厕的转移。

拓展学习

本案例介绍的是一活动不便的照护对象如何完成从轮椅到坐便器的移动过程。在移动过程中，一定要注意轮椅的固定，以防在移动中出现跌倒、摔伤等意外事故。

教学测评

对于本任务，可根据学生听课及协助胡奶奶使用轮椅的完成情况对学生进行考核。可从知识、技能、态度及拓展学习几个方面进行考核。

项目	考核标准	得分
知识 (10分)	认真听老师讲课(3分)	
	听课过程中有无提出问题(3分)	
	能否回答老师提出的问题(4分)	
技能 (50分)	使用轮椅前环境、对轮椅性能检查、自身准备(10分)	
	帮助照护对象选择合适的服装(4分)	
	评估照护对象的配合程度(6分)	
	使用轮椅前与照护对象的充分沟通(5分)	
	根据照护对象病情选择完成轮椅至床、轮椅至坐厕的转移(10分)	
	掌握轮椅的清洁保养方法(5分)	
	对轮椅上下坡的使用正确(10分)	
态度 (20分)	正确讲解使用轮椅的注意事项(4分)	
	与照护对象沟通时语气温柔、语速缓慢、吐字清晰(6分)	
	会正确检查轮椅的功能(6分)	
	能耐心帮助照护对象完成利用轮椅进行室外活动(4分)	
拓展 (20分)	根据之前学习的知识、技能整合拓展学习的知识、技能(4分)	
	整合的知识、技能思路正确,内容准确(6分)	
	能正确表达并示教拓展内容(4分)	
	示教中准备充分、思路清晰、内容丰满,与同学有互动(6分)	
总分		

（应　瑛　麻海亚）

任务七　临终关怀

相关链接

　　截止 2022 年,全球范围内安乐死合法化的国家有:比利时、荷兰、卢森堡、瑞士、新西兰等。

　　新西兰的《生命终结选择法案》在 2021 年 11 月 7 日才正式生效,作为全世界唯一一个通过公众约束投票的形式将安乐死合法化的国家,新西兰的安乐死申请条件也备受瞩目。在新西兰相关法案中,规定安乐死申请必须满足 7 个条件:

　　1. 成年人(年满 18 周岁);

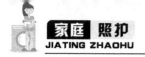

2. 仅限于新西兰公民（包括永久居民）；

3. 不治之症（官方认可的死亡推断时间少于 6 个月）；

4. 生理机能大幅度、持续性下降；

5. 承受的痛苦超过身体极限，且医疗技术无法缓解；

6. 患者本人在知情情况下，头脑清醒时做出决定；

7. 2 位医生通过申请（参与安乐死的医护人员，可要求病人留存知情证据）。

可见，安乐死的实施有严格的条件，并非患者有意愿就能够申请成功。而在不同国家，条件规定也不一样，但无一例外都需要严格审核，避免安乐死的"滥用"。

（网易 2022 - 11 - 07）

问题讨论

1. 什么是安乐死？

2. 什么是临终关怀？

3. 临终关怀的基本理念是什么？

4. 临终照护对象的心理反应包括哪些反应阶段？

5. 不同阶段应如何对照护对象进行生理和心理上的照护？

知识学习

当人处于濒死阶段时，特别需要人间的温暖、社会的尊重、精心的照料和亲友们的依恋。临终照护就是为濒死者及其家属提供全面的身心照护与支持，希望濒死者在临终前的短时间内减轻肉体的痛苦及心理恐惧。

一、临终关怀概述

各国学者对临终的时限有不同的见解。在美国，无治疗意义、估计只能存活 6 个月以内者，被认为是"临终"。我国对"临终"未有具体时限规定。一般认为，濒死者在经过积极治疗后仍无生存希望，直至生命结束之前这段时间称"临终"阶段。

（一）临终关怀的概念

临终关怀是指对生存时间有限（6 个月或更少）的照护对象进行适当的医院或家庭的医疗及护理，以减轻其疾病的症状、延缓疾病发展的医疗护理。临终关怀（善终服务、安宁照顾、安息所）是一种照顾方案，以照料为中心，为濒死者及其家属提供一种全面的照料，包括生理、心理、社会等方面。目的是尊重临终者生命，控制症状，提高生命质量，增强和维护家属的身心健康，使临终者无痛苦、安宁、舒适地走完人生的最后旅程。

1. 临终关怀符合人类追求高生命质量的客观要求　随着人类社会文明的进步，人们对生命的生存质量和死亡质量提出了更高的要求，向迎接新生命、翻开人生历程的第一页一样，送走、合上人生历程的最后一页，画上一个完美的句号。以便让照护对象在死亡时获得安宁、平静、舒适，让家属在照护对象死亡后没有留下任何遗憾和阴影。

2. 临终关怀是社会文明的标志　每一个人都希望生得顺利，死得安详。临终关怀是为让照护对象有尊严、舒适地到达人生彼岸而开展的一项社会公共事业,它是社会文明的标志。

3. 临终关怀体现了医护职业道德的崇高　家政服务员应尊重照护对象的价值,包括生命价值和人格尊严。临终关怀则通过对照护对象实施全方位的照护,用科学的心理关怀方法、高超精湛的手段,以及支持疗法最大限度地帮助照护对象减轻躯体和精神上的痛苦,提高生命质量,平静地走完生命的最后阶段。

(二)临终关怀的发展

1. 国外临终关怀的发展及现状　自 20 世纪 70 年代起,美国、加拿大、日本、澳大利亚、法国、荷兰、挪威、以色列甚至南非等许多国家都相继开展了临终关怀的工作,一度形成了一种运动。资料表明,至 20 世纪 80 年代末,国外登载有关临终关怀和死亡问题的研究报告、学术论文、文献等的期刊就有 300 余种。目前世界上已有 60 多个国家和地区开展了临终关怀服务项目和项目研究,并取得了许多成功的经验和具有指导价值的科研成果,这一切确实给临终者及其家属带来了极大的福音。

(1)美国临终关怀发展及现状:从 1973 年起临终关怀就受到美国重视,成为联邦政府研究的课题;到 1980 年 10 月,临终关怀便已纳入其国家医疗保险法案。1978 年全国统一的非营利性的临终关怀组织成立。到目前为止,美国的临终关怀机构已达到 1 800 多所,分布在全美 50 多个州,每年有 14 万余人接受临终照护。

(2)加拿大临终关怀发展及现状:1975 年在蒙特利尔创办第一个临终关怀院——加拿大皇家维多利亚临终关怀院,现在已发展到 116 个不同类型的临终关怀机构。

2. 我国临终关怀的发展及现状　1988 年 7 月,天津医学院成立了中国第一个临终关怀研究机构。同年 10 月,在上海成立了我国第一所临终关怀医院——南汇护理院。1992 年,北京成立松堂医院从事临终关怀服务。

(三)临终关怀的组织形式

1. 宁养院　是李嘉诚基金会捐资支持的为贫困癌症患者提供免费镇痛治疗、心理辅导、护理指导的临终关怀医疗机构。具有医疗、护理设备和一定娱乐设施,家庭化危重病房设置,提供适合临终关怀的陪护制度,并配备一定数量和质量的专业人员,为临终照护对象提供临终服务。

2. 综合医院内附设的临终关怀病房　为临终照护对象提供医疗、护理和生活照料。临终关怀病房分综合病种的临终关怀病房和专为癌症病人设立的临终关怀病房。

3. 居家照顾　不愿意离开自己家的临终照护对象也可以得到临终关怀。医护人员根据临终照护对象的病情每日或每周进行访视并提供临终照顾。在医护人员的指导下,由病人家属或家政服务员做基本的日常照料,在家里照顾病人,使他们能感受到亲人的关心和体贴,从而减轻照护对象的身心痛苦,最后安宁舒适地离开人间。

4. 癌症病人俱乐部　是具有临终关怀性质的群众性自发组织,其宗旨是促进癌症病人互相关怀、互相帮忙,愉快地度过生命的最后历程。

(四)临终关怀的理念

临终关怀是针对各种疾病晚期,治疗不再有效,生命即将终结者进行的照护,是通过对其全面的身心照料,提供临终前适度的姑息性治疗,控制症状、减轻痛苦,消除焦虑、恐惧,获得心理、社会支持,时而得到最后的安宁。因此,临终关怀是以治愈为主的治疗转为以对症为主的照顾。

1. 尊重临终照护对象的尊严和权利　实行人道主义精神,使临终照护对象在人生的最后阶段同样得到热情的照顾和关怀,体现生命的价值、生存的意义和尊严。护理人员应注意维护和保持照护对象的尊严和权利,在临终照料中允许照护对象保留原有的生活方式,尽量满足其合理要求,维护照护对象个人隐私和权利,鼓励照护对象参与医护方案的制定等。尊重生命的尊严及尊重濒死照护对象的权利充分体现了临终关怀的宗旨。

2. 提高临终照护对象的生命质量　临终关怀不以延长照护对象的实际生存时间为目的,而以提高临终阶段的生存质量为宗旨。对濒死照护对象的生命质量的照料是临终关怀的重要环节,减轻痛苦使生命品质得到提升,为临终照护对象提供一个舒适的、有意义的、有希望的生活,在可控制的病痛下与家人共度温暖生活,使照护对象在人生的最后阶段能够感受到人间的温情,从延长照护对象的生存时间转为提高照护对象的生命质量。

3. 接纳死亡,加强死亡教育　临终关怀将死亡视为生命的一部分,承认生命是有限的,死亡是一个必然的过程。虽然医护人员已尽力对照护对象进行了治疗和护理,但照护对象因疾病不能治愈而死亡仍是不可避免的。临终关怀强调把健康教育和死亡教育结合起来,从正确理解生命的完整与本质入手,完善人生观,善始善终,以健全的身心走完人生最后的旅途。

4. 提供全面、整体照护　包括对临终照护对象的生理、心理、社会等方面给予关怀和照顾,为照护对象提供 24 h 护理服务。注重临终照护对象家属的心理支持,要关心照护对象家属。既为照护对象提供生前护理,又为死者家属提供沮丧照料。

二、临终照护对象的各种生理变化及照护

(一) 临终照护对象的生理变化

1. 肌肉失去张力　表现为大小便失禁,吞咽困难;无法维持良好、舒适的功能体位,肢体软弱无力,不能进行自主躯体活动,脸部外观改变(面肌消瘦,嘴唇、面颊松弛,下颌下垂、眼眶凹陷、双眼半睁、目光呆滞)。

2. 胃肠蠕动减弱　表现为食欲不振、恶心、呕吐、腹胀、脱水、口干。

3. 循环功能减退　表现为皮肤苍白、湿冷、大量出汗、四肢发绀、发硬,出现斑点,然后向中央发展,脉搏快而弱,不规则甚至测不出,血压逐渐降低甚至测不出,心尖搏动减弱。

4. 呼吸功能减弱　表现为呼吸频率由快变慢,呼吸深度由深变浅,出现鼻翼呼吸、张口呼吸等,由于分泌物在支气管内潴留,出现痰鸣音及鼾声呼吸,最终呼吸停止。

5. 意识的改变　未侵犯神经系统的疾病,照护对象直到死亡神志仍可清醒。病变在脑部的疾病,则很快出现嗜睡、意识模糊、昏睡或昏迷等。

6. 感觉、知觉改变　表现为视觉逐渐减退,由视觉模糊只能看清近物发展到只有光感,最后视力消失,分泌物增多。听觉是最后消失的感觉功能。疼痛是临床照护对象临终前最严重的症状,也是最痛苦的。表现为烦躁不安,血压及心率改变,呼吸变快或减慢,瞳孔放大,不寻常的姿势,面容痛苦。

7. 临近死亡的体征 各种反射逐渐消失,肌力减退、丧失,脉搏快而弱,血压降低,呼吸急促、困难,出现潮式呼吸,皮肤湿冷。通常呼吸先停止,随后心跳停止。

(二)临终照护对象的生理照护措施

1. 改善呼吸功能

(1)定时通风换气,保持室内空气新鲜。

(2)神志清醒者可采用半坐卧位;昏迷者可采用仰卧位头偏向一侧或侧卧位,防止呼吸道分泌物误入气管引起窒息及肺部并发症。

(3)保持呼吸道通畅 定时协助排痰,应用雾化吸入稀释痰液,促进排出。

(4)根据呼吸困难程度给予氧气吸入,纠正缺氧,改善呼吸功能。

2. 减轻疼痛

(1)观察:家政服务员应注意观察照护对象疼痛的部位、性质、程度、持续时间及发作规律。

(2)稳定情绪,转移注意力:家政服务员应采用同情、安慰、鼓励等方法与照护对象进行沟通交流,稳定其情绪并适当引导使其转移注意力,从而减轻疼痛。

(3)协助照护对象选择减轻疼痛的有效方法:若照护对象选择药物止痛,可采用WHO推荐的三步阶梯疗法控制疼痛。注意观察用药后的反应,选择恰当的剂量和给药方式,以达到控制疼痛的目的。

(4)使用其他止痛的方法:临床上常选用音乐疗法、按摩、外周神经阻断术、针灸疗法等。

3. 促进照护对象舒适

(1)维持良好、舒适的体位:家政服务员应为不能自主活动的照护对象建立翻身卡,定时翻身,避免局部长时间受压,促进局部血液循环,防止压疮的发生。

(2)加强皮肤护理:对大小便失禁者,注意会阴、肛门周围的皮肤清洁,保持干燥;有留置导尿管的照护对象要注意导尿管的位置、通畅性等,定时消毒会阴部,防止逆行性感染的发生;大量出汗时,应及时擦洗干净,勤换衣裤,并保持床铺的清洁、平整。

(3)加强口腔护理:每天要仔细检查照护对象的口腔黏膜是否干燥或疼痛,观察是否有念珠菌感染。有溃疡或真菌感染者要酌情涂药。协助照护对象漱口,保持口腔清洁卫生。口唇干裂者可适量喂水并涂唇膏。

(4)保暖:照护对象四肢冰冷不适时,应加强保暖,必要时给予热水袋,但要注意防止烫伤。

4. 增进食欲,加强营养

(1)照护对象因治疗关系会出现恶心、呕吐的现象,家政服务员应为照护对象创造良好的进食环境,稳定照护对象的情绪。

(2)根据照护对象饮食习惯调整饮食,尽量创造条件增加照护对象的食欲。家政服务员应注意食物的色香味,尝试新的花样,少量多餐,应给予高蛋白、高热量、易于消化的饮食,并鼓励照护对象多吃新鲜水果和蔬菜。

(3)家政服务员应给予照护对象流质或半流质饮食,以便于照护对象吞咽;必要时采用管道饮食,保证照护对象的营养供给。

5. 观察病情变化

(1)密切观察照护对象的生命体征和意识状态等。

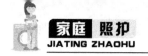
（2）观察照护对象的用药后反应及疾病反应。

三、临终照护对象的各种心理变化及照护

美国罗斯认为临终照护对象的心理活动有 5 个发展阶段，即否认期、愤怒期、协议期、忧郁期、接受期。

（一）临终照护对象的心理变化

1. 否认期　当照护对象直接或间接听到自己可能死亡时，第一反应就是否认："不可能""他们一定是搞错了"，否认病情恶化的事实，希望出现奇迹。有的照护对象到临终前一刻仍乐观地谈论未来的计划和病愈后的设想。

2. 愤怒期　当照护对象经过短暂的否认而确定无望时，一种愤怒、妒忌、怨恨的情绪油然而起："为什么是我？这太不公平了"，于是把不满情绪发泄到接近他的医护人员及亲属身上。

3. 协议期　承认死亡的来临。为了延长生命，照护对象会提出种种"协议性"的要求，希望能缓解症状。有些照护对象认为许愿或做善事能扭转死亡的命运，有些照护对象则对所做过的错事表示悔恨。

4. 忧郁期　尽管采取多方努力，但病情日益恶化，照护对象已充分认识到自己接近死亡，心情极度伤感，郁郁寡欢。此时照护对象可能很关心死亡家人的生活，同时急于交代后事。

5. 接受期　经历一段忧郁后，照护对象的心情得到了抒发，已有面临死亡的准备，极度疲劳虚弱，常处于嗜睡状态，表情淡漠，却很平静。

（二）临终照护对象心理变化的照护措施

1. 否认期　真诚地对待照护对象，但不要揭穿照护对象的防御机制，经常陪伴照护对象，给照护对象适当的希望，愿意与照护对象讨论死亡。

2. 愤怒期　倾听照护对象的心理感受，允许照护对象发怒、抱怨、不合作等发泄行为，做好家属的工作，给予照护对象宽容、关爱和理解。

3. 协议期　予以指导和帮助，使照护对象能更好地配合医务人员，减轻症状。

4. 忧郁期　给予照护对象精神支持，陪伴照护对象，预防自杀，尽量满足照护对象的合理要求，给予社会支持。

5. 接受期　帮助照护对象实现未完成的愿望，尊重照护对象，减少外界干扰，不强迫与照护对象交谈，加强生活护理。

四、预立医疗自主计划

预前指示早在 20 世纪 60 年代末就被提出。1990 年，美国通过了《患者自决法案》，提出个人在意识清楚且具有决策能力时，可以为自己病情恶化无法做出判断的情况设立医疗照护选择和医疗决策代理人。而预立医疗自主计划更多地强调照护对象和家属对未来危机的情绪准备，强调反复沟通的过程。

（一）预立医疗自主计划的概念

预立医疗自主计划是自愿的沟通和回顾过程，促使个人在有决策能力时，根据当前

身体情况考虑未来可能出现的问题。如果有意向,可以制定一份文件,记录他对未来医疗照护方式的选择和/或在特定的情况下拒绝某些治疗。当个人失去决策能力时,可根据这些信息做出尊重个人意愿的医疗决定。理论上,达到法定年龄,具有完全行为能力者都可以制定预立医疗自主计划。在制定时,主要照顾者、医护人员和相关法律人员应参与其中。

(二)预立医疗自主计划的意义

1. 保障照护对象医疗自主权,减少医患矛盾 自主权是预立医疗自主计划的核心和最大推动力。历来,医生是医疗唯一的授权者,但预立医疗象征着医疗赋予病人的权利,并且将病人的自主权延长到未来不能参与医疗照护决策时。预立医疗自主计划强调以病人为中心,要求医生与病人经常沟通,视病人为制定医疗护理计划的合作伙伴,共同做出最佳临床决策。避免多个家属意见不同时,医护人员无法抉择,从而减少不必要的医疗纠纷。

2. 促进临终关怀的发展,提高生命质量 中国传统的观念重生贵生、恶死避死,对人们影响深远。这种死亡态度让许多人对临终和死亡缺乏科学与理性认知,成为潜在制约临终关怀发展的不利因素。预立医疗自主计划实施的前提是对临终和死亡的开诚布公,使得病人和家属正视死亡,规划生命的终末期。Bischoff 等采用队列研究,调查近 22 000 人,比较多组临终生命质量指标,得出制定预立医疗自主计划能提高终末期生命质量。相对于身上插满管子,身体极度虚弱,鼻饲管供应营养,呼吸机提供氧气这样的生存状态,拒绝不必要的侵入性治疗,可以减少不必要的痛苦,更有尊严地面对死亡。

3. 减少不必要的医疗投入,减轻医疗负担 生命宝贵神圣的观点得到古代医学家的认可并被强化,认为保全人的性命就是医学的全部。所以当生命面临死亡时,医者全力保存生命,延长寿命,几乎成为带有必然性的道德选择。英国一份回顾性研究表明,完成预立医疗自主计划的病人在医院外去世比住院治疗花费更少。

4. 减轻家属的各种负担 家属对临终生命决策往往呈现矛盾心理,如果不尽力治疗,自己内心不安,还要承受外界压力。因此,预立医疗自主计划避免了家属在长期无望治疗中的情感消耗以及照护病人带来的身心负担。

五、与临终相关的知识

(一)死亡相关概念

1. 濒死 又称临终,指照护对象已接受治疗性和姑息性的治疗后,虽然意识清楚,但病情加速恶化。各种迹象显示生命即将结束,是生命活动的最后阶段。

2. 死亡 是指个体生命活动和新陈代谢的永久终止。

(二)死亡的标准

当前医学界提出以脑死亡作为判断死亡标准。1968 年美国哈佛大学医学院提出了判别"脑死亡"的 4 个标准:

1. 不可逆的深度昏迷,对任何刺激均无反应。

2. 自主呼吸、自主运动停止,并已正确、连续地做心肺复苏 30 min 以上,证明脑的全部功能已达不可逆的损伤者。

3. 脑干反射功能消失,如吞咽反射、睫毛反射、瞳孔对光反射、角膜反射。

4. 脑电波消失或平坦。

世界卫生组织(WHO)医学科学国际委员会对脑死亡诊断提出了五项标准：

1. 昏迷 对这个环境应答反应消失。

2. 各种反射消失 瞳孔无对光反射，呈扩张状态。

3. 自主呼吸消失 包括停止人工呼吸 3 min 后仍无自主呼吸。

4. 如果不以人工维持，血压急剧下降。

5. 给予刺激，脑电图呈直线。以上情况应将低体温(小于 23 ℃)的照护对象和药物滥用者除外。

24 h 后重复上述测试，结果不变。

（三）死亡过程的分期

1. 濒死期(临终状态) 此时机体各系统的功能发生严重障碍，神志不清，但有时意识尚存，表现出烦躁不安、感觉迟钝。肌张力丧失，大小便失禁，种种深浅反射逐渐消失，心跳减弱、血压降低、呼吸变浅、弱，出现潮式或间停呼吸。说话困难，听力最后消失。由于能量锐减，各种机能活动极度减慢。此期时间根据病情而定，有些猝死的照护对象，因心跳、呼吸骤停则无明显的濒死期而直接进入临床死亡期。

2. 临床死亡期 主要特征为心跳、呼吸完全停止，各种反射消失，延髓处于深度抑制状态，但各种组织细胞仍有微弱代谢活动。在一般条件下，持续时间为 4 min(即血液供应完全停止)，但在低温条件下可延长 1 h 左右，超过这个时间，大脑将发生不可逆的变化。此期由于重要器官代谢过程尚未停止，如对失血、窒息、触电等致死的照护对象给予积极抢救复苏，仍有复苏的可能。

3. 生物学死亡期 是死亡过程的最后阶段，整个神经系统以及各器官的新陈代谢相继停止并出现不可逆的变化，机体已不能复活。随着生物学死亡期的进展，相继出现早期尸体现象(尸斑、尸冷、尸僵)和晚期尸体现象(尸体腐败)。

（1）尸斑：呈暗红色斑块或条纹，出现在尸体的最低部，一般在死亡 2～4 h 后出现。

（2）尸冷：尸体温度逐渐下降，体表温度经过 24 h 同室温接近。

（3）尸僵：死亡后躯体逐渐变硬而僵直的过程。死亡后大约经过 1～3 h，肌肉轻度收缩，关节不能屈曲，开始出现尸僵；经过 12～16 h，尸僵遍及全身，24 h 后尸僵开始缓解。尸僵可因外界温度高低、尸体体质情况、死因不同而出现有早有晚。

（4）尸体腐败：一般死亡 24 h 后发生(气温高时发生较早)，主要是在酶的作用下，使组织发生分解、自溶。

案例讨论

李某，男性，67 岁，被医生诊断为"肝癌晚期"，预测生存时间为 6 个月。李某自从知道自己的疾病后一直处于精神压抑、态度冷漠、不愿意与人交流的状态。作为李某的家政服务员，每天细心照料李某，耐心与李某沟通，使李某在生命的最后阶段过得安宁、平静。请问家政服务员在照护李某时具体应该做哪些工作？

（王培红）

项目六
家庭常见慢性非传染性疾病的照护

学习目标

◎ **知识目标**

掌握糖尿病、高血压照护对象常见并发症的家庭照护方式。

掌握糖尿病足、冠心病、慢性支气管炎、肺气肿、肺心病、精神分裂症、阿尔
茨海默症、短暂性脑缺血发作、脑梗死、脑出血、骨质疏松、痛风的家庭照
护方式。

掌握慢性支气管炎、肺气肿、肺心病照护对象家庭氧疗的注意事项。

掌握冠心病、短暂性脑缺血发作、脑梗死、脑出血的救护原则和预防。

熟悉糖尿病、高血压照护对象家庭照护的基本方法。

熟悉冠心病、骨质疏松的概念、发病原因、临床表现。

熟悉精神分裂症、痛风的常见类型。

熟悉痴呆症、骨质疏松的分期与临床表现。

了解糖尿病、高血压、慢性支气管炎、肺气肿、肺心病、痴呆症、脑血管疾病、
痛风的概念。

了解糖尿病、高血压、慢性支气管炎、肺气肿、肺心病的发病原因。

了解精神分裂症照护对象的临床特点。

◎ **态度目标**

具备爱心、耐心、细心,跟照护对象沟通语气要温柔,注意询问照护对象的
感受并配合适当非语言性交流如抚触等肢体动作,准备饮食时应细心谨
慎,及时帮助照护对象进行皮肤清洁、足部护理、心理护理等。

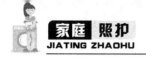

任务一 糖尿病病患的家庭照护

相关链接

喝甜饮料到底有没有患糖尿病的风险?

2010 年,瑞金医院内分泌科宁光教授团队与国家疾控中心合作,进行了中国 10 万常住人口统一进行口服糖耐量试验,结果显示国人糖尿病患病率超过 11%,而糖尿病前期超过 50%,中国糖代谢异常人群超过 6 亿。我国是糖尿病第一大国,且发病群体逐渐年轻化。

糖尿病和吃甜食到底有没有关系? 专家表示,是有关系的。比如,当一个人本来就有 2 型糖尿病遗传因素同时又喜欢高脂饮食,吃大量甜食,那么可能会导致胰岛素分泌异常,出现高胰岛素血症。

现在街头饮料店那么多,喝饮料已经成为一种生活方式了。工作压力够大了,喝一杯奶茶或其他饮料,也是一种放松和享受。喝饮料让人快乐,健康人士不用完全拒绝;但市面上卖的饮料大多含有较高糖分及其他添加剂,不能无节制地喝。她介绍,像吃米饭这样的主食,从淀粉到双糖最后代谢成单糖葡萄糖,血糖升高是比较慢的过程,而喝甜饮料血糖升高比较快。如果有糖尿病发生基础,那么频繁地大量饮用甜饮料,可能就会比较早地发生糖尿病。如果本身就已经得了糖尿病,也更容易会发生急性并发症。

"对于甜品和饮料这样的'加餐',不同的人可根据自己的体重、健康状况,合理分配摄入多少。比如有的人有糖尿病家族史,就要严格控制糖分摄入。普通人每天喝一杯奶茶是有点多,但偶尔喝没问题,应选择正规品牌,最好低糖、无糖。人家喝一大杯,你喝一小杯,适当节制点。爱喝咖啡的人也可尽量不放或少放糖。如果的确含糖食物摄入多了,也可以通过运动来帮助消耗,让你既收获快乐,也不摄入过多的糖。"

(上海金山 2021-08-22)

问题讨论

1. 糖尿病如何发生,如何预防?
2. 糖尿病照护对象如何控制血糖?
3. 糖尿病照护对象取暖有何注意事项?
4. 糖尿病照护对象如何预防并发症,如糖尿病足?

知识学习

一、糖尿病

(一)糖尿病的概念

糖尿病(diabetes mellitus,DM)是由遗传和环境因素共同作用而引起的一组以慢性高血糖为特征的代谢性疾病。照护对象因胰岛素分泌和(或)作用缺陷导致糖类、蛋白质、脂肪、水和电解质等代谢紊乱;长期存在的高血糖导致各种组织,特别是眼、肾、心脏、血管、神经的慢性损害、功能障碍,重症或应激时还可发生酮症酸中毒、高渗性高血糖综合征等急性代谢紊乱。

(二)危险因素

1. 遗传因素 1型或2型糖尿病均存在明显的遗传异质性。糖尿病存在家族发病倾向,1/4~1/2患者有糖尿病家族史。临床上至少有60种以上的遗传综合征可伴有糖尿病。1型糖尿病有多个DNA位点参与发病,其中以HLA抗原基因中DQ位点多态性关系最为密切。在2型糖尿病已发现多种明确的基因突变,如胰岛素基因、胰岛素受体基因、葡萄糖激酶基因、线粒体基因等。

2. 环境因素 进食过多,体力活动减少导致的肥胖是患2型糖尿病最主要的环境因素,使具有2型糖尿病遗传易感性的个体容易发病。1型糖尿病照护对象存在免疫系统异常,在某些病毒如柯萨奇病毒、风疹病毒、腮腺病毒等感染后致自身免疫反应,破坏胰岛素β细胞。

3. 胰岛素抵抗和B细胞功能缺陷 这是2型糖尿病发病的主要环节,是2型糖尿病的特征。胰岛素抵抗使肝脏、肌肉和脂肪组织对胰岛素作用的敏感性降低,而B细胞对胰岛素抵抗失代偿,共同导致2型糖尿病的发病。另外,胰岛A细胞对葡萄糖敏感性降低,会导致胰高血糖素升高,肝糖输出增多。

4. 糖耐量降低和空腹血糖调节受损 统称为糖调节受损,也称糖尿病前期,是糖尿病的危险因素,也是发生心血管疾病的危险因素。

(三)糖尿病的临床表现

1. 多饮、多食、多尿 体重下降严重高血糖时出现典型的"三多一少"症状,多见于1型糖尿病者。发生酮症或酮症酸中毒时"三多一少"症状更为明显。

2. 疲乏无力、肥胖 多见于2型糖尿病者。2型糖尿病发病前常有肥胖,若得不到及时诊断,体重会逐渐下降。

(四)糖尿病病患的一般照护

1. 饮食 合理安排饮食是控制糖尿病的一个主要方面。饮食控制并不意味放弃喜爱的食物,而是制定一个合理的膳食计划。合理地控制饮食有利于血糖水平的控制,控制饮食中糖、脂肪的摄入是治疗糖尿病的关键。糖尿病照护对象饮食的原则:控制每日膳食总热量,建立合理科学的饮食结构,将体重控制在理想范围,改善血糖、血脂,保持

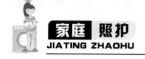

体力。

（1）饮食原则：定时、定量进餐，食物要多样化，清淡少盐。

（2）每日应吃的四大类食品：每天都吃谷薯类、菜果类、肉蛋奶豆类、油脂类食物。食品要以粗粮为主，细粮搭配，不挑食，不偏食，必要时可少量多餐，病情有变化时要及时改变膳食量等，并注意饮食卫生。

（3）做到每餐保持七分饱。

（4）多饮水：每天 6～8 杯水。

（5）烹调方法：应以煮、蒸、灼、焖为主，忌油炸。

（6）在血糖控制理想稳定期间，可进食含糖指数低、水分多的水果，如橙子、草莓、柚子、樱桃等，每次应少于 200 g，都可以根据食物交换法在 2 次正餐之间适当食用。若用胰岛素治疗时，可在两餐之间及睡前加餐。加餐量从三餐主食中减下 1/3 量。加餐可吃面包、鸡蛋、豆腐干、花生米等，以防止发生低血糖。

2. 药物　在协助照护对象服药时应注意：

（1）磺脲类药物：应从小剂量开始，尤其对老年照护对象，应同时密切监测血糖。磺脲类药物以餐前半小时服用疗效较好。任何一种磺脲类药物每天用量不应超过其最大用量。在高血糖得到纠正后，应及时调整磺脲类药物的剂量，以避免低血糖反应的发生。

（2）二甲双胍：二甲双胍的不良反应主要发生在肠道中，20％～30％的患者会出现食欲下降、口腔中有金属的味道、恶心、腹痛、腹胀、腹泻等消化道症状。经过一段时间的治疗后，这些不良反应通常会自行减弱。如果从低剂量开始逐渐增加剂量，或选择在进餐时或进餐后服药，可以减轻上述症状。

（3）α-葡萄糖苷酶抑制剂：主要为消化道反应，肠道中未被吸收的碳水化合物经细菌发酵，导致腹胀、腹痛、腹泻。该药不易引起低血糖，但与磺脲类降糖药物或胰岛素联合应用时，易发生低血糖反应。一旦发生低血糖反应，必须口服葡萄糖，不能口服其他糖类及碳水化合物。

3. 运动协助　运动可以更好地利用胰岛素，有利于控制血糖；消耗脂肪和热量，有助于减肥；增强体质，保持心情愉快。可建议照护对象根据自己的身体情况和爱好选择适当的运动方式，建议以有氧运动为主，如散步、太极拳、体操、慢跑、骑车等。为了避免出现低血糖，最好不要空腹运动，所以建议餐后 1 h 去运动，运动时间 20～30 min，不要超过 60 min，每周 3～4 次，运动应持之以恒。运动时多补充水分，协助照护对象随身携带糖果、糖尿病卡，穿着合适的衣服、鞋袜，运动过后注意调节饮食及药物并检查双足。

4. 监测和管理　日常生活中，若照护对象出现口干、多饮、多尿、多食症状，提示病情发生变化。在该种情况下应每日进行 1 次血糖测量，正常空腹血糖 4.4～6.1 mmol/L，餐后 2 h 血糖 4.4～8.0 mmol/L。每月 1 次血压、体重、腰围/臀围测量，计算体重指数 BMI＝体重(kg)/身高(m)^2。BMI 正常值<18.5，超重时 BMI≥23，肥胖时 BMI≥25。

5. 规范注射胰岛素　胰岛素注射是否规范是影响治疗效果的重要因素之一。在初次胰岛素注射时，家政服务员应对照护对象进行规范注射的同时指导照护对象进行规范注射。

6. 心理调适　照护对象年龄、性别、性格特征、经济状况以及社会和家庭背景等情况不同,对罹患糖尿病的心理反应会有不同。大多数照护对象会表现出害怕、悲观、焦虑、担忧等消极情绪。家政服务员应在与照护对象见面的第一时间做好评估,用倾听的方式使照护对象的不良情绪得到宣泄,从交流沟通中明确他们的困惑和担心,了解他们对疾病的认知程度和存在的误区,适时为照护对象做好解释和心理疏导工作。同时,为照护对象提供个体化的健康教育和专业指导,让其感觉被重视和理解,愿意主动配合治疗。

二、糖尿病足

(一)糖尿病足的概念

糖尿病足是指患糖尿病超过 5 年或患者血糖长期控制不佳,其足部出现感染、溃疡、坏疽等严重的并发症。它是糖尿病患者下肢截肢致残的主要原因,患者终身发病率高达15%～20%。事实上,随着糖尿病发病率及患病人数的增加,糖尿病足的患病率也在逐年增加。糖尿病患者因为末梢神经受损,对温度刺激的感觉反应较差,常常在温度已经很高的情况下都不能察觉,造成下肢的烫伤、烧伤,进而出现破溃、感染,导致糖尿病足,迁延不愈。据统计:糖尿病足病的截肢率是非糖尿病患者的 15 倍,每年的非外伤性截肢人群中有 50%以上是糖尿病患者,早期正确的预防和治疗,45%～85%的患者可以免于截肢。

(二)糖尿病足的临床表现

1. 脚发凉、怕冷,有皮肤苍白或青紫、水肿等症状。
2. 小腿抽筋、疼痛,疼痛在行走时加重。
3. 出现伤口时,经久难愈。

(三)糖尿病足的危害

糖尿病还会伤害腿部和脚的神经。

1. 神经病变　神经病变可使脚出现一些异常的感觉,如疼痛、麻木、灼热、针刺等,也可致照护对象对足部的损伤如割伤、烧伤、碰伤、磨破、水泡等毫无感觉。

2. 穿鞋不当　易引发或加重踇外翻、踇囊炎、锤状足趾、爪形趾、鸡眼、胼胝、老茧、足跟痛、平足行走痛、足部异常受压、摩擦和溃疡等足部问题。

3. 足部护理不当　当照护对象下肢或足部受伤,很容易形成难愈合性溃疡,严重时导致截肢。

(四)糖尿病足的预防

1. 足部日常检查

(1) 检查部位:重点检查足底、趾间及足部变形部位。

(2) 检查频率:每日检查,有助于及时发现潜在的问题。

(3) 检查内容:双下肢的色泽、温度,有无擦痕、伤口红肿或溃烂,如皮肤有发热、红肿、青紫、感染尚无扩展及无水疱发生时,应限制行走以免再度受压,导致症状加重或促使疮面形成。保持局部清洁,尽快到医院就诊,不要自行乱涂药,以免延误治疗时机,造成治疗困难或截肢。

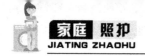
2. 足部卫生保健　坚持正确的洗脚方法：水温 38 ℃左右,洗前用手或温度计测量水温,不过分浸泡双脚;清洁时使用中性肥皂;洗完后用浅色毛巾擦干脚趾间的水分并检查有无出血和渗液,保持脚趾间干爽。

3. 足部皮肤护理　可用皮肤护理膏或霜保护皮肤并适当按摩足部;注意不要将护理霜涂抹于足趾间或溃疡伤口上;严重足跟皲裂时,可以使用含尿素的特殊皲裂霜;有足部溃疡时建议及时就医。

4. 趾甲护理　修剪时沿趾甲缘直直地修剪,不要剪得太短,以免损伤甲沟皮肤,引起甲沟炎;趾甲的长度修剪后应与趾尖平行,可用趾甲锉将趾甲尖锐的边角锉光滑;如趾甲干脆,可先用 1% 硼酸溶液浸泡 30 min 软化后再修剪;一旦不小心伤了皮肤,切不可擅自处理,必须去医院正确处理伤口。

5. 舒适鞋袜　选择温暖、柔软、宽松的袜子及鞋子;袜子应清洁无破损,每天更换;鞋子要合脚舒适,不宜穿硬底鞋,以免足部受压造成血液循环受阻;同时应避免照护对象赤脚行走,以防皮肤受挤压,磨损受伤;鞋内要保持清洁干燥,每次协助照护对象穿鞋前检查鞋内有无钉子、玻璃碴等异物。

6. 足部正确保暖　寒冷季节禁用热水袋进行足部保暖,尤其是足部皮肤感觉障碍者;禁用电热炉烤脚,以免烫伤;使用电热毯时可先预热,睡前关闭电源,以防漏电烫伤;睡眠时脚冷可穿袜子或护脚套。

案例讨论

刘先生 ,52 岁,患有糖尿病十余年,平时很少测血糖,血糖也控制得不理想。半年前,他因右足麻木、溃烂进行了脚趾切除手术,不料出院不到半年,近日又再次入院。原来是由于近期天气转冷,刘先生在家烤火后脚后跟被烫出水泡。他用缝衣针将水泡刺破,造成感染,水泡进一步破溃、流脓,疼痛难忍。在此案例中:

1. 刘先生为何会发生下肢溃烂的情况? 该如何预防?

2. 如何对刘先生进行足部护理?

3. 如需取暖,有何注意事项?

(陈　静)

任务二　高血压病患的家庭照护

相关链接

高血压病患切莫随意停药

去年单位组织的体检中,58岁的邹先生被提醒血压有点高,随后经过检查,确诊为高血压,医生开药后一直吃。前段时间他发现自己的血压逐渐正常了,感觉吃药麻烦,又担心"是药三分毒",便将原本应该每天都吃的药改成几天吃一次,再也没有定时监测血压。结果,一周后邹先生早晨散步回家,突然头晕出冷汗,伴有胸痛胸闷,家人赶紧将他送往医院,经急诊检查,其血压高达210 mmHg,邹先生的血压离"爆表"也仅有一步之遥。

心内科医生指出,夏天天气热,人的血管容易扩张,从理论上来说,高血压患者的血压相对冬天时会较低,因此很多患者担心药物的副作用,此时有些人会自行减药或停药,但这并不意味着在夏天自行减药、停药就是安全的。相反,如果高血压患者看到血压降下来,就把药停了,过几天血压上来了再吃,这种做法是高血压患者的大忌,非常危险。这些患者原来可能吃一片药就可以解决问题,停药一段时间后血压重新升高,这时再吃一片药,就解决不了问题了,从而导致了血压的"报复性反弹",轻者会导致血压波动反弹,加重血管损伤,导致心、脑、肾等并发症,严重的会导致脑中风和心肌梗死、心绞痛等血管意外事件发生。

到目前为止,世界上还没有一种能彻底治愈高血压的良方。大多数高血压病人需要终身服药,口服药物是控制血压的最好方法,所谓的"食疗"和保健品都不足以控制血压。但病人的血压若长期稳定达1年以上,在高血压专科医师的指导下,可以试图小心、逐步地减少服药次数或剂量,以最小的量维持最理想的血压水平。病人在试行这种"逐步减药"时,应十分仔细地监测血压。若突然停药,可发生停药综合征,出现血压迅速升高和交感神经活性增高的表现,如心悸、烦躁、多汗、头痛、心动过速等,严重可致心律失常、急性心肌梗死。

（《番禺日报》　2015-08-12）

问题讨论

1. 高血压如何发生,如何预防?
2. 高血压患者如何控制血压?
3. 高血压患者饮食、运动、服药等有何注意事项?
4. 高血压患者如何预防应对并发症?

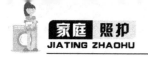
知识学习

高血压是最常见的心血管疾病之一,是心脑血管疾病的重要危险因素。人们常常将高血压与高血压病相混淆。一般来说,95%的高血压是病因未明的原发性高血压,也就是"高血压病"。但也有5%的高血压是某些明确疾病的临床表现,叫继发性高血压。高血压多年来都是严重危害人类健康的常见病,对照护对象的心、脑、肾形成慢性损害。大多数照护对象经医院治疗后,病情趋于稳定回家休息,然而部分照护对象缺乏正确家庭的护理,从而诱发或加重病情,特别是过高的压力易引起脑血管破裂引发脑血管意外,并可致残、致死。因此加强高血压病患的家庭护理是非常必要的。合理科学的家庭护理能有效地控制血压及并发症的发生,有着积极的医学意义。据全国高血压调查结果显示,25岁以上人群高血压患病率仍呈不断上升趋势。而流行病学调查结果表明:高血压病例均存在不同程度知识的缺乏和有不良生活方式,通过联合药物降压和有针对性的健康教育、合理的护理实施,可以提高血压的控制率。

一、高血压的概念

在未用抗高血压药的情况下,收缩压≥140 mmHg和(或)舒张压≥90 mmHg,按血压水平将高血压分为1、2、3级。收缩压≥140 mmHg和舒张压<90 mmHg单列为单纯性收缩期高血压。患者既往有高血压史,目前正在用抗高血压药,血压虽然低于140/90 mmHg,亦应该诊断为高血压。目前我国高血压人群中存在着"三高三低"的特点,即患病率高、危害性高、病死率高,知晓率低、治疗率低和控制率低。

二、高血压的危险因素

（一）遗传因素

大约60%的高血压病患有家族史。目前认为是多基因遗传所致,30%～50%的高血压患者有遗传背景。

（二）精神应激

随着我国经济的不断发展,人民生活水平提高的同时,生活压力等社会心理应激因素也逐渐增加,这些应激源可产生紧张及焦虑的情绪反应,而长时间的紧张、焦虑会激活交感神经-肾上腺髓质系统,促使高血压形成并维持高血压状态。另外,长期暴露在视听刺激环境,尤其是受噪声影响,也会使高血压罹患的风险升高。有研究表明:累计噪声暴露量与高血压的发生有剂量反应关系。

（三）环境因素

近年来,空气质量问题越来越受到人们的关注,雾霾与高血压发生的关系研究显示,随着空气中粒径在10 μm以下的颗粒物等的浓度增加,高血压的患病风险也增加。

（四）生活习惯因素

膳食结构不合理,如过多地摄入钠盐、低钾饮食、大量饮酒、摄入过多的饱和脂肪酸均可使血压升高。烟草中的尼古丁能刺激交感神经末梢,使去甲肾上腺素释放增加,血管收缩加强,并引起氧化应激,损害一氧化氮介导的血管舒张,导致血压升高。同时,吸烟还可损伤血管内皮功能,形成动脉硬化。

(五) 药物因素

避孕药、麻黄素、激素、非甾体抗炎药及甘草等药物能使血压升高。其中,避孕药服用时间的长短与高血压发生率及血压升高程度有关。

(六) 其他因素

肥胖、糖尿病、睡眠-呼吸暂停低通气综合征、甲状腺疾病、肾动脉狭窄、肾实质损害、肾上腺占位性病变、嗜铬细胞瘤、其他神经内分泌肿瘤等。

三、高血压的临床表现

高血压症状因人而异。早期可能无症状或症状不明显,常见的是头晕、头痛、颈项板紧、疲劳、心悸等,仅在劳累、精神紧张、情绪波动后发生血压升高,并在休息后恢复正常。随着病程延长,血压明显的持续升高,逐渐会出现各种症状。此时被称为缓进型高血压病。缓进型高血压病常见的临床症状有头痛、头晕、注意力不集中、记忆力减退、肢体麻木、夜尿增多、心悸、胸闷、乏力等。高血压的症状与血压水平有一定关联,多数症状在紧张或劳累后可加重,清晨活动后血压可迅速升高,出现清晨高血压,导致心脑血管事件多发生在清晨。

当血压突然升高到一定程度时会出现剧烈头痛、呕吐、心悸、眩晕等症状,严重时会发生神志不清、抽搐,这属于急进型高血压和高血压危重症,多会在短期内发生严重的心、脑、肾等器官的损害和病变,如中风、心梗、肾衰竭等。症状与血压升高的水平并无一致的关系。

继发性高血压的临床表现主要是有关原发病的症状和体征,高血压仅是其症状之一。继发性高血压患者的血压升高可具有其自身特点,如主动脉缩窄所致的高血压可仅限于上肢;嗜铬细胞瘤引起的血压增高呈阵发性。

四、高血压的一般照护

(一) 血压的监测

协助照护对象在家运用电子血压计或水银血压计自测血压,测血压时做到定时间、定体位、定部位、定血压计。观察预防:有的照护对象会出现饭后低血压、体位性低血压等,尤其发生在服降压药过程中,所以应指导照护对象变换体位时动作缓慢。血压突然升高时,应全身放松,协助照护对象静卧休息,立即舌下含硝苯地平1片或口服其他降压药,稍觉缓解后即到医院就诊。

(二) 饮食

高盐饮食是中国人群高血压发病的重要因素。资料表明,钠含量增加将导致体内钠的滞留循环血量增加,激活肾素-血管紧张素系统,使小血管痉挛收缩,总外周阻力升高,血压升高。所以高血压患者在家庭饮食中,盐的摄入量每日应当控制在 $3\sim5$ g,严重高血压者每日用盐量应控制在 $1\sim2$ g 或折合酱油 $5\sim10$ mL。对有高血压家族史的高危人群,应及早采用少盐膳食,养成少盐清淡饮食的习惯。摄入的食物应该以低盐、低脂、低胆固醇、高纤维素的食物为主。应限制照护对象动物脂肪和肝脏的摄入量,烹饪食物使用植物油。鼓励照护对象摄入高纤维食物,多补充水分,每日饮水量至少达到 1 500 mL,避免排便用力引起的血压升高,血管破裂和脑卒中等。多食用新鲜的水果蔬菜,保证足够钾、钙、镁等人体必需微量元素的摄入。对于肥胖患者与其家人合作制定减肥计划,合理安排其每日的总热量摄入。在家人鼓励和监督下帮助照护对象减轻体重,养成良好的饮食习惯。

(三) 药物协助

每个高血压患者病情不同,对降压药物反应也不同,要在医师指导下,合理选用降压药物。高血压病的治疗通常需要很长时间,要有长期坚持,规律服药的心理准备。原发性高血压原则上应终身服药,不能以血压的起伏来作为是否服药的标准。治疗要强调平稳降压,理想的降压药物其疗效要持续、平稳、有效。不可根据自己的感觉来增减药物。服药要准时,也不可忘记服药或在下次服药时补上次的剂量,更不能自行突然撤换药物。治疗的目的是既要降低血压,又要强化对心、脑、肾等重要器官的保护作用,综合干预高血压带来的危险。其原则为:安全性高、疗效好、不良反应少、价格合理。此外,应观察服药后的疗效及不良反应,遵医嘱应用降压药物治疗,测量血压的变化以判断疗效,观察药物的不良反应。若出现不良反应要及时告知专业医师,及时调整用药量。

(四) 运动协助

1. 散步 散步有利于防治高血压,是简单、易行和有效的运动方法。进行较长时间的步行后,舒张压可明显下降,症状也可改善。散步的时间及速度可按每个人的身体状况而定。

2. 慢跑 适用于高血压轻症患者。高血压患者慢跑时的最高心率可达 120～130 次/分,血压略有上升,但运动结束后血压及心率会回落。跑步时间可由短渐渐加长,以 15～30 min 为宜。

3. 太极拳 太极拳动作柔和,能使全身肌肉和血管放松,用意念引导动作,有助于消除精神紧张因素对人体的刺激,改善高血压患者动作的平衡性和协调性。但是需要注意的是,不要做过分低头、弯腰的动作,不要做大幅度的快速动作,也不要随意停止药物治疗,运动训练的降压效果具有可逆性。所以,运动锻炼必须持之以恒,这样才能达到满意的效果。

(五) 心理照护

高血压为慢性病,发作反复、病程长、见效慢,患者长期受疾病的折磨,情绪及血压波动大,身心疲惫,多数患者都具有焦虑、紧张、恐惧、抑郁的心理。因此,应做好照护对象的心理疏导,调节情绪,变换心境,安慰鼓励,解除恐惧、焦虑心理。建立安静舒适的环境,使照护对象处于安静舒适的状态,减少心理刺激。和照护对象沟通时,语气应柔和,并建立良好的相互信任的关系。同时,应稳定照护对象情绪,改变不良性格和生活习惯,使照护对象学会自我调节情绪,保持心理平衡。高血压病患者常有情绪不稳定,如压抑、敌意、攻击性或依赖性矛盾性格,心情烦躁、易怒、记忆力减退等。少数患者甚至会出现兴奋、躁动、忧郁、被害妄想等精神症状。家政服务员及家属都要体贴照顾,减少其精神上和工作上的压力,也可通过解释、说服、鼓励以消除照护对象的紧张和压抑心理。要经常跟照护对象闲谈聊天,有的放矢地解除照护对象的思想负担,增强战胜疾病的信心。患者往往多疑,顾虑重重,家政服务员要针对病情对照护对象讲解医学治疗和护理知识,解除照护对象的顾虑之忧。引导照护对象自觉地戒除烦恼和不良情绪。贴心的语言使照护对象心情舒畅,振奋精神,增加食欲。鼓励照护对象参与文体活动,从而转移注意力,避免照护对象将所有注意力集中在疾病方面,减轻抑郁,以达到心情愉悦,喜笑颜开。只要照护对象能够保证积极乐观的心态,对于高血压的治疗具有很大的作用。

五、高血压并发症的照护

(一)高血压常见并发症

高血压的危害有很多,例如引发脑血管疾病、引发肾脏疾病、引发冠心病猝死、心力衰竭,导致多种病变如眼底改变、青光眼以及对更年期的影响等。

1. 早期　起病缓慢,早期多无症状,偶在体检时发现血压升高,或在情绪激动时出现头痛、头晕、眼花、耳鸣、乏力、注意力不集中等。

2. 脑部　头痛头晕常见。情绪激动、过度疲劳、气候变化或停药的情况下常引发高血压脑病、脑出血、脑梗死等。

3. 心脏　早期心功能代偿多无明显症状,后期心功能失代偿发生心力衰竭。还可引起冠状动脉粥样硬化,引起心绞痛,心肌梗死。

4. 肾脏　长期高血压易致肾小动脉硬化,肾功能减退引起夜尿、多尿、蛋白尿、管型、红细胞出现、氮质血症等。

5. 其他　视网膜动脉硬化、眼底改变等,严重高血压可促使主动脉夹层形成并破裂等。

(二)高血压并发症的照护

1. 剧烈头痛并伴有恶心、呕吐为血压突然升高或高血压脑病表现,应立即让照护对象卧床休息,观测血压及脉搏、心率、心律的变化,尽快与医师联系,迅速采取镇静与降压措施。

2. 呼吸困难、发绀,常为高血压心脏病引起左心衰竭的表现。要立即令照护对象取半卧位并及时就医。

3. 如有心悸,应严密观察脉搏、心率及心律变化,做好记录。安慰照护对象,令其卧床休息,消除紧张情绪,一般可很快缓解。

4. 晚期原发性高血压伴心力衰竭、肾衰竭时,可出现水肿。应限制钠盐饮食,卧床休息、抬高患肢、注意保护好皮肤,预防压疮的发生。

5. 晚期高血压易引起脑血管意外,出现昏迷与偏瘫。对于这类照护对象,平时应注意安全护理,防止坠床、窒息、肢体烫伤等。病情严重时应转往医院处置。

案例讨论

王奶奶,72 岁,患高血压 22 年、脑梗死 10 年,右侧肢体活动不灵便,左膝关节炎导致

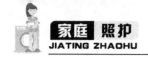
疼痛,肩关节疼痛,腰背部不适,双下肢上下楼无力,右腿单腿站立平衡差,血压不稳定,还有便秘的困扰。在此案例中:

    1. 王奶奶的脑梗死可能和什么疾病相关,如何预防?

    2. 如何对王奶奶进行饮食照护?

    3. 王奶奶在生活起居上有何安全注意事项?

(陈 静 曹 莹)

任务三　冠心病病患的家庭照护

相关链接

　　随着我国人民生活水平的提高、饮食结构的改变,冠心病的发病率逐年上升。冠心病是一个进展缓慢的慢性疾病,因此,如何做好冠心病病患的治疗预防及家庭护理,是提高冠心病病患生活质量的重要手段之一。

　　心脏搏动的作用类似于水泵,心脏功能的正常发挥离不开冠状动脉的作用。促进冠心病的发生和发展的相关因素被称为"危险因素",包括男性肥胖、高血压、高血脂、糖尿病病史、吸烟以及近亲中早发心血管疾病史等。冠心病是中老年人的常见疾病,在40岁后每增加10岁患病率就要递增1倍左右。男性比女性更容易患病。通俗地说,一个人身上具有的危险因素越多,得冠心病的可能性就越大。

　　目前用于治疗冠心病的方法主要有三种:药物、介入治疗及外科冠脉搭桥术治疗。介入治疗及外科冠脉搭桥术是通过非开胸或开胸的方法使冠脉循环的血管恢复正常或基本正常,这两种方法统称为心肌血运重建术。在冠心病的三种治疗方法中,每一种都占有一定的地位,相互补充,可联合应用。积极控制和治疗各种危险因素的相关疾病在冠心病的防治中占有重要的地位。治疗糖尿病,将血压控制在正常水平,纠正血脂紊乱等危险因素,有可能避免或延缓冠心病的发生发展。

　　饮食清淡、戒烟限酒和散步是对抗冠心病最重要的预防原则。严格限制胆固醇的摄入量,每天应摄入300 mg以下。降低胆固醇更多是靠多吃水果蔬菜和含有多种不饱和脂肪酸的深海鱼等,最终达到强身健体、提高生活质量的目的。

问题讨论

    1. 冠心病病患疼痛时如何进行照护?

    2. 怎样判断病患发生心肌梗死的先兆?

    3. 如何做好冠心病病患的康复锻炼指导?

知识学习

一、冠心病的概念

冠状动脉粥样硬化性心脏病,简称冠心病,指冠状动脉粥样硬化使血管腔狭窄或阻塞,或(和)因冠状动脉功能性改变(痉挛)导致心肌缺血、缺氧或坏死而引起的心脏病。

冠心病包括无症状型、心绞痛型、心肌梗死型、缺血性肌痛型、猝死型等,一般以心绞痛与心肌梗死最为多见。冠心病是发达国家人群的首要死亡原因,近几年在我国呈逐渐上升趋势,且发病趋于低龄化,因此关注和提高冠心病病患的生活质量尤为重要。

二、冠心病的病因

(一)年龄和性别

本病多见于 40 岁以上人群,男性发病率较女性高,但女性在更年期后发病率增加。

(二)血脂异常

脂质代谢异常是动脉粥样硬化最重要的危险因素。

(三)高血压

60%～70%的冠状动脉粥样硬化照护对象有高血压,高血压照护对象患本病的概率较正常者高 3～4 倍。

(四)吸烟

吸烟可造成动脉痉挛、动脉壁氧含量不足,促进动脉粥样硬化形成。

(五)糖尿病和糖耐量异常

糖尿病照护对象中本病发病率较非糖尿病照护对象高 2 倍,糖耐量减低者中也常见本病照护对象。

(六)其他

肥胖、遗传因素、缺少活动、不良情绪及性格等都可成为导致冠心病发病的因素。

三、冠心病的临床表现

(一)心绞痛

以发作性胸痛或不适为主要特征,老年照护对象的表现多不典型。

1. 症状　平时无症状,发作时主要表现为心前区疼痛,其特点是:

(1) 部位:多位于上段或中段胸骨体后,可波及心前区,常放射至左肩、左臂内侧达无名指和小指,不典型者可至上腹部、咽部和颈部等处。

(2) 性质:为压迫性或紧缩、发闷、堵塞、烧灼感。

(3) 诱因:常因体力劳动或情绪激动所诱发,也可在饱餐、寒冷、阴雨天气、吸烟时发生。

(4) 持续时间:疼痛常在 3～5 min 内逐渐消失,很少超过 15 min。

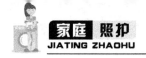

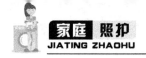

（5）缓解方式：一般在停止诱因后可缓解，舌下含服硝酸甘油数分钟也能缓解。

2. 体征　发作时有心率增快、血压升高、表情焦虑、皮肤湿冷或出汗等症状。

（二）心肌梗死

心肌梗死是指冠状动脉血供急剧减少或中断，相应的心肌严重而持久的急性缺血致心肌坏死。

1. 先兆　50％～81％的患者在发病前数日有乏力、胸部不适，活动时心悸、气急、烦躁等前驱症状。原有心绞痛频繁发作，性质较剧、持续时间长、硝酸甘油疗效差。

2. 症状

（1）胸前区疼痛：疼痛部位与心绞痛相同，但程度更剧烈，持续时间更长，可长达数小时至数天，服用硝酸甘油不能缓解，同时伴有大汗、烦躁不安、恐惧及濒死感。老年人心肌梗死疼痛多不典型，可以很轻微甚至毫无疼痛感，但呼吸困难、心力衰竭等症状远比中青年人重。有的以精神症状、意识障碍、癫痫样发作或偏瘫、失语等起病。

（2）全身症状：有发热，体温可升高至 38 ℃左右，持续约一周。

（3）胃肠道症状：疼痛剧烈时常伴频繁恶心、呕吐和上腹胀痛。

（4）心律失常：大部分照护对象都有此表现，多发生在起病 1～2 天，24 h 内最多见。室颤是急性心肌梗死早期的主要死因。

（5）低血压和休克：因心肌广泛坏死，心排血量急剧下降，照护对象可以出现休克症状，主要表现为面色苍白、皮肤湿冷、脉搏细快、大汗淋漓、烦躁不安、尿量减少，严重者出现昏迷。

（6）心力衰竭：为梗死后心肌收缩力减弱或不协调所致，照护对象表现为呼吸困难、咳嗽、发绀、烦躁等。

四、冠心病发作时的急救

1. 心绞痛发作时应立即停止活动，就地休息，协助照护对象采取舒适的体位，解开衣领并松开皮带，安慰照护对象，以减少心肌耗氧量。

2. 立即给予硝酸甘油（0.3～0.6 mg）或硝酸异山梨醇酯（消心痛）（5～10 mg）等急救药舌下含服。

3. 掌握急救技术，如果照护对象突然发生心跳、呼吸骤停，家庭成员能在最短时间内进行心肺复苏。

4. 上述处理的同时立即通知家属并拨打"120"急救电话。

五、冠心病病患的生活照护

（一）饮食照护

合理安排膳食，摄入低热量、低脂、低胆固醇、低盐饮食，多食蔬菜、水果和粗纤维食物如芹菜、糙米等，避免暴饮暴食，注意少量多餐。限制热量以使体质量达到并维持在理想体质量。控制食糖摄入，除合并有某些类型的高脂蛋白血症患者外，一般控制在 60％～65％，宜多吃粗粮、蔬菜、瓜果，以增加复杂的糖类、纤维素、维生素含量。食盐中的钠具有增高血压、加重心脏负担、引起水肿的作用。冠心病照护对象每天食盐的消耗量应限制在 5 g

以内。冠心病照护对象烹调应选择植物油,且用量应控制在每天 25 g 以内。戒烟戒酒忌喝浓茶,香烟的尼古丁对心血管有直接的损伤作用,可使血压升高、心跳加快并引起心律失常甚至绞痛。酒精有扩张血管的作用,饮用少量低度酒并不禁忌,但大量饮用烈酒是绝对禁止的。适量饮茶是允许的,但饮浓茶及咖啡可导致照护对象心律失常、肌耗氧增多,对患者不利。

(二) 起居照护

1. 生活起居要有规律,早睡早起,适当地午睡,避免熬夜,睡眠要充分,最好要保证有7 h 的睡眠时间,利于体力恢复。

2. 注意照护对象的口腔卫生,注意劳逸结合,不要过于劳累,避免重体力劳动和突然用力,行动要平缓,如走路、上下楼梯、骑车等。

3. 预防和治疗老年性疾病,如高血压、高血脂、糖尿病等。

4. 注意防寒保暖及防暑降温。冬季重视手部、面部、头部的保暖。

5. 养成每日排便习惯,防止便秘。增加蔬菜、水果摄入量,无糖尿病者每日清晨给予温蜂蜜水,适当做腹部按摩以促进排便。

(三) 用药照护

1. 心绞痛发作时的注意事项

(1) 应立即在舌下含 1 片硝酸甘油,或嚼碎后含于舌下,含药时不能站立,以免因突然晕厥而摔倒,应坐靠在宽大的椅子或凳上。

(2) 长期服用普萘洛尔的冠心病照护对象,不可骤停服药,否则会引起"反跳",加剧心绞痛甚至发生心肌梗死。

(3) 忌自作主张随意加减药量。

(4) 外出时随身携带硝酸甘油以备急需,用棕色瓶存放于干燥处。

2. 服药后的自我监测　胸痛发作时应立即停止活动并舌下含服硝酸甘油并观察药效,如服用硝酸甘油后症状不缓解,或心绞痛发作比以往频繁、程度加重、疼痛时间延长,应立即到医院就诊,警惕心肌梗死的发生。不典型心绞痛发作时可能表现为牙痛、上腹痛等,为防止误诊,可先按心绞痛发作处理并及时就医。

(四) 运动指导

准备活动约 5~15 min,关于准备期活动研究有限,一般认为做低水平的有氧运动前可进行简单伸展性运动,做剧烈有氧运动前必须进行准备期活动。每周 3~5 次,每次运动时间最好超过 30 min。运动强度需根据代谢当量、心率以及疲劳程度来确定。

不要做剧烈运动,以散步、保健操、太极拳为主,运动时有不适要停止活动。冠心病照护对象早晨交感神经兴奋,易引起心血管痉挛,诱发心绞痛。因此,冠心病照护对象应选择在下午和晚上做运动。

(五) 心理疏导

部分照护对象在发病及治疗的过程中容易产生紧张、焦虑、悲观等不良情绪,应指导照护对象保持平和的心态,避免情绪剧烈波动,及时给予安慰。仔细观察照护对象的语言、姿势、神态等,掌握照护对象的情绪波动和转移,加强对照护对象的关怀和沟通。要

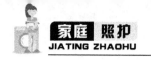
注意沟通的技巧,多倾听照护对象的倾诉,根据照护对象的性格特点和具体处境,宽慰照护对象情绪,适当用眼神和手势等暗示性动作鼓励照护对象。

案例讨论

张阿姨,女,63岁,曾诊断为冠脉粥样硬化性心脏病。今日在家中打扫卫生时突发胸口及左侧肩部疼痛,疼痛逐渐加重,后出现大汗淋漓,脸色苍白情况,有濒死感,无恶心、呕吐、畏寒等情况。此案例中:

1. 张阿姨可能是出现了什么情况?
2. 张阿姨的疼痛该如何缓解?
3. 张阿姨在今后的生活中该注意哪些方面?

(曹　莹)

任务四　慢性支气管炎、肺气肿、肺心病病患的家庭照护

相关链接

对付雾霾的6条健康建议

冬季是呼吸道疾病的高发期。除流感高发是重要原因外,空气污染对呼吸道疾病影响的程度无法评估,但肯定是有一定影响。大家熟知的 PM 2.5 主要与工业污染、汽车尾气等相关,它对老慢支(慢性支气管炎)照护对象的影响更加明显,口罩和空气净化器对防雾霾的作用到底有多大? 在雾霾天如何防护才能保证健康? 业界专家归纳总结出以下建议:

1. 体弱者及老年人减少出门　因机动车尾气排放,马路上的空气污染比室内严重。减少出门是自我保护最有效的办法,尤其是有心脑血管疾病、呼吸系统疾病的照护对象。身体免疫力较弱的儿童和老人,在雾霾天尽可能减少出行,防止雾霾对呼吸系统的刺激。

2. 不晨练要午练　锻炼虽可以增强免疫力,但冬天是一年里空气质量最差的时候,而一天当中,早上和傍晚上下班高峰这段时间,又是一天中空气最差的时候。特别是早上,空气湿度相对较大,PM 2.5 不易扩散,容易形成气溶胶(所谓"气溶胶",就是水包裹着颗粒物质,凝结在一起),加上机动车尾气的排放,空气质量不太好。而且早上温度较低,心血管照护对象更易发生意外。一天中最好的锻炼时间是上午 10 点到下午 3 点,这个时段,PM 2.5 容易流通扩散到更大的范围,局部地区颗粒物质较少。建议大家改变晨

练习惯,改为"午练",比如吃完中饭后出去散个步,或者将室外运动改为室内运动,减少户外出行。

3. 患有呼吸道疾病的照护对象出门戴口罩　要想完全阻挡 PM 2.5,建议购买专业口罩,例如 N95 口罩。此类专业口罩对直径在 0.3 μm 以下的颗粒可以抵挡 95% 以上,是真正可以阻挡 PM 2.5 的口罩。但此类口罩密封性好,佩戴时间过长会引起憋闷,并且价格较高。一次性的医用外科口罩虽然不能阻挡 PM 2.5,但可以阻挡 PM 4 以上的颗粒;普通的纱布、棉布口罩可以阻挡 PM 5 以上的颗粒。吸入嘴巴或喉咙的颗粒越少,得病的概率也会减少。另外,冬季空气冷而干燥,喉咙会不舒服。戴着口罩,口鼻之间会形成一个温暖的潮湿小气候,提高喉咙的舒适度。有呼吸系统疾病的照护对象,在雾霾严重的时候,尽可能佩戴口罩出门。需注意的是,戴过的口罩很潮湿,细菌更易繁殖,不能重复使用。

4. 选择有 HEPA 网的空气净化器　空气净化器可减少空气中 PM 2.5 的含量,起到空气净化的作用,但不是所有的空气净化器都能有效对付 PM 2.5。建议买含有高效空气微粒过滤器的空气净化器(含有 HEPA 网)。但要注意的是,空气净化器的过滤网要定期清洗或更换,否则长时间处于污染状态,细菌和病毒等致病物质容易滋生,反而有害。另外,每台空气净化器过滤的区间有限,一般过滤范围是 15～30 m^2,因此要注意使用空间的有效性。

5. 多喝水、多吃些润肺的食物　患有呼吸系统疾病的照护对象可以多吃银耳汤、雪梨汤等润肺的食物,这可以使人体保持湿润,津液充足,在较浅的呼吸道和消化道阻挡颗粒物质。另外,尽可能多饮水,稀释痰液。

6. 咽喉干可适当含服薄荷润喉糖　雾霾天会引起咽部不适,嗓子干痒。含有薄荷、冰片的润喉糖可使充血的咽喉清凉,缓解不适。但要适量服用,对于糖尿病照护对象来说,不要含服过甜的润喉糖。也可以选择适用于咽喉不适的非处方药,减轻咽喉充血过敏反应。

问题讨论

1. 慢性支气管炎、肺气肿、肺心病如何发生,如何预防?
2. 慢性支气管炎、肺气肿、肺心病照护对象如何控制血压?
3. 慢性支气管炎、肺气肿、肺心病照护对象饮食、运动、服药等有何注意事项?
4. 慢性支气管炎、肺气肿、肺心病照护对象如何进行家庭氧疗?

知识学习

一、慢性支气管炎、肺气肿、肺心病的概念

(一)慢性支气管炎

慢性支气管炎是老年人的常见病和多发病,一般是指一年中持续咳嗽 3 个月以上,

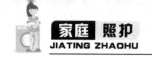

连续出现 2 年为慢性支气管炎。临床上以咳嗽、气喘咳痰为主要表现,痰为泡沫状黏痰,久咳不愈,并可并发肺水肿和哮喘,气急时不能平卧,出现胸闷、口唇和四肢末端发绀等症状。

(二)肺气肿

阻塞性肺气肿,即慢性、反复发作性、气道阻塞不可逆的呼吸系统疾病,表现为咳嗽、咳痰或伴喘息和逐渐加重的呼吸困难,随着病情的加重,严重影响照护对象身心健康和生活能力,并进一步发展成为肺源性心脏病。

(三)肺源性心脏病

即由于支气管-肺组织或肺动脉血管病变所致肺动脉高压引起的心脏病,临床上除原有肺、胸部疾病的各种症状和体征外,主要是逐步出现肺、心功能衰竭以及其他器官损害的征象,危及生命。

为了使照护对象能够正确认识疾病,做好疾病的预防,减轻症状,提高照护对象的生活质量和延缓病情的进展,家政服务员及家属必须辅以家庭护理。

二、慢性支气管炎、肺气肿、肺心病的照护

(一)建立舒适的生活环境

除雾霾天以外,室内应每天进行通风换气。由于很多慢支照护对象都知道受凉感冒容易诱发呼吸道感染,所以在冬季,房间总是门窗紧闭,轻易不出门。其实,开窗通风可以放走房间内污浊的空气,换进清新的空气,不但降低了空气中病原微生物的密度,减少呼吸道疾病的传播,同时还可以避免污浊的空气给照护对象带来烦躁、倦怠、头晕、食欲不振等不良反应。所以应适当增加开窗通风换气的次数,使室内空气保持流通。

室温保持在 18~20 ℃,冬季应该有取暖设施。用煤炉取暖时,切忌把室温搞得时高时低,使照护对象受凉感冒,加重病情。同时,由于冬季空气干燥,房间内室温又高,会引起照护对象呼吸道黏膜干燥、咽喉痛等,使得痰液更加黏稠,不易咳出。所以,应适当增加房间内的湿度,如使用空气加湿器,或将水放在铝制饭盒等易导热的容器内,置于暖气上。用煤炉取暖的,可将水壶置于煤炉上为空气加湿。房间的相对湿度应以 50%~60% 为宜。

保持房间清洁,以湿式清扫,避免灰尘飞扬。应保持室内空气流通,避免与过敏原接触。可采用湿式扫地、扫床方法,即在扫帚外包裹一层湿毛巾再进行清扫,或在照护对象不在的情况下打扫卫生,以防止尘土飞扬。厨房内最好安装排气扇或抽油烟机,避免辛辣油烟对照护对象造成呼吸道刺激。

注意防寒保暖,季节变换及早、晚温差大时容易着凉,要及时增加衣服,预防感冒。保持环境舒适与室内空气新鲜、洁净。在寒冷天气外出时,酌情戴口罩、围巾,使颈部保暖,防止气管炎发作。避开花粉,由花粉引起的哮喘多呈明显的季节性。

(二)饮食照护

指导照护对象合理地饮食,家属要根据照护对象的饮食习惯和特点,做一些易消化、富含营养的饮食,宜少量多餐。呼吸道疾病照护对象因病程长,胃肠功能弱,进食少,长

期大量咯痰者蛋白质消耗较多,造成营养缺乏,抵抗力下降。冬季天气寒冷,故应给予照护对象高蛋白、高热量、高维生素、清淡、易消化的食物,如瘦肉、鱼类、蛋类、核桃、大豆制品、新鲜蔬菜和水果等。蜂蜜、山药、白果、核桃、梨、枇杷等均对老慢支照护对象有一定的治疗作用,可适当食用。照护对象的饮食应忌食生冷、油腻、辛辣的食物,并要控制食盐的摄入。可在饮食调配(煲汤、熬粥、炖菜时)的基础上,适量加用2～3种扶正类中药,如黄芪、党参、枸杞、银耳、莲子、冬虫夏草等,以促进机体产生抗体,提高免疫力。最好在中医的指导下,合理运用,辨证论治。

(三) 药物协助

慢性支气管炎、慢性阻塞性肺疾病(COPD)、肺心病的治疗都是长期过程,在急性发作期要给照护对象按时、准量地应用控制感染、祛痰、止咳的药物。在用药过程中,严密观察药物的疗效及不良反应。缓解期的治疗应以增强体质、提高抗病能力和预防复发为主。老年人由于行动不便,记忆力下降,容易遗忘,因此在落实缓解期治疗措施时应耐心、细致。应教育照护对象严格按照医嘱用药,熟知自己所用药物的药名、剂量、用药时间方法、注意事项等。药物应放置在醒目处,使服用药物成为日常生活的一部分。

(四) 运动协助

适量运动起居规律,有张有弛,防止过度劳累,既要重视身体休息,也要重视精神休息。除雾霾天外,要多进行户外运动,呼吸新鲜空气,结合身体情况进行适当的运动锻炼,有益于增强慢性支气管炎照护对象的抗病能力和防病能力。

(五) 心理照护

应对照护对象进行耐心细致的心理护理,鼓励他们树立战胜疾病的信心。在照护过程中,家政服务员应给照护对象及家属认真讲解本病的发病机制、发病原因等相关知识,特别是提出本病发病时间长,治疗周期也长,照护对象必须克服短期行为和急功近利思想。告诉他们,面对现实,树立信心,长期配合治疗,一定会收到较好的治疗效果。

(六) 预防感冒

慢性支气管炎照护对象的抗寒能力差,身体虚弱怕冷,当遇到寒冷刺激时,易引起感冒和上呼吸道感染。感冒是引起此病复发的主要原因,所以,家人应提醒照护对象注意保暖,及时增添衣物,出门应戴帽子,尤其注意足部的保暖,以预防感冒。

(七) 祛痰护理

慢性支气管炎照护对象因咳嗽、咳痰造成很大的痛苦,对痰液黏稠难以咳出的患者应采取多种方法综合排痰。要经常变换体位,家政服务员及家属应协助拍背,利用重力作用排痰。要教会照护对象排痰技巧,取坐位,深吸气后屏住气,接着用力咳嗽,使胸腔压力骤增,产生瞬间爆破力,将声门打开,可以咳出深部的痰液。

三、慢性支气管炎、肺气肿、肺心病的氧疗

(一) 家庭氧疗的概念

长期家庭氧疗(LTOT)是照护对象在日常生活中需要长期/终身低流量吸氧,常用于

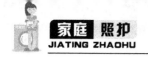

慢性阻塞肺病、肺气肿、肺心病,睡眠性低氧血症和运动性低氧血症的照护对象,慢性阻塞肺病照护对象每天连续使用氧气不得少于 15 h。

(二)家庭氧疗的目的

长期氧疗的目的是纠正低氧血症,有利于提高照护对象生存率,改善生活质量和神经精神状态,减少红细胞增多症,预防夜间低氧血症,改善睡眠质量,预防肺心病和右心衰竭的发生以及减少医疗费用。美国及英国的研究结果表明:没有接受氧疗的患者 3 年的生存率仅为 28%。

(三)家庭氧疗的注意事项

家庭氧疗一般采用氧气瓶和制氧机,对改善照护对象的健康状况,提高他们的生活质量和运动耐力有显著疗效。但在家中进行氧疗时须注意以下问题:

1. 合理选择吸氧时间 对严重慢性支气管炎、肺气肿,伴明确肺功能异常、氧分压持续低于 60 mmHg 的照护对象,每日应给予 15 h 以上的氧疗;对部分照护对象平时无或仅有轻度低氧血症,在活动、紧张或劳累时,短时间给氧可减轻"气短"的不适感。

2. 注意控制氧气流量 一般为 1~1.5 L/min,且应调好流量再使用。因为高流量吸氧可加重慢阻肺照护对象的二氧化碳蓄积,引发肺性脑病。

3. 注意用氧安全最重要 供氧装置应防震、防油、防火、防热。氧气瓶搬运时要避免倾倒撞击,防止爆炸;因氧气能助燃,故氧气瓶应放于阴凉处并远离烟火和易燃品,至少距离火炉 5 m,距暖气 1 m。

4. 注意氧气的湿化 从压缩瓶内放出的氧气湿度大多低于 4%,低流量给氧一般应用气泡式湿化瓶,湿化瓶内应加 1/2 的冷开水。

5. 氧气瓶内氧气不能用尽 一般需留 0.5 MPa,以防再充气时灰尘等杂质进入瓶内引起爆炸。

6. 吸氧后用物处置 鼻导管、鼻塞、湿化瓶等应定期消毒。

7. 制氧机使用 购买制氧机的照护对象应仔细阅读说明书后再使用。

案例讨论

周先生,60 岁,退休工人,10 年前患有慢性支气管炎,反复发作,多种治疗方法无效。今年 3 月份由于咳痰困难,呼吸急促,小腿、脚轻微水肿入院治疗。医院诊断为肺气肿,心脏功能 4 级肺气肿,肺大泡。治疗期间为了消除水肿,使用了利尿药螺内酯、呋塞米,病情好转后出院。周先生出院后时间不长病情又开始恶化,症状为呼吸困难,躺下就会咳痰呼吸困难,无法休息,大部分时间只能坐立,但坐立位时痰难以咳出。

根据此案例,请写出两个重要的家庭护理措施。

(陈 静 曹 莹)

任务五　精神障碍病患的家庭照护

相关链接

　　精神障碍又称精神疾病,指在各种因素的作用下产生的心理功能失调,出现感知、思维、情感、行为、意志等心理过程和人格偏离正常人群,且没有能力按社会认为适应的方式行为生活,不能适应社会。

　　精神病是精神障碍中的一部分,指重型精神障碍,特指具有幻觉、妄想以及明显的精神运动性兴奋或抑制等"精神病性症状"的精神障碍,最典型的精神病是精神分裂症。

　　精神卫生又称心理卫生,指以维护和增进人们的心理健康,包括预防和矫正各种精神障碍,以提高人们对社会生活的适应和改造能力。

问题讨论

　　1. 精神障碍和精神病是一样的吗?

　　2. 精神病照护对象该如何护理?

知识学习

一、精神分裂症的概念

　　精神分裂症是常见的重型精神障碍,几乎占到各精神卫生机构住院患者中的 70% 以上。主要表现为思维障碍,并有认知、情感、意志行为的障碍及不协调。照护对象一般意识清楚,智能基本正常,病程多迁延,有反复发作的特点,多次发病后病情加重恶化部分最终导致精神衰退。临床常见有偏执型、单纯型、青春型、紧张型,每型有其特殊的表现形式。精神分裂症照护对象的照护重点应放在保证照护对象安全、健康教育和预防疾病复发方面。

二、精神分裂症的临床特点

　　精神分裂症的临床症状复杂多样,疾病的不同阶段、不同的临床类型,表现出不同的典型症状。疾病的发展一般分为三个阶段:前驱阶段、发展阶段、后期阶段。

(一)前驱阶段

　　前驱阶段是精神分裂症的早期阶段,特征性症状未充分表现,症状不典型、不明显。

1. **性格改变** 个体原来稳定的人格特征发生了变化。原来勤快、热情、乐于助人、干净整洁的人变得懒散、对人冷淡、漠不关心、不注意个人卫生、不遵守劳动纪律等。易误诊为思想问题或工作学习压力过大所致。

2. **类神经症症状** 表现出不明原因的焦虑、抑郁、不典型的强迫症状、注意力下降、失眠及白天萎靡不振、疲劳、头痛等症状。易误诊为"神经衰弱"。

3. **语言和行为的改变** 表现为不可理解的语言和行为,有些人苦思冥想与工作学习无关的高深、抽象的问题,如宇宙的组成,人类的来源等。有些人说话颠三倒四、漫无边际,周围人不可理解。

(二)发展阶段

此阶段表现出精神分裂症最典型、最突出的精神症状。精神"分裂"为其特征性症状。患者的精神活动脱离现实,与周围环境不协调,以及思维、情感、意志活动不协调,具有肯定的诊断意义。

1. **思维障碍** 可通过照护对象的语言和文字反映出来。

(1)思维联想障碍:主要有思维散漫、思维破裂、思维贫乏等。

① 思维散漫:指思维的目的性、连贯性障碍。照护对象在交谈时对问题的回答不切题,所述内容让人难以理解,游移于主题之外,说不到点子上。

② 思维破裂:通常发生在病情严重者身上其联想失去正常规律,思维结构断裂,句与句之间互不相关,甚至词与词或字与字之间无意义上的联系,听者完全无法理解。

③ 思维贫乏:照护对象联想数量减少,概念与词汇贫乏,感到脑子空空,表现为沉默少语,回答问题异常简短。

(2)思维逻辑障碍:主要为逻辑推理荒谬离奇,病理性象征性思维(如将衣服反穿称为表里如一)、词语新作。

(3)思维内容障碍:主要为妄想。常见的有被害妄想、关系妄想以及影响妄想。还可见疑病妄想、钟情妄想、嫉妒妄想。

(4)被动体验:照护对象对自身精神和躯体活动失去自主性,丧失了支配感,感到自己的躯体运动、思维活动、情感活动是受人控制的,有一种强加的被动体验。

2. **情感障碍** 情感淡漠和情感不协调是本病情感障碍的特征。

(1)情感淡漠:照护对象缺乏细致或高级情感,对亲朋好友、同事不关心;病情严重时,对周围任何事情缺乏应有的情感反应。

(2)情感倒错:照护对象在谈到自己或家人的不幸遭遇时满面笑容,流着眼泪唱欢快的歌曲。

3. **意志和行为障碍**

(1)意志活动减少或缺乏:照护对象活动明显减少,行为变得更加孤僻、被动、退缩,不主动与人来往,社会功能明显受损。病情严重时对生活的基本要求也丧失,不料理个人卫生,长期不梳洗,可以连坐几个小时而没有任何自发活动。

(2)意向倒错:吃一些不能吃的东西,无故伤害自己的身体。

(3)违拗、刻板动作、模仿等动作:有的出现幼稚、愚蠢、离奇的动作,有的甚至有冲动、自伤、伤人的行为。

（三）后期阶段

经治疗后，部分照护对象可获临床痊愈，即不存在精神病性症状，也可残留类似神经症的症状，部分照护对象呈发作性，少部分照护对象迁延恶化，以衰退为转归。

三、精神分裂症常见类型

（一）偏执型

偏执型是临床上常见的亚型，临床表现以妄想为主，往往伴有与妄想内容相一致的幻觉。亲情感、意志、言语、行为受妄想支配。

（二）青春型

以情感不协调、思维障碍和行为幼稚为临床特点。思维破裂，言语多是凌乱，内容荒诞离奇。情绪变化无常，难以捉摸。行为幼稚，扮鬼脸，常有兴奋冲动，可有喝脏水，吞脏食等。

（三）单纯型

临床表现主要为情感淡漠，思维贫乏，行为退缩，一致活动缺乏。早期似神经衰弱症状，个性改变，不关心周围人和事，孤僻。

（四）紧张型

临床以明显的精神运动紊乱为主要表现，可交替单独出现紧张性木僵与紧张性兴奋。

四、精神分裂症病患的照护

（一）日常生活照护

1. 保证营养供给　家政服务员应了解照护对象不进食的原因，如是害怕食物中毒而拒绝进食的照护对象，可让照护对象自己看自己配餐；如是兴奋、行为紊乱不知进食，宜单独进食；木僵照护对象应喂食；服用抗精神药者，应进半流质或易消化饮食。家政服务员应协助照护对象进食并密切观察，防止因吞咽困难导致噎食。

2. 保证充足睡眠　提供良好的睡眠条件，保持环境安静，温度适宜，避免强光刺激。

3. 卫生照护　对生活懒散、木僵病患等生活不能自理的照护对象，应做好生活料理。对木僵照护对象应做好口腔护理、皮肤护理、女性照护对象经期护理、二便护理；对生活懒散者，应教会照护对象生活技巧，训练其生活自理能力。对照护对象的进步及时表扬鼓励。

（二）心理照护

应主动接触、关心、接纳照护对象，温和、冷静、坦诚对待照护对象。与照护对象建立良好的照护关系，取得照护对象的信任，才能照护好照护对象。

（三）社会功能照护

鼓励照护对象参加集体活动，淡化不良刺激因素对照护对象的影响。安排合理的文娱活动，转移其注意力，缓解其恶劣情绪。

(四)特殊照护

1. 冲动行为的处理　预防照护对象冲动行为的发生是非常重要的。提供安静、舒适的环境,照护对象一旦出现冲动行为,家政服务员应沉着、冷静,让照护对象信任的人予以口头限制,配合药物控制。如有暴力行为,给予保护性约束。

2. 妄想的处理　对于被害妄想者,家政服务员应耐心劝导,外出需有人陪伴。如拒食,可让照护对象参观自己备餐并集体进餐。如家政服务员也被牵连进其妄想内容,家政服务员不要过多解释,应注意安全,必要时进行调整。有关系妄想者,家政服务员在接触患者时,语言应谨慎,避免在照护对象看不到却听得到的地方低耳轻语、发出笑声或谈论其病情。对有自杀倾向的病患,要禁止其在危险场所逗留,禁止其单独活动,实行严格外出陪伴制度。

3. 不合作处理　家政服务员要主动、体贴照护对象,使照护对象感到自己是被重视的、接纳的。家政服务员要发药到手,看服到口,服后检查口腔、水杯,但要注意采取适当的方式,要尊重照护对象的人格。对于拒绝服药的照护对象,应耐心劝导,必要时采取注射或使用长效制剂。鼓励照护对象表达对治疗的感受和想法。

(五)预防复发

精神分裂症是一种慢性精神病,且有反复发作的特点,复发次数越多,其功能损害和人格改变愈严重,最终导致精神衰退和人格瓦解,会对照护对象家庭、社会造成很大影响。精神分裂症照护对象在接受治疗中,待症状基本消失后,仍需较长时间的药物维持治疗和接受心理治疗和训练。有效控制病情,使其社会功能和行为最大限度地调整和恢复,是精神分裂症照护对象系统治疗的一个重要步骤。

1. 家政服务员应让照护对象认识到疾病复发的危害,认识到药物维持治疗、心理治疗对预防复发、防止疾病恶化的重要性。

2. 家政服务员要告诉照护对象服用药物应维持的年限及服用注意事项。教育照护对象按时复诊,在医生的指导下服药,不擅自增药、停药或减药。能识别药物的副作用的表现并能采取适当的应急措施。

3. 家政服务员要能早期识别疾病复发的早期征兆,如睡眠障碍,情绪不稳,生活不能自理、懒散,不能正常完成社会功能等现象,及时教育照护对象去医院就诊。

4. 让照护对象保持良好的生活习惯,避免精神刺激。保持亲朋好友的交往,引导照护对象扩大接触面,克服自卑心理。

案例讨论

某女,60岁,因失眠,行为紊乱10年,加重半月就诊。患者于10年前由于离婚逐渐出现精神异样,主要表现为失眠、疑心、别人说话认为是在议论自己,说别人看不起她,走在马路上感觉周围人对她都有意见。说有人在自己的饭菜里下毒,经常面对墙壁自言自语,有时听见外面的声音,认为是别人开始说她坏话。于3年前第一次来医院门诊,诊断为"精神分裂症"。给予氯丙嗪治疗效果好:能做家务,能工作。1年前在无明显诱因下病情突然加重,仍表现为疑心,认为有人说自己坏话,有人要害他,认为自己想的事情,不说别人也知道。心情差,经常发脾气,感到痛苦想自杀。给予氯丙嗪治疗,效果良好,现出院回家。

　　请问:如果你是她的家政服务员,照护此类照护对象应注意哪些问题?

（宁香香）

任务六　痴呆症病患的家庭照护

相关链接

睡眠不好或导致老年痴呆症

　　研究阿尔茨海默症的医生早就知道他们的患者睡眠不好。然而,究竟是这种疾病造成了睡眠不好,还是不健康的睡眠习惯导致了这种疾病?

　　据美国《时代》周刊网站 2015 年 6 月 1 日报道,在英国《自然·神经学》月刊中发表的一篇报告中,以美国加利福尼亚大学伯克利分校的马修·沃克为首的研究人员,首次介绍了一种独特的睡眠脑电波模式,这种脑电波似乎与脑蛋白积聚的风险升高有关,脑蛋白积聚可能导致记忆力受损。

　　研究小组对 26 名认知能力正常的老年人进行了研究,结果发现淀粉样蛋白(一种与阿尔茨海默症中出现的标志性斑块有关的蛋白质)增多与受到较多干扰的深度睡眠模式有关。更重要的是,淀粉样蛋白增多和深度睡眠受到较多干扰都与简单的配对词语记忆测试中的表现不佳有关,研究人员对志愿者进行了夜晚睡眠前和睡眠后的测试。

　　他强调,在目前的研究中,所有志愿者在认知上都是正常的,而且研究人员没有对他们进行跟踪观察,确定他们是否最终患上轻度认知障碍(这种情况通常出现在阿尔茨海默症之前)或者就是患上阿尔茨海默症。然而,淀粉样蛋白的增多与完成记忆任务时的表现糟糕有关,这一点凸显了阿尔茨海默症的发病过程可能开始得很早(早在人们的智力出现变化之前),而可能导致淀粉样蛋白积聚的一个因素可能就是睡眠不好。

　　沃克说:"睡眠是一个重要的早期警告标志,是我们可以抓住的一个遇险信号,以提醒我们阿尔茨海默症的开始。"

问题讨论

1. 什么是痴呆症? 如何预防?
2. 如何早期识别痴呆症?
3. 痴呆症患者居家照护中应注意些什么?

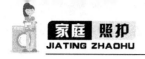

知识学习

一、痴呆症的概念

痴呆症是一种脑部退化疾病，患者的脑细胞会急剧退化，这并非是一个正常的衰老过程。脑细胞的死亡会导致脑功能衰退，认知能力逐渐丧失，从而影响日常生活。

二、痴呆症的分类

痴呆症可以分为阿尔茨海默病、血管性痴呆、混合性痴呆及其他痴呆四种类型。

（一）阿尔茨海默病

又称老年性痴呆，是最普遍的类型。此种退化性疾病的病因未明，现时未有根治之法，而照护对象的衰退是渐进式。

（二）血管性痴呆

血管性疾呆是因脑卒中或血管性疾病所致脑部损坏。

（三）混合性痴呆

血管性疾呆是阿尔茨海默病和血管性痴呆的综合征。

（四）其他痴呆

其他痴呆如路易体痴呆、中毒性疾病所致痴呆、感染性疾病所致痴呆、脑外伤所致痴呆、帕金森病痴呆等。

三、痴呆症的分期

（一）健忘期

这期的表现是记忆力明显减退，例如开始时忘记讲过的话、做过的事或重要的约会等，慢慢地连以往发生的事情也遗忘了。与此同时，思维分析、判断能力、定向力功能、计算能力等也有所下降，但有时还可以保持过去熟悉的技能。

（二）混乱期

这期除了健忘期的症状加重以外，很突出地表现为定向障碍明显加重，很容易迷路。穿衣困难或把裤子当上衣穿；不认识朋友或亲人的面貌，也记不起他们的名字，不能和别人交谈，尽管有时会自言自语。

（三）极度痴呆期

照护对象进入全面衰退状态，生活不能自理，如吃饭、穿衣等均需人照护，排便失禁。

四、痴呆症的临床表现

（一）认知能力转变

健忘，不认得家人及朋友；失去时间观念；专注力减退；判断力变差；言语表达变差或词不达意；早期和中期会忘记近期发生的事情，晚期甚至会忘记以前的事；产生幻想和幻觉。

（二）行为转变

四处游走；睡眠紊乱；情绪不稳，难以控制自己的脾气；焦躁不安，例如坐立不安；遗失或收藏物品，经常怀疑被别人偷去东西。

（三）日常起居活动的转变

不能正确地使用家庭用物、电器和煮食用具；需要他人协助进食、大小便、穿衣或洗澡，并可能出现失禁的情况；无法应付简单家务；活动能力下降，晚期需要依赖轮椅代步或长期卧床。

五、照护措施

（一）沟通技巧

正确的对待态度：接纳、耐心、尊重；在做任何动作时，都应事先告知照护对象，以增加其安全感；照护对象发脾气时，以温和的口气安抚；多赞美以增进照护对象的配合度，避免抗拒；传递信息时，应简单明了，最好少于10个字；可搭配肢体语言、图片或实物做辅助；说话的声调应温和、友善。

（二）居室安全

1. 为防止跌倒或防止意外发生，居室内的摆放要简单，并要减少室内不必要的杂物。
2. 确保室内光线充足。
3. 不要经常移动家私或改变家居环境，以免难以适应。
4. 尽可能不要安装落地玻璃和落地大镜子。
5. 电话应放于显眼的地方，并选用颜色鲜明、按钮特大的款式。
6. 在室内显眼处贴上亲人、朋友及其他人的电话，以作紧急联络之用。
7. 常用的物件，如眼镜、义齿、助听器等，应放在照护对象容易拿取和看到的地方，并加上清楚的标签以方便识别。
8. 安装大而清楚的月历/日历和记事板，用以记下琐事。
9. 防误食药物及过期食物，协助照护对象服药。平时药物上锁，对人体有损伤的各类物品如清洁剂等放在照护对象拿不到的地方（怕误食）。定期清除过期食品，食物盒中的干燥剂要预先清除。
10. 不要让照护对象独自使用煤气和热水器等电器，以免发生煤气中毒、火灾。
11. 应把有危险的用品如刀、火柴和药、热水瓶等危险品放在安全、不容易拿到的地方，必要时厨房上锁。
12. 电器用过后把电器电钮盖住或拔掉电源。

（三）情绪及行为问题

1. 游走及迷途的处理方法
（1）关好大门，让照护对象在安全范围内活动，以减少出走机会。
（2）照护对象外出时，家政服务员应陪同一起外出。
（3）对居家照护对象，家政服务员还应让居住小区的物业管理员和邻居了解照护对象的情况,请他们协助帮忙。一旦发现照护对象独自外出,应及时与家政服务员联系。

（4）家政服务员需给照护对象准备随身携带贴有他近照、写有他姓名、电话、地址的卡片,以便于走失时寻找。

2. 睡眠紊乱的处理方法

（1）避免让照护对象饮用刺激性的饮料,如茶、酒和咖啡等。

（2）避免让照护对象在日间坐得太久或睡得太多,维持有规律的作息时间。

（3）日间给照护对象安排足够的活动,以免他觉得沉闷或在日间睡眠。

（4）建立一个睡眠前的规律,如先洗澡,然后进食小食,刷牙和上厕所等。

（5）半夜起床时,提供安全的活动空间,必要时家政服务员应陪伴,以免发生意外。

六、康复锻炼

（一）认知训练

根据照护对象的病情和文化程度,可教他们记一些由简单到复杂的数字,反复进行训练。也可把一些事情编成顺口溜,让他们记忆背诵。或可利用玩扑克牌、玩智力拼图、练书法等,以帮助照护对象扩大思维和增强记忆。讲述有趣的往事或小故事,强化其回忆和记忆。

（二）现实训练

将要做的事情即每日的活动记录下来,以提醒照护对象去执行。帮助照护对象逐渐适应自己居住的环境,墙上挂上日历与时钟,并常常告诉他时间与日期。将他与朋友的照片贴在房间里或他能看得到的地方,以加深照护对象对他们的记忆。将照护对象使用的物品写上他本人的名字,以提醒哪些是他的东西。如照护对象不认识厕所、餐厅以及自己的房间,要反复带他辨认,说明房间的特点,还可做一些一目了然的标记,如图画、数字等,帮助他记忆,以协助照护对象能找到自己的房间。有的照护对象不认识自己的亲人,每次与照护对象互动时,家政服务员可以用照片告诉他每位亲人的名字,也应劝说照护对象的亲人多来探望、聊家常,以强化他的回忆。手把手地教照护对象做些力所能及的家务,如扫地、擦桌子、整理床铺等,使其生活能够自理。每次吃完饭后,告诉照护对象吃的食物是什么,如吃面条,告诉照护对象吃的是面条,以强化他的记忆。

（三）怀旧治疗

怀旧治疗是一种通过怀念过去而达到治疗目的的治疗方法。常用的物品包括旧照片、怀旧物品和怀旧音乐等。由于阿尔茨海默症患者对早期的事情有较清晰的记忆,所以家政服务员可以通过帮助照护对象怀念旧物及过去的日子,提高照护对象的自信心,使其自我肯定。

（四）感官刺激活动

相对怀旧治疗而言,感官刺激活动是较新的治疗方法,其治疗成效现在还备受争议。这种做法,是通过提供不同感官上的刺激达到治疗目的。家政服务员也可以尝试在照护过程中,利用一些物品甚至环境去刺激照护对象的视觉、听觉、触觉、嗅觉及味觉。如让照护对象品尝甜味,让他说出品尝到的味道和感觉。

案例讨论

女性患者,70 岁,5 年前发现患者记忆力下降、反应迟钝、说话不清楚,后期手脚行动不便。刚开始跟她说一件事,几分钟以后就忘了。后来逐渐发展到生活不能自理。一年后患者病情进一步加重,搬家后随时都需要一个人专门照护。每天患者起床第一件事就是要求回家,天天往外跑,且自言自语。

1. 如何处理患者游走及迷途的问题?
2. 如何通过康复锻炼延缓患者病情的发展?

（王　凤）

任务七　脑血管疾病病患的家庭照护

相关链接

中风即"脑卒中",是一种急性脑血管疾病。根据《中国脑卒中防治报告(2023)》,我国 40 岁及以上人群脑卒中现患人数达 1 242 万,且发病人群呈年轻化。我国平均每10 秒就有 1 人初发或复发脑卒中,每 28 秒就有 1 人因脑卒中离世;幸存者中,约 75% 留下后遗症、40% 重度残疾,病患家庭将因此蒙受巨大的经济损失和身心痛苦。如今,中风年轻化已逐渐成为全球性的问题。从 1990 年到 2010 年,全球 20～64 岁成年人的发病率增加了 25%。

问题讨论

1. 什么是脑血管疾病? 它和脑外伤有何区别?
2. 如何识别脑血管疾病并进行应急处理?

知识学习

脑血管疾病是由各种病因使脑血管发生病变导致脑功能缺损的一组疾病的总称,包括短暂性脑缺血发作和急性脑血管疾病。急性脑血管疾病又称脑血管意外、脑卒中,是急性脑循环障碍导致局限性或弥漫性脑血液循环和功能缺损的临床事件,按病变性质可分缺血性脑血管病(又称脑梗死)和出血性脑血管病两大类。前者包括脑血栓形成、脑栓塞;后者包括脑出血、蛛网膜下腔出血。

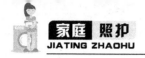

一、短暂性脑缺血发作

短暂性脑缺血发作是局灶性脑缺血导致突发短暂性、可逆性神经功能障碍。发作持续数分钟,通常在 30 min 内恢复,最长不超过 24 h,可反复发作,每次发作的症状基本相同。发病的主要原因是动脉粥样硬化附壁血栓脱落。

(一) 分类

短暂性脑缺血发作多突然起病,迅速出现局限性神经功能缺失的症状和体征,历时短暂,数分钟达到高峰,持续数分钟或十余分钟缓解,可反复发作,每次发作症状相似,不遗留后遗症。临床上常将短暂性脑缺血发作分为颈内动脉系统和椎-基底动脉系统两大类。

1. 颈内动脉系统短暂性脑缺血发作　常见症状为病变对侧单肢无力或轻偏瘫,可伴对侧面部轻瘫,病变侧单眼一过性黑矇是颈内动脉分支眼动脉缺血的特征性症状,优势半球缺血时可有失语。可出现对侧偏身麻木或感觉减退、对侧同向性偏盲。

2. 椎-基底动脉系统短暂性脑缺血发作　常见症状有眩晕及平衡障碍,少数伴耳鸣。特征性症状为跌倒发作(病人转头或仰头时下肢突然失去张力而跌倒,无意识丧失,可很快自行站起)、短暂性全面性遗忘(发作性短时间记忆丧失,持续数分钟至数十分钟)和双眼视力障碍。

(二) 救护原则

面对短暂性脑缺血发作的照护对象,最主要的救护原则是要防止照护对象跌倒,保证患者安全。待症状缓解或消除后,一定要到医院进一步确诊,一旦确诊就要积极消除病因、减少及预防复发、保护脑功能。

(三) 家庭照护措施

1. 环境要求　居住环境应安静、舒适,室温要适宜。

2. 合理休息与运动　短暂性脑缺血发作照护对象应在日常生活中合理休息与运动,并在家庭中采取适当的防护措施,避免跌倒和受伤。发作时卧床休息,枕头不宜太高(以 15°~20°为宜);仰头或头部转动时应缓慢、动作轻柔,转动幅度不宜过大。频繁发作的照护对象应避免重体力劳动,必要时如厕、沐浴及外出活动时应有家人陪伴。

3. 注意保暖　照护对象的头部禁用冰袋或冰敷,以免影响脑部的供血。

4. 营养与进食　给予照护对象易消化且营养丰富的软质饮食,对于意识不清和有吞咽困难的照护对象,应给予流质饮食;对能自行进食的照护对象,家政服务员应给予进食协助。

5. 排泄照护　保持照护对象大小便的通畅,避免因排便费力而导致颅内压增高。对排便困难的照护对象,家政服务员可用简易通便法帮助其通便。

6. 偏瘫、感觉障碍者　家政服务员应注意保持瘫痪肢体功能位,防止关节变形,及早开始肢体功能锻炼,避免损伤。同时应注意照护对象的身体清洁与舒适,定时翻身,预防压疮的发生。

7. 心理支持　家政服务员应不断向患者解释病情,帮助照护对象正视现实,说明积极配合治疗有助于病情恢复和改善预后；鼓励照护对象主动获取维持健康的知识，积极参与生活自理；关心照护对象，消除照护对象思想顾虑，增强其战胜疾病的信心。

（四）疾病预防

1. 积极防治高血压、高血脂、糖尿病和动脉硬化等疾病。

2. 帮助照护对象养成合理饮食的饮食习惯，以低脂、低胆固醇、低盐、高蛋白、高维生素为宜，通过饮食的调节来降低血脂。

3. 保持适当的活动，以促进血液循环和新陈代谢。

4. 吸烟与大量饮酒容易导致脑血管疾病和脑血管意外的发生。对有吸烟和饮酒习惯的照护对象，家政服务员应协助其戒烟限酒。

5. 短暂性脑缺血发作虽然愈后较好，但首次发作后很容易发生脑栓塞，一旦确诊为短暂性脑缺血发作，就应查明发病原因，以便能积极、有效地治疗原发病。

二、脑血栓形成和脑梗死

缺血性脑卒中（脑梗死），是指由于脑血液供应障碍，引起缺血缺氧，导致局限性脑组织的缺血性坏死或脑软化，包括脑血栓形成和脑梗死等。

（一）脑血栓形成

脑血栓形成是脑血管疾病中最常见的一种，是脑动脉主干或皮质支动脉粥样硬化导致血管增厚、管腔狭窄闭塞和血栓形成，引起脑局部血流减少或供血中断，脑组织缺血、缺氧导致软化坏死，出现局灶性神经系统症状和体征。脑血栓形成最常见的病因为脑动脉粥样硬化，常伴高血压、糖尿病、高脂血症等。在睡眠、失水、心力衰竭、心律失常等情况下，血压下降、血流缓慢及血液黏稠度增加，易致血栓形成。

1. 发病特点

（1）好发于中老年人，发病前有头昏、头痛、肢体麻木无力等前驱症状，部分照护对象发病前有短暂性脑缺血发作病史。

（2）常在安静状态下或睡眠中发病，次日早晨醒来时可发现一侧肢体瘫痪，语言障碍，多数照护对象意识清楚，少数照护对象可有不同程度的意识障碍，病情多在几小时或几天内发展达到高峰。病情轻者经治疗在短期内缓解，不留后遗症；重者病情进展快，可出现昏迷、颅内压增高等并发症，甚至死亡。

（3）神经系统表现视病变部位和病变范围而定，常为各种类型的瘫痪、感觉障碍、吞咽困难及失语等。

2. 救护原则　脑血栓照护对象一般没有意识障碍，不用过多考虑因气道堵塞而出现的一系列问题，但一定要绝对卧床休息，注意照护对象体位，最好保持头略高位，少搬动头部，以保证脑部血液供给的稳定性。同时，在有条件时密切观察血压的变化，防止血压忽高忽低。

（二）脑梗死

脑梗死是指各种栓子随血流进入颅内动脉系统，造成血流中断而引起相应供血区的脑功能障碍。脑栓塞栓子来源可分为心源性（心房颤动时附壁血栓脱落多见）、非心源性

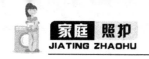

（动脉粥样硬化斑块脱落多见）和来源不明性栓子三大类，最常见的原因是心源性栓子。

1. 发病特点

（1）可发生于任何年龄，以青壮年多见。多在活动中急骤发病，无前驱症状，为脑血管病中起病最快的一种。

（2）意识障碍常较轻且很快恢复，神经系统局灶表现与脑血栓形成相似，严重者可突然昏迷、全身抽搐，可因脑水肿或颅内压增高，继发脑疝而死亡。

（3）部分照护对象可伴有肾、脾、肠、肢体、视网膜等血管栓塞的表现。

2. 救护原则　原则上与脑血栓形成相同。积极治疗原发病，消除栓子来源，防止复发，是防治脑梗死的重要环节。

（三）家庭照护措施

1. 环境要求　居住环境应安静、舒适，室温要适宜。

2. 卧床休息，避免搬动　照护对象应取平卧位，头偏向一侧，防止呕吐物吸入呼吸道。

3. 注意保暖　照护对象的头部禁用冰袋或冰敷，以免影响脑部的供血。

4. 营养与进食　给予照护对象易消化且营养丰富的软质饮食，对于意识不清和有吞咽困难的照护对象，应给予流质饮食；对能自行进食的照护对象，家政服务员应给予进食协助。

5. 排泄照护　保持照护对象大小便的通畅，避免因排便费力而导致颅内压增高。对排便困难的照护对象，家政服务员可用简易通便法帮助其通便。

6. 偏瘫、感觉障碍者　家政服务员应注意保持瘫痪肢体功能位，防止关节变形，及早开始肢体功能锻炼，避免损伤。同时应注意照护对象的身体清洁与舒适，定时翻身，预防压疮的发生。

7. 心理支持　家政服务员应不断向患者解释病情，帮助照护对象正视现实，说明积极配合治疗有助于病情恢复和改善预后。鼓励照护对象主动获取维持健康的知识，积极参与生活自理。关心患者，消除照护对象的思想顾虑，增强其战胜疾病的信心。

（四）疾病预防

1. 积极防治高血压、高血脂、糖尿病和动脉硬化等疾病。

2. 帮助照护对象养成合理饮食的饮食习惯，饮食以低脂、低胆固醇、低盐、高蛋白、高维生素为宜，通过饮食的调节来降低血脂。

3. 保持适当的活动，以促进血液循环和新陈代谢。

4. 吸烟与大量饮酒均容易患脑血管疾病和脑血管意外。对有吸烟和饮酒习惯的照护对象，家政服务员应劝说其戒烟限酒。

三、脑出血

脑出血系指原发性脑实质内的出血，多在活动状态下突然发病，发病前多无先兆。高血压是脑出血最常见的病因，其次是动脉粥样硬化，常因用力活动、情绪激动等诱发。

（一）发病特点

发病前多无先兆，少数有头昏、头痛、肢体麻木和口齿不清等前驱症状。常在情绪激动和活动时突然起病，常于数分钟至数小时内病情发展至高峰。血压明显升高，出现剧烈头痛，伴呕吐、偏瘫、失语、意识障碍、大小便失禁。呼吸深沉带有鼾音，重则呈潮式呼吸或不规则呼吸。

（二）救护原则

脑出血发作时家政服务员应立即将照护对象平卧，头偏向一侧，以保持照护对象呼吸道通畅，防止窒息的发生。尽量避免搬动，有条件者给予吸氧。限制进水、进食，注意保暖。

（三）家庭照护措施

1. 休息　当照护对象发生急性脑出血后应绝对卧床休息 4 周以上，避免不必要的搬动，尤其在发病 48 h 内切忌颠簸。

2. 体位　家政服务员应协助照护对象取平卧位，体位要舒适、安全，将头肩部略抬高并稍向后仰，松开照护对象衣领。对伴有昏迷的照护对象，家政服务员应将其头偏向一侧，不要喂水、喂药。如有呕吐，要及时将呕吐物清除干净，防止口内异物吸入气管，保持呼吸道通畅。

3. 饮食　发病 24 h 内根据医生要求给予流质饮食，必要时可鼻饲，以维持照护对象的营养、水和其他药物的供给。恢复期饮食宜清淡，多吃蔬菜、水果，适量食用蛋、瘦肉等营养丰富的食物，切忌油腻、辛辣、高盐、高糖类食物。

4. 生活照护　在发病 48 h 内，家政服务员只能小范围轻轻移动照护对象的肩部和臀部，切忌因翻身而牵动头部。此时应加强对照护对象日常生活的照护，做好晨晚间的洗漱、身体的清洁和进食的照护。保护皮肤，防止受压和摩擦。处于恢复期时，应定时给照护对象更换体位。照护对象因卧床和意识障碍时容易发生便秘，要及时帮助解除。

5. 预防肢体和肌肉并发症　照护对象在卧床期间，应注意将手、足等部位的关节置于功能位置，并及早采用被动运动和按摩的方法，以防肢体、肌肉萎缩。每日按摩、揉捏瘫痪的肌肉，做各个关节的伸展、屈曲、旋转等被动活动，并鼓励照护对象用自己的健侧肢体给患侧肢体做被动运动，以促进神经功能的恢复。家政服务员协助照护对象做肢体运动时，开始的强度不宜过大，应合理、适度、循序渐进。照护对象活动时还应注意安全，防止发生碰伤和坠床。

6. 语言训练　对失语的照护对象应积极鼓励其进行语言训练，大胆学习说话并耐心指导发音。

7. 帮助养成良好的生活习惯　劝导照护对象戒烟酒。

（四）疾病预防

1. 早期发现和积极有效地治疗高血压是预防脑出血的关键，对于患有高血压的照护对象，家政服务员应经常为其测量血压，以便及时发现血压异常，并帮助照护对象遵照医嘱要求坚持系统治疗，控制血压上升，预防脑出血的发生。

2. 指导照护对象养成规律生活，保持情绪的稳定，注意调节生活的节奏，适当参加锻

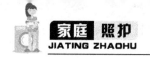

炼,但要避免过度的劳累,活动时应避免突然的体位改变。

3. 饮食以清淡、低脂肪、低盐、高膳食纤维为宜,保持大便的通常。

4. 劝导其戒烟限酒。

5. 对患有高血压的照护对象,一旦发现头晕、头痛、恶心、呕吐、手足麻木无力等症状,家政服务员应及时与家属、医务人员联系进行诊治。

案例讨论

刘某,男,68岁,身高176 cm,体重78 kg。2 h前起床时自感右侧肢体无力和言语不清,伴头晕,无头痛。既往有高血压病史15年,糖尿病病史10年。身体评估:T36.7 ℃,P86次/分,R18次/分,BP160/95 mmHg。神志清晰,表情焦虑,运动性失语,右上肢肌力2级,右下肢肌力3级。经诊断为脑梗死。

1. 刘某发病的相关危险因素有哪些?

2. 如何对刘某进行日常生活行为指导?

(陈井芳)

任务八 骨质疏松病患的家庭照护

相关链接

世界卫生组织(WHO)将每年10月20日定为"国际骨质疏松日"。2023年世界骨质疏松日中国主题:"强肌健骨,防治骨松",呼吁各界共同关注肌肉减少与骨质疏松的密切关系,更好应对骨质疏松带来的危害。据我国2018年的骨质疏松症流行病学调查结果显示,骨质疏松症已经成为我国50岁以上人群的重要健康问题。不健康生活方式和年龄增大是骨质疏松症高发的主要原因,如体力活动过少、光照(晒太阳)太少、钙或维生素D摄入不足、吸烟、酗酒,都是发生骨质疏松的重要原因。

问题讨论

1. 骨质疏松仅发生在中老年人身上吗? 青少年会不会发生?

2. 骨质疏松可以预防吗? 如何预防?

知识学习

骨质疏松症是一种以骨量低下,骨微结构损坏,导致骨脆性增加,易发生骨折为特征的全身性骨病。2001年美国国立卫生研究院(NIH)提出骨质疏松是以骨强度下降、骨折风险性增加为特征的骨骼系统疾病,骨强度反应骨骼的两个主要方面,即骨密度和骨质量。骨质疏松症是一种多因素所致的慢性疾病,在骨折发生之前,通常无特殊临床表现。该病女性多于男性,常见于绝经后妇女和老年人。原发性骨质疏松是以骨量减少、骨的微观结构退化为特征的,致使骨的脆性增加以及易于发生骨折的一种全身性骨骼疾病。

一、骨质疏松病因

骨质疏松症的具体病因尚未完全明确,一般认为与以下因素有关:

(一)内分泌因素

女性照护对象由于雌激素缺乏造成骨质疏松,男性则为性功能减退所致睾酮水平下降引起的。骨质疏松症在绝经后妇女中特别多见,卵巢早衰则使骨质疏松提前出现,提示雌激素减少是发生骨质疏松的重要因素。一般认为老年人的骨质疏松和甲状旁腺功能亢进有关。血降钙素水平的降低可能是女性易患骨质疏松的原因之一。其他内分泌失调性疾病,例如库欣综合征(Cushing综合征)产生过多的内源性皮质激素或慢性甲状腺毒症,导致骨的吸收或排泄增加,这些都与骨质疏松症形成有关。

(二)营养因素

已经发现青少年时钙的摄入与成年时的骨量峰直接相关。钙的缺乏导致甲状旁腺激素(PTH)分泌和骨吸收增加,低钙饮食者易发生骨质疏松。维生素D的缺乏导致骨基质的矿化受损,可出现骨质软化症。摄入适宜的蛋白质可增加钙的吸收与储存,对防止和延缓骨质疏松有利。牛奶中的乳清蛋白、蛋类中的白蛋白以及骨头里的骨白蛋白都含有丰富的胶原蛋白和弹性蛋白,是连接纤维和组织的物质,维生素C能够促进胶原合成。因此,应保证充足的优质蛋白质和维生素C的供给。

(三)废用因素

肌肉对骨组织产生机械力的影响,肌肉发达骨骼强壮,则骨密度值高。由于老年人活动减少,使肌肉强度减弱、机械刺激少、骨量减少,同时肌肉强度的减弱和协调障碍使老年人较易摔跤,伴有骨量减少时则易发生骨折。老年人患有脑卒中等疾病后长期卧床不活动,因废用因素导致骨量丢失,容易出现骨质疏松。

(四)药物及疾病

抗惊厥药,引起治疗相关的维生素D缺乏,以及肠道钙的吸收障碍,并且继发甲状旁腺功能亢进。过度使用包括铝制剂在内的制酸剂,能抑制磷酸盐的吸收以及导致骨矿物质的分解。糖皮质激素能直接抑制骨形成,降低肠道对钙的吸收,增加肾脏对钙的排泄,

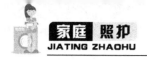

激发甲状旁腺功能障碍,以及性激素的产生。长期使用肝素会出现骨质疏松,具体机制未明。

(五)其他因素

骨质疏松症具有一定的遗传倾向。除此之外,酗酒对骨有直接毒性作用。吸烟能增加肝脏对雌激素的代谢以及对骨的直接作用,另外还能造成体重下降并致提前绝经。长期的大强度运动可导致特发性骨质疏松症。

二、骨质疏松症的分类

1. 原发性骨质疏松症　是随着年龄的增长必然发生的一种生理性退行性病变。该型又分2型：Ⅰ型为绝经后骨质疏松,见于绝经不久的妇女;Ⅱ型为老年性骨质疏松,多在65岁后发生。

2. 继发性骨质疏松症　由其他疾病(如肾衰竭、甲状腺激功能亢进或白血病)或药物(如激素)等一些因素所诱发的骨质疏松症。

3. 特发性骨质疏松症　多见于8～14岁的青少年或成人,多半有遗传家庭史,女性多于男性。妇女妊娠及哺乳期所发生的骨质疏松也可列入特发性骨质疏松。

三、骨质疏松症的表现

(一)疼痛

原发性骨质疏松症以腰背痛最常见,占疼痛病患的70%～80%。老年患骨质疏松症时,椎体骨小梁萎缩,数量减少,椎体压缩变形,脊柱前屈,腰背肌为了纠正脊柱前屈,加倍收缩,肌肉疲劳甚至痉挛,产生疼痛。新发胸腰椎压缩性骨折,亦可产生急性疼痛,相应部位的脊柱棘突可有强烈压痛及叩击痛。若压迫相应的脊神经可产生四肢放射痛、双下肢感觉运动障碍、肋间神经痛、胸骨后疼痛(类似心绞痛),也可出现上腹痛(类似急腹症)。

(二)身长缩短、驼背

多在疼痛后出现。脊椎椎体前部几乎多为松质骨组成,而且此部位是身体的支柱,负重量大,尤其第11、12胸椎及第3腰椎负荷量更大,容易压缩变形,使脊椎前倾,背曲加剧,形成驼背,随着年龄增长,骨质疏松加重。正常人每一椎体高度约2 cm,老年人骨质疏松时椎体压缩,每椎体缩短2 mm左右,身长平均缩短3～6 cm。

(三)骨折

骨折是退行性骨质疏松症最常见和最严重的并发症。骨质疏松症所致骨折在老年前期以桡骨远端骨折多见,老年期以后腰椎和股骨上端骨折多见。一般骨量丢失20%以上时即发生骨折。脊椎压缩性骨折约有20%～50%的病人无明显症状。

(四)呼吸功能下降

胸、腰椎压缩性骨折,脊椎后弯,胸廓畸形,可使肺活量和最大换气量显著减少。

四、家庭照护措施

（一）改变不良生活习惯

研究显示,骨质疏松症的发生和发展与生活方式有着密切的关系,不良的生活方式能加速其发生与发展,对年轻人尤其是年轻女性,应特别需注意纠正偏食、挑食、节食等不良习惯,做到营养搭配合理;避免酗酒、嗜烟,饮过量的浓茶、浓咖啡及碳酸饮料;保证充足的睡眠;增加户外活动,适当日晒。骨质疏松症是一种常见的代谢性骨病,适量规律地运动、适当补充钙及维生素 D 营养、饮食调节等良好的生活方式是预防骨质疏松症有效、安全、经济的措施。

（二）饮食指导

家政服务员应为骨质疏松症照护对象多准备新鲜蔬菜及粗纤维食物,鼓励并提醒照护对象多饮开水、蜂蜜水,保持大便通畅。恢复期应多为照护对象准备高蛋白的食物和含钙较多的食物,以促进骨折愈合。

（三）运动指导

家政服务员应根据照护对象的年龄、性别、健康状况、体能等特点及运动史等因素协助照护对象选择适当的运动方式、时间、强度等。一般来说,年轻人宜选择运动量大的体育运动,老年人宜选择逐渐加量的力量训练。家政服务员应在医务人员的指导下,根据照护对象的具体情况协助其制定运动方案,例如散步、慢跑、爬楼梯和打太极拳等,运动量以身体能适应为原则,由小渐大,以轻度疲劳为限。

（四）用药指导

家政服务员应根据医嘱,协助照护对象及时、正规用药,并严密注意药物的疗效及不良反应。因此,家政服务员应掌握每种药物的用药途径、用法和注意事项。如使用激素时要注意乳腺癌、中风和血栓形成等并发症的预防;钙剂服用时要多饮水,减少泌尿系统结石的机会。

（五）心理支持

骨质疏松症治疗时间长、收效慢,照护对象生活自理能力受到影响,使得照护对象情绪低沉、悲观或烦躁、易激怒。家政服务员应理解、尊重照护对象,做到关心、耐心、细心,认真倾听照护对象的感受,了解他们的心理活动和生活情况,帮助他们纠正心理失衡状态,鼓励他们参加社交活动,适当娱乐、听音乐、冥想,使情绪放松以减轻疼痛。

五、疾病预防

照护对象一旦发生骨质疏松骨折,生活质量会大为下降,且会出现各种并发症,可致残或致死,因此骨质疏松症的预防比治疗更为现实和重要。

（一）预防对象

1. 初级预防　未发生过骨折但有骨质疏松症危险因素或已有骨量减少（$-2.5 < T \leqslant -1$）,应防止发展为骨质疏松症。预防的最终目的是避免发生第一次骨折。

2. 二级预防 指已有骨质疏松症($T \leqslant -2.5$)或已发生过骨折,其预防和治疗的最终目的是避免初次骨折和再次骨折。

（二）预防措施

1. 调整生活方式 照护对象应多食富含蛋白质和维生素 C 的食物。高蛋白膳食可明显增加钙的吸收,若缺乏蛋白质,会使骨有机质生成不良,若缺乏维生素 C 则影响基质形成。每日供给优质蛋白 60～70 g,维生素 C 300 mg 以上。蛋白质主要从鱼、虾、奶及黄豆制品中获得,维生素 C 可通过食用富含维生素 C 的蔬菜和水果获取。同时,照护对象还应注意适当进行户外活动,促进骨的康复。避免嗜烟、酗酒和慎用影响骨代谢的药物等。采取防止跌倒的各种措施,注意保暖及寒冷刺激。

2. 骨健康基本补充剂

（1）钙剂:《中国居民膳食营养素参考摄入量（2023 版）》指出:成年人推荐摄入量为 800 mg/d;50 岁以上人群的推荐摄入量由原来的 1 000 mg/d 降至 800 mg/d,对于孕期和哺乳期女性,没有建议额外增加摄入量,其推荐摄入量与同龄成年女性（800 mg/d）一致。但老年骨质疏松症患者普遍存在钙与维生素 D 不足或缺乏。联合补充钙与维生素 D 可以增加腰椎和股骨颈的骨密度,小幅降低髋部骨折风险,老年骨质疏松每日摄入元素钙的总量为 1 000～1 200 mg,可耐受最高量为 2 000 mg,除饮食补充外,每日尚需补充元素钙 500～600 mg,钙剂选择需要考虑钙元素含量、安全性、有效性和依从性。高钙血症或高尿钙症的患者禁用钙剂。建议多晒太阳促进皮肤内生维生素 D 的形成,进而促进肠道内的钙吸收。

（2）维生素 D:有利于钙在胃肠道的吸收。成年人推荐剂量为 200 U/d,老年人因缺乏日照积极摄入和吸收障碍常有维生素 D 缺乏,故推荐剂量为 400～800 U/d。晒太阳也不失为一种补钙方法。

案例讨论

王女士,因腰部疼痛加重,于 2015 年 8 月 8 日由轮椅送入院,测 T:36.6 ℃,P:84 次/分,R:16 次/分,BP:120/70 mmHg。查患者腰部疼痛,不能站立、行走,双下肢肢端血循环好,感觉存在,活动受限。X 线片示:L1 椎体压缩性骨折。诊断为骨质疏松症、腰椎压缩性骨折。入院后完善相关检查,卧床休息,于 2015 年 8 月 16 日在局麻下行经皮椎体成形术,术后指导患者平卧位休息。

1. 哪些表现提示王女士可能患有骨质疏松症?

2. 请查阅资料,分析王女士术后的照护内容有哪些。

（陈井芳）

任务九 痛风病患的家庭照护

相关链接

卫健委发布的《成人高尿酸血症与痛风食养指南（2024年版）》提到，2018—2019年中国慢性病及危险因素监测数据表明，我国成人居民高尿酸血症患病率为14%，痛风患病率为0.86%～2.20%，男性高于女性，城市高于农村，沿海高于内陆。痛风患病率呈逐年上升趋势，发病年龄趋于年轻化。"健康中国"公众号发布的科普文章指出，夏季痛风发作更频繁，主要与吃海鲜、喝啤酒，一次性摄入大量含果糖饮料，出汗量大但水分补充不足或不及时，室内空调温度过低或身体离出风口距离过近等因素有关。

问题讨论

1. 什么是痛风？痛风患者有哪些表现？
2. 如何对痛风患者进行家庭照护？

知识学习

痛风是嘌呤代谢紊乱及（或）尿酸排泄减少所引起的一种晶体性关节炎，临床表现为高尿酸血症和尿酸盐结晶沉积所致的特征性急性关节炎、痛风石形成、痛风石性慢性关节炎，并可发生尿酸盐肾病、尿酸性尿路结石等，严重者可出现关节致残、肾功能不全。痛风常与中心性肥胖、高脂血症、糖尿病、高血压以及心脑血管病伴发。

一、痛风的分类

1. 原发性痛风　有一定的家族遗传性，约10%～20%的患者有阳性家族史。除1%左右的原发性痛风由先天性酶缺陷引起外，绝大多数发病原因不明。

2. 继发性痛风　由其他疾病所致，如肾脏病、血液病，或由于服用某些药物、肿瘤放化疗等原因引起。

二、痛风的病程

痛风照护对象95%为男性，初次发作年龄一般为40岁以后，但近年来有年轻化趋势；女性照护对象大多出现在绝经期后。按照痛风的自然病程可分为急性期、间歇期、慢性期。

1. **无症状高尿酸血症期**　仅有血尿酸持续性或波动性升高。从血尿酸增高至症状出现,时间可长达数年至10年,有些可终身不出现症状,其症状的出现与高尿酸血症的水平和持续时间有关。

2. **急性期**　发病前可无任何先兆。诱发因素有饱餐饮酒、过度疲劳、紧张、关节局部损伤、手术、受冷受潮等。常在夜间发作的急性单关节炎通常是痛风的首发症状,表现为凌晨关节痛而惊醒、进行性加重、剧痛如刀割样或咬噬样,疼痛于24～48 h达到高峰。关节局部发热、红肿及明显触痛,酷似急性感染,首次发作的关节炎多于数天或数周内自行缓解。首次发作多为单关节炎,60%～70%首发于第一跖趾关节,在以后病程中,90%患者该部位反复受累。足弓、踝关节、膝关节、腕和肘关节等也是常见发病部位。可伴有全身表现,如发热、头痛、恶心、心悸、寒战、不适并伴白细胞升高,血沉增快。

3. **间歇期**　急性关节炎发作缓解后,一般无明显后遗症,有时仅有发作部位皮肤色素沉着,呈暗红色或紫红色、脱屑、发痒,称为无症状间歇期。多数照护对象在初次发作后出现1～2年的间歇期,但间歇期长短差异很大,随着病情的进展间歇期逐渐缩短。如果不防治,每年发作次数增多,症状持续时间延长,以致不能完全缓解,且受累关节增多,少数照护对象可有骶髂、胸锁或颈椎等部位受累,甚至累及关节周围滑囊、肌腱、腱鞘等处,症状渐趋不典型。

4. **慢性期**　尿酸盐反复沉积使局部组织发生慢性异物样反应,沉积物周围被单核细胞、上皮细胞、巨噬细胞包绕,纤维组织增生形成结节,称为痛风石。痛风石多在起病10年后出现,是病程进入慢性的标志,可见于关节内、关节周围、皮下组织及内脏器官等。典型部位在耳廓,也常见于足趾、手指、腕、踝、肘等关节周围,隆起于皮下,外观为芝麻大到鸡蛋大的黄白色赘生物,表面菲薄,破溃后排出白色粉末状或糊状物,经久不愈,但较少继发感染。当痛风石发生于关节内,可造成关节软骨及骨质侵蚀破坏、增生、关节周围组织纤维化,出现持续关节肿痛、强直、畸形甚至骨折,称为痛风石性慢性关节炎。

5. **肾脏病变**　大约1/3照护对象在痛风病程中出现肾脏症状。

(1)尿酸盐肾病:尿酸盐结晶沉积于肾组织,特别是肾髓质和锥体部,可导致慢性间质性肾炎,使肾小管变形、萎缩、纤维化、硬化,进而累及肾小球血管床。表现为肾小管浓缩功能下降、夜尿增多、低比重尿、血尿、蛋白尿、腰痛、水肿、高血压、晚期肾功能不全等。

(2)尿酸性尿路结石:尿液中尿酸浓度增加并沉积形成尿路结石,在痛风照护对象中总发生率在20%以上,且可能出现于痛风关节炎发病之前。较小者呈沙砾状随尿排出,可无症状。较大者梗阻尿路,引起肾绞痛、血尿、肾盂肾炎、肾盂积水等。由于痛风患者尿液pH较低,尿酸盐大多转化为尿酸,而尿酸比尿酸盐溶解度更低,易形成纯尿酸结石,X线常不显影,少部分与草酸钙、磷酸钙等混合可显示结石阴影。

(3)急性尿酸性肾病:多见于继发性高尿酸血症,主要见于肿瘤放疗化疗后,血、尿值酸突然明显升高,大量尿酸结晶沉积于肾小管、集合管、肾盂、输尿管,造成广泛严重的尿路阻塞,表现为少尿、无尿、急性肾衰竭,尿中可见大量尿酸结晶和红细胞。

三、家庭照护措施

（一）无症状的高尿酸血症期

1. 发现高尿酸血症时，需再追踪，且进一步检查有无其他疾病，如肿瘤、肾功能不全、血液疾病等。

2. 避免服用诱发高尿酸血症的药物，如利尿剂、抗结核药物等，如自行服用时，请务必告知您的医生。

（二）急性痛风性关节炎期

1. 鼓励照护对象卧床或在椅子上休息。在急性期未消失前，患部不可负重，以减少病情加重的机会。

2. 已发炎的关节处，局部会红、肿、热、痛，应保持局部的休息，并可利用护架预防被褥对疼痛关节造成压迫，减轻疼痛，另给予患部抬高保持舒适。

3. 改变姿势时动作要慢且缓和，避免因碰撞造成剧烈疼痛。

4. 日常所需用物，如茶杯、开水、叫人铃等，尽量放至床边以利照护对象取用，减少移动所造成的疼痛。

5. 如需下床时，则注意给予安全的支撑，如拐杖、助行器等。

6. 痛风急性发作时，局部勿施以冰敷、热敷或按摩，因皆会引起更剧烈的疼痛。

7. 监测生命体征，注意照护对象有无发烧情形。

8. 摄取足够的水分，每天至少需有 2 000 mL，可利尿酸排泄及预防尿路结石。但有心脏疾病、肾功能不全者例外。

9. 按时服药，以抑制炎症反应，改善疼痛程度。

10. 急性发作时，仍需限制高嘌呤类食物摄取，如甲壳类海产品、内脏类食物、浓肉汁、香菇、豆类等。

11. 注意照护对象有无使用药物后的并发症，如胃肠出血、腹泻等。

12. 急性发作时常因关节内积水，此时可用空针抽出关节液，一方面可减缓患部关节的肿胀疼痛，还可将抽出液体送检。

（三）间歇性痛风期

1. 按时服药，定期追踪。此期是使用降尿酸药物的适当时机。而在使用药物上如有任何疑问或不适，皆需告知医师。

2. 痛风照护对象因尿液偏酸性，容易发生尿路结石，故如有血尿或一侧腰部短暂性剧烈疼痛时，应随时向主治医师报告。

3. 避免一些诱发痛风发作因素，如饮食不正常、饥饿、喝酒、压力、寒冷或受伤、急剧减重等。

4. 维持理想体重，因肥胖也会使尿酸的产生增加。

5. 每天必须摄取足够的水分，至少 2 000 mL。

6. 适当的运动及放松心情、减缓压力，皆有助于照护对象。痛风过了急性期后，其关节仍可适度地活动，以避免不动造成肌肉萎缩、关节僵硬。

7. 照护对象一旦接受正确治疗后,在饮食上应采取均衡饮食,不偏食、勿暴饮暴食,在食物量上有所节制即可。避免摄取高嘌呤食物。

(四) 痛风石性关节炎时期

1. 无伤口的痛风石关节炎

(1) 痛风石形成处的皮肤,易因衣服摩擦刺激造成发炎,因此需教导照护对象选择吸汗、柔软的衣物为佳。

(2) 保持皮肤清洁及完整性,避免受伤,每天观察患部有无伤口。

(3) 穿着柔软适当的鞋子,保护患部勿磨破皮而受感染。

(4) 忌任意切开痛风石,因其伤口极难愈合且易感染(但已确定有感染时除外)。

(5) 耐心服用降尿酸药物,其痛风石仍有机会消失。

(6) 注意尿量,监测血中 BUN(血尿素氮)、Cr 的数值,以助早期发现是否有肾脏方面的并发症。

(7) 对于已受破坏而变形的关节,因会影响活动度,造成日常生活上的不便,除了给予照护对象心理上的支持之外,还可由康复人员帮忙,利用一些固定物、活动夹板等,让关节有所支撑,以维持其基本活动力。

(8) 痛风石如沉积在腕部,容易造成腕隧道征候群,而使手指麻木,此时需借助外科手术移除痛风石以减轻症状,或局部注射止痛剂来缓解症状。

2. 有伤口的痛风石关节炎　痛风石破裂所造成的伤口,常合并有细菌感染(最常见为金黄色葡萄球菌),偶尔会造成坏死性筋膜炎,其严重度不可忽视。一旦有伤口产生,切勿随便敷药,必须就医求治。

(1) 伤口常有痛风石液体或结晶流出,换药时应尽量消毒干净。

(2) 伤口换药时需执行无菌技术。

(3) 换药时注意观察伤口有无分泌物或恶臭,随时告知医师。

(4) 如伤口合并有感染时,伤口需做细菌培养,医师常给予抗生素治疗,而治疗期限则因病情而不同。

(5) 有时因伤口受感染恶化,需进一步接受清创术,更严重者发生肢体组织坏死,必要时需由骨科医师执行截肢手术。

(6) 如伤口恢复情况良好,在医师同意下出院,由家属在家继续为照护对象换药时,医护人员需仔细且正确教导家属执行无菌换药技术。因伤口需长时间照顾,此时家属应耐心配合,可让照护对象缩短病程,早日康复。

四、健康指导

(一) 知识宣教

给照护对象和家属讲解疾病的有关知识,说明本病是一种终身性疾病,但是经积极有效的治疗,可维持正常的生活和工作。嘱咐其保持心情愉快,避免情绪紧张;肥胖者应减轻体重;防止受凉、受累、感染、外伤等。

（二）饮食指导

严格控制饮食，避免进食高蛋白和高嘌呤食物，忌饮酒，每天饮水至少 2 000 mL。

（三）适度的运动与保护关节

运动后疼痛超过 1～2 h，应停止此项运动；使用大肌群，能用肩部负荷者不用手提，能用手臂者不用手指；交替完成轻重不同的工作，不要长时间持续行走；经常改变姿势，保持关节舒适。

（四）自我观察病情

平时用手触摸耳廓及手足关节处，检查是否有痛风石。定期复查，门诊随访。

五、疾病预防

（一）饮食控制

应安排低热能膳食，避免高嘌呤食物，保持理想体重。含嘌呤较多的食物主要包括动物内脏、沙丁鱼、蛤、蚝等海味及浓肉汤，其次为鱼虾类、肉类、豌豆等，而各种谷类制品、水果、蔬菜、牛奶、奶制品、鸡蛋等含嘌呤最少。严格戒饮各种酒类，每日饮水应在 2 000 mL 以上。

（二）避免诱因

避免暴食酗酒、受凉受潮、过度疲劳、精神紧张。穿鞋要舒适，防止关节损伤。慎用影响尿酸排泄的药物，如某些利尿剂、小剂量阿司匹林等。

案例讨论

李某，男，40 岁，两年来因全身关节疼痛伴低热反复就诊，均被诊断为"风湿性关节炎"。经抗风湿和激素治疗后，疼痛症状稍有好转。两个月前，因疼痛加剧，经抗风湿治疗不明显前来就诊。查体：体温 37.5 ℃，双足第一跖趾关节肿胀，左侧较明显，局部皮肤有脱屑和瘙痒现象，双侧耳廓触及绿豆大的结节数个。经诊断为痛风，请分析：

1. 李某诊断为痛风的主要依据是什么？
2. 可以从哪些方面对李某进行家庭照护？

（陈井芳）

参考文献

[1] 赵路国,朱红缨,孙凌寒. 杭州市家政服务业现状与对策研究[J]. 湘潮(下半月),2007(5):31-32.

[2] 栾永奎,张霁,黄圣男,等. 家庭服务业经营管理模式研究[J]. 中国集体经济,2012(18):73-74.

[3] 朱晓卓. 卫生法律实务[M]. 南京:东南大学出版社,2013.

[4] 田侃. 民商法概论[M]. 南京:东南大学出版社,2009.

[5] 中华人民共和国劳动和社会保障部. 家政服务员(2006版)[M]. 北京:北京科文图书业信息技术有限公司,2006.

[6] 饶和平. 卫生法规及护理管理[M]. 杭州:浙江大学出版社,2015.

[7] 王君. 家政服务员(基础知识)[M]. 北京:中国劳动社会保障出版社,2009.

[8] 李晓阳. 护理礼仪[M]. 北京:高等教育出版社,2005.

[9] 韩文萍,罗劲梅. 护理礼仪[M]. 武汉:华中科技大学出版社,2015.

[10] 刘彬. 家庭照护师(基础理论)[M]. 北京:中国劳动社会保障出版社,2012.

[11] 姜乾金. 医学心理学[M]. 北京:人民卫生出版社,2002.

[12] 戴尔·B. 哈恩. 管理你的健康[M]. 上海:复旦大学出版社,2011.

[13] 董茜. 现代健康教育与健身方法[M]. 兰州:兰州大学出版社,2013.

[14] 乐洋. 健康新概念[M]. 海拉尔:内蒙古文化出版社,2003.

[15] 鲍勇. 家庭健康管理学[M]. 上海:上海交通大学出版社,2013.

[16] 李映兰. 护理心理学[M]. 北京:人民卫生出版社,2003.

[17] 罗健. 人生健康教育计划:您的健康我做主[M]. 北京:人民军医出版社,2013.

[18] 张亚设. 生命周期:人类生命的毕生发展与优化[M]. 上海:同济大学出版社,2014.

[19] 方仕婷. 护理学基础[M]. 北京:科学技术文献出版社,2014.

[20] 姚蕴伍,吴之明. 护理学基础[M]. 上海:同济大学出版社,2008.

[21] 阳爱云,方立珍. 常用护理技术操作程序与考核评分标准[M]. 长沙:湖南科学技术出版社,2002.

[22] 张天宇. 从日本老年住宅的发展看如何建立我国老年居住体系[J]. 工业建筑,2011,41(S1):58-61.

[23] 卫生部. 老年人跌倒干预技术指南[J]. 中国实用乡村医生杂志,2012,19(8):1-13.

[24] 郭金惠. 烧伤烫伤患儿病因分析及对策(238例)[J]. 医疗装备,2016,29(8):91-92.

[25] 黄晓琴,施燕. 烧烫伤后怎么办[J]. 家庭用药,2018(9):14-15.

[26] 高文杰. 家政服务员职业素养研究:以上海市为例[D]. 上海:华东师范大学,2010.

[27] 高菲,高洁. 老年住院患者跌倒与坠床原因分析及护理对策[J]. 西藏科技,2013(7):58.

[28] 辛胜利. 养老护理员(初级)[M]. 北京:中国劳动社会保障出版社,2013.

[29] 邓宝凤. 养老护理员(中级)[M]. 北京:中国劳动社会保障出版社,2013.

[30] 霍春暖. 养老护理员(高级)[M]. 北京:中国劳动社会保障出版社,2013.

[31] 边锋. 家庭居室的简易消毒和害虫防治[J]. 农民科技培训,2003(10):19-20.

[32] 李小寒,尚少梅. 基础护理学(第5版)[M]. 北京:人民卫生出版社,2012.

[33] 吉利. 家庭日常消毒法[J]. 金秋科苑,2000(5):40.

［34］全国科学技术名词审定委员会.感染病学名词［M］.北京：科学出版社，2019.

［35］洪立，王华丽.聪明的照护者：家庭痴呆照护教练书［M］.北京：北京大学医学出版社，2014.

［36］中国就业培训技术指导中心.养老护理员（中级）［M］.北京：中国财政经济出版社，2008.

［37］关东辉.老人如何预防噎食［EB/OL］.［2021—5—18］.http://www.haodf.com/zhuanjiaguandian/Wudonghui1080_882631871.htm.

［38］孙建萍.老年护理学［M］.北京：人民卫生出版社，2018.

［39］赵成香.常用护理技术操作与考评［M］.上海：上海交通大学出版社，2014.

［40］李永新.护理学［M］.北京：人民日报出版社，2014.

［41］姚慧.全方位养老照护指南［M］.宁波：宁波出版社，2011.

［42］王丽英，胡雁.预立医疗照护计划的国内外发展现状［J］.医学与哲学，2011,32(6):40-41.

［43］Mullick A，Martin J，Sallnow L. An introduction to advance care planning in practice［J］. BMJ(Clinical Research Ed),2013,347.

［44］Perkins H S. Controlling death:The false promise of advance directives［J］. Annals Internal Medicine,2007,147(1):51-57.

［45］Sudore R I,Fried T R. Redefining the "planning" in advance care planning:Preparing for end-of-life decision making［J］. Annals Internal Medicine,2010,153(4):256-261.

［46］郝军燕.试论我国传统生死观的现代生命伦理效应［J］.医学与哲学（人文社会医学版），2010,31(8):19-20.

［47］Bischoff K E,Sudore R,Miao,Y H, et al. Advance care planning and the quality of end-of-life care in older adults［J］. Journal of the American Geriatrics Society, Soe,2013,61(2):209-214.

［48］李大平.预立医疗指示的正当性诠释［J］.中国全科医学，2012,15(31):3680-3683.

［49］王丽英，陆箴琦，胡雁，等.家属对晚期肿瘤患者实施预立医疗照护计划态度的质性研究［J］.护理学杂志，2012,27(17):47-50.

［50］万小红.糖尿病患者的饮食治疗和家庭护理探讨［J］.现代预防医学，2008,35(24):4823-4824.

［51］苏仁玲.糖尿病家庭护理现状及护理要点［J］.当代护士（中旬刊），2015(5):6-8.

［52］胡葵花.糖尿病家庭护理的研究进展［J］.当代护士（学术版），2013(7):13-16.

［53］赵海萍.糖尿病病人的家庭护理［J］.内蒙古中医药，2013,32(5):160-161.

［54］张丽杰.浅谈糖尿病的家庭护理［J］.中国医药指南，2013(34):549-550.

［55］陈凤玲，唐平，王福芹.浅谈糖尿病的家庭护理［J］.中国民族民间医药，2013,22(10):151.

［56］张婷婷，闫秀玲.糖尿病的家庭护理［J］.现代养生，2016,16(24):296.

［57］张岚，尧桂珍，严翠莲，等.糖尿病患者的家庭护理干预分析［J］.护理实践与研究，2011,8(8):21-23.

［58］张娥.糖尿病的家庭护理与治疗［J］.健康必读（中旬刊），2013,12(5):393-393.

［59］覃贵贤.糖尿病患者的家庭护理［J］.临床合理用药杂志，2014,7(20):143-144.

［60］贡浩凌，戴莉敏，刘媛，等.医院-社区-家庭护理干预模式对2型糖尿病患者饮食控制的效果［J］.中华护理杂志，2014,49(4):399-403.

［61］沈全凤.浅析糖尿病患者家庭护理的要点［J］.北方药学，2013,10(10):184-185.

［62］刘小丽.老年糖尿病患者的家庭护理［J］.中国煤炭工业医学杂志，2010,13(11):1728.

［63］李军夕.老年糖尿病患者家庭护理指导［J］.临床误诊误治，2010,23(S1):107-108.

［64］季维清.浅谈糖尿病患者的家庭护理［J］.中国医药指南，2011,9(36):432-433.

［65］符丽仙.糖尿病人家庭护理［J］.健康必读（中旬刊），2013,12(6):581-581.

［66］唐红梅.养老照护规范化操作指导.慢性病篇［M］.北京：人民卫生出版社，2019.

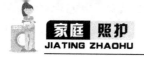

[67] 王晓莉. 高血压并发症的防治及家庭护理[J]. 健康必读(中旬刊),2013,12(7):521-522.

[68] 陈晓华,傅爱瑛. 社区高血压患者的家庭护理[J]. 中国康复,2002,17(4):249-250.

[69] 朱小琴. 高血压患者家庭护理的探讨[J]. 中国美容医学,2010,19(S4):264.

[70] 王翠些. 高血压患者的家庭护理[J]. 中国医药指南,2014,12(28):310-311.

[71] 李雅丽. 浅谈高血压病的饮食调养和家庭护理[J]. 中外健康文摘,2014,(10):71-72.

[72] 吕立萍,许兴南. 老年高血压的家庭护理[J]. 按摩与康复医学(下旬刊),2012(18):146-146.

[73] 范小芳. 社区高血压的家庭护理[J]. 现代中西医结合杂志,2008,17(34):5382-5382.

[74] 李颖,卞薇薇. 高血压及家庭护理的探讨[J]. 中外医疗,2013,32(15):152-153.

[75] 俞月婷,林梅. 老年高血压患者的家庭护理[J]. 科技资讯,2013(15):231.

[76] 华黄丽. 老年人高血压的特点及家庭护理指导[J]. 现代养生,2015(6):156-156.

[77] 蓝艾,吴萍,罗秀娟,等. 老年高血压患者的家庭护理[J]. 中外健康文摘,2010,7(36):279-279.

[78] 方建花. 高血压病的家庭护理指导[J]. 中国社区医师(医学专业),2012,14(13):336.

[79] 潘媛. 浅论高血压患者的家庭护理[J]. 当代医学,2009,15(12):126.

[80] 周兆香,郑桂香. 高血压患者的家庭护理[J]. 中国医药指南,2012,10(26):629-630.

[81] 冀丽萍,赵君,郝爱萍,等. 高血压的家庭护理[J]. 中国现代药物应用,2010,4(15):221-222.

[82] 杜正华. 高血压患者的家庭护理[J]. 健康必读(下旬刊),2013(10):126-126.

[83] 陆再英,钟南山. 内科学[M]. 北京:人民卫生出版社,2012.

[84] 尤黎明,吴瑛. 内科护理学[M]. 北京:人民卫生出版社,2008:149-161.

[85] 汪雪玲,徐丽华. 冠心病患者心脏康复及护理研究进展[J]. 上海护理,2010,10(2):69-72.

[86] 黄华英. 78例老年冠心病患者的健康指导[J]. 现代养生 B,2009(4):15-16.

[87] 白华. 老年冠心病病患的日常保健与护理指导[J]. 中国实用医药,2010,5(06):183.

[88] 金璇. 冠心病患者的社区护理[J]. 当代护士(下旬刊),2013(3):119-120.

[89] 林伟娟. 冠心病患者社区护理干预研究现状[J]. 社区医学杂志,2011,9(13):11-13.

[90] 张艳梅,薛晶. 冠心病病患社区护理干预研究现状[J]. 护理学杂志,2009,24(23):82-84.

[91] 盖飞,孙云凤,刘叶. 浅谈冠心病患者的家庭护理[J]. 医学信息,2013,26(21):433-433.

[92] 林海英. 心理护理与健康教育对冠心病心绞痛病患者生活质量的影响[J]. 当代医学,2010,16(33):130-131.

[93] 王森森. 糖尿病合并冠心病的护理进展[J]. 临床护理杂志,2013,12(2):57-60.

[94] 杨德英,欧少君. 冠心病病人的心理护理[J]. 护理实践与研究,2010,7(11):103-104.

[95] 毛素琴,邵夏娃,周丹丽. 冠心病心绞痛患者的心理护理[J]. 护理与康复,2012,11(6):575-576.

[96] 东红. 冠心病患者的饮食护理[J]. 中国医药指南,2010,8(29):332-333.

[97] 王薇. 老年慢性气管炎和哮喘病患者的家庭护理和自我保健[J]. 中国医药指南,2009,7(8):258-259.

[98] 贾芳萍,邱桂霞. 慢阻肺病人的家庭护理[J]. 中国保健营养(上旬刊),2014(6):3281-3281.

[99] 冯云霞. 慢性支气管炎缓解期患者的家庭护理[J]. 实用医技杂志,2007,14(30):4206-4206.

[100] 王瑛. 老年慢性支气管炎的家庭护理[J]. 医学信息(下旬刊),2010,23(8):210.

[101] 赵淑玲,杨丽娟,朱凤杰. 浅谈慢性支气管炎病人的家庭护理[J]. 现代保健·医学创新研究,2007,4(32):107-108.

[102] 梁莉. 家庭护理慢性阻塞性肺气肿中的呼吸锻炼[J]. 临床肺科杂志,2012,17(1):191.

[103] 邓海松. 慢性阻塞性肺疾病的家庭护理[J]. 全科护理,2009,7(26):2440.

[104] 郭华,王晓菊. COPD 的家庭护理[J]. 中国医学创新,2008,5(31):66.

[105] 丁伟娟. 肺心病的家庭护理[J]. 中国误诊学杂志,2008,8(32):7919.

[106] 杨宏娥. 家庭护理干预对慢性肺心病患者生活质量的影响[J]. 中外健康文摘,2010,7(26):

232－233.

[107] 李小萍,张凤萍.肺源性心脏病的家庭护理简介[J].中国乡村医药,2011,18(4):73.

[108] 李小荣.慢性肺源性心脏病病人的家庭护理[J].全科护理,2010,8(15):1333－1334.

[109] 孙淑云.老年慢性肺心病患者的家庭护理健康指导[J].大家健康(下旬版),2013,7(1):165.

[110] 刘红梅.慢性肺心病的综合治疗及其家庭护理[J].世界最新医学信息文摘(电子版),2013,13(9):341.

[111] 熊万年.浅谈恢复期精神病的治疗与护理[J].中国民间疗法,2006,4(5):89－90.

[112] 曹新妹.实用精神科护理[M].上海:上海科学技术出版社,2007.

[113] 李峥.精神科护理学[M].北京:中国协和医科大学出版社,2010.

[114] 李凌江.精神科护理学[M].2版.北京:人民卫生出版社,2006.

[115] 曹新妹.精神科护理学[M].2版.北京:人民卫生出版社,2009.

[116] 王金爱.精神科护士手册[M].北京:人民卫生出版社,2013.

[117] 申文武.精神科护理手册[M].北京:科学出版社,2011.

[118] 刘彬.家庭照护师(初级)[M].北京:中国劳动社会保障出版社,2012.

[119] 刘彬.家庭照护师(中级)[M].北京:中国劳动社会保障出版社,2012.

[120] 任蔚虹,王惠琴.临床骨科护理学[M].北京:中国医药科技出版社,2007.

[121] 孙燕,易祖玲,郑一宁.骨科疾病社区护理与自我管理[M].北京:人民军医出版社,2009.

[122] 景娥,刘慧卿,冯桂敏.骨科疾病护理[M].北京:科学技术文献出版社,2008.

[123] 敖薪.急救护理学[M].3版.北京:高等教育出版社,2014.

[124] 姜秀霞,张秀菊,谭颜华.急诊科护理手册(第一版)[M].北京:军事医学科学出版社,2014.

[125] 任蔚虹,王惠琴.临床骨科护理学[M].北京:中国医药科技出版社,2007.

[126] 孙燕,易祖玲,郑一宁.骨科疾病社区护理与自我管理[M].北京:人民军医出版社,2009.

[127] 景娥,刘慧卿,冯桂敏.骨科疾病护理[M].北京:科学技术文献出版社,2008.

[128] 2012/2013痛风诊疗指南.

[129] 《中国老年骨质疏松症诊疗指南(2023)》工作组,中国老年学和老年医学学会骨质疏松分会,中国医疗保健国际交流促进会骨质疏松病学分会,等.中国老年骨质疏松症诊疗指南(2023)[J].中华骨与关节外科杂志,2023(10):865－885.

[130] 尤黎明,吴瑛.内科护理学[M].北京:人民卫生出版社,2022.